medical science

入門メディカルサイエンス

循環器と病気のしくみ

順天堂大学循環器内科
砂山　聡

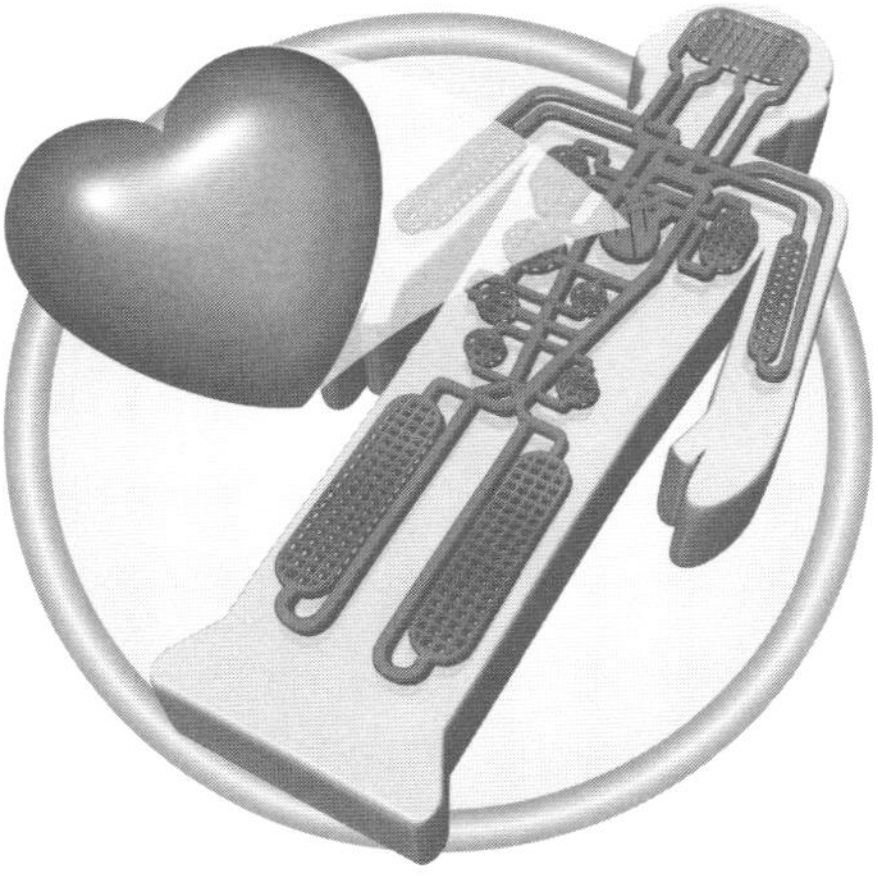

日本実業出版社

まえがき

二〇世紀前半のわが国では、死因のトップを結核が占めていました。一九五〇年以降、ストレプトマイシンを始めとする抗結核薬が広く普及し、結核による死亡者数は大きく減少しました。次いでトップに躍り出たのが脳血管疾患で、悪性新生物（ガン）と心疾患がそれに続きました。

脳血管疾患は、一九七〇年頃から減少に転じ、現在では、悪性新生物、心疾患に続く、死亡原因の第三位となっています。この脳血管疾患による死亡者数の減少は、主に脳出血の減少によるもので、高血圧治療薬の普及が重要な役割を果たしました。

一方、高脂血症や高血圧などの積極的な管理にも関わらず、虚血性心疾患など動脈硬化性疾患による死亡者数は着実に増加を続けています。これは、薬物療法のみでは、動脈硬化症の予防や再発防止に対応できないことを示すものです。

動脈硬化の進展には、高脂血症や高血圧のみならず、喫煙、過食、運動不足、精神的ストレスなど、さまざまな生活習慣因子が関与します。さらに、高脂血症や高血圧などの原因は、多くの場合、個々の生活習慣にあります。

このような背景から、最近、生活習慣改善の重要性が強調されるようになってきました。生活習慣の修正に際して、医師が手を下せることはむしろ少なく、自らが主治医となり、自分自身の治療を進めていく必要があります。

そこで必要となるのが、病気や治療に関する知識と理解です。しかし、テレビや雑誌などのマスコミで紹介される情報は、話題性や意外性をもとに取りあげられることが多く、偏ったものになりがちです。さらに、それらの情報に振り回されて、健康維持とは正反対の行動をとっているケースもよく見受けられます。

これらの誤った行動は、病気や治療に関するしくみを正しく理解することで避けることができます。そこで、本書では、動脈硬化症や高血圧などを中心に、疾患の病態生理や治療の理論に関する記載も含め、執筆をすすめてみました。

本書が循環器疾患の理解に少しでも役立ち、生活習慣病予防のきっかけにでもなれば、筆者にとってこの上ない幸せです。

二〇〇一年六月

砂山　聡

──入門メディカルサイエンス〈循環器と病気のしくみ〉もくじ──

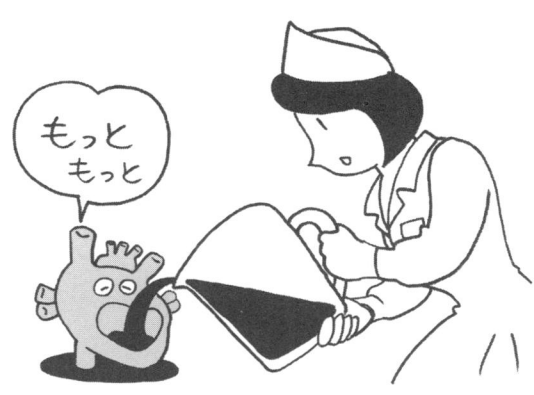

3章 血圧調整のしくみと高血圧

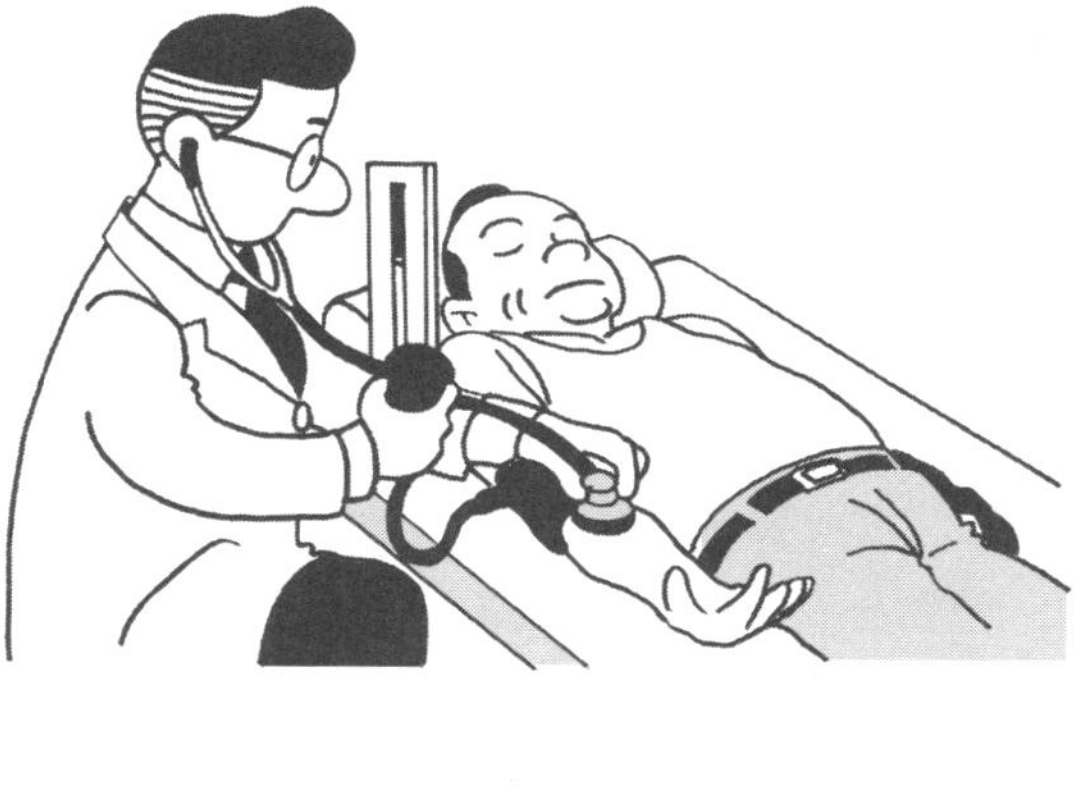

4章 動脈のしくみと動脈硬化

5章 冠状循環のしくみと虚血性心疾患

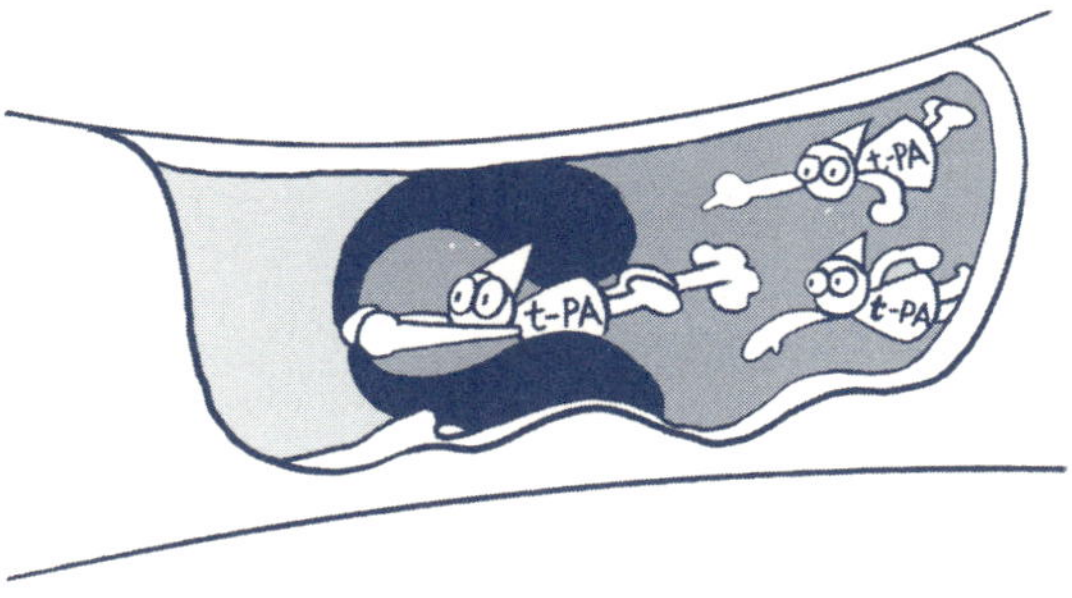

6章 心筋のしくみと心不全

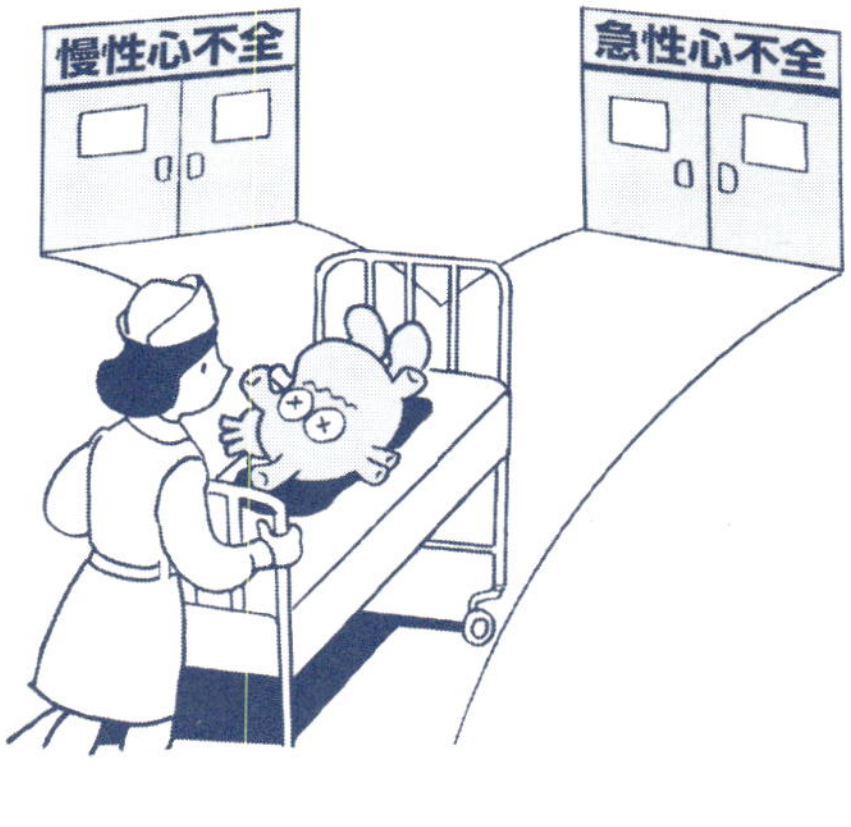

7章 心拍発生のしくみと不整脈

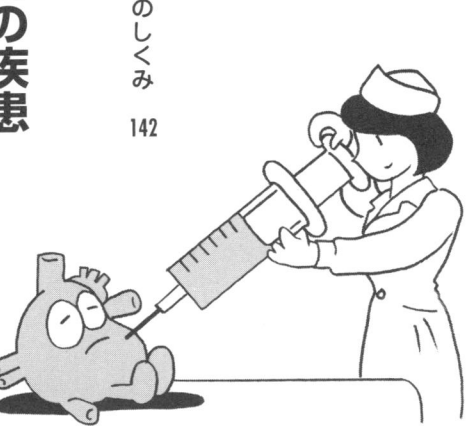

8章 心臓弁、心膜のしくみとその疾患

9章 大動脈、末梢動静脈系のしくみと血管疾患

10章 循環器疾患の予防法

カバーデザイン／新西聰明
カバーイラスト／マカベアキオ
組版・図版／ダーツ
イラスト／岡坂浩樹
／小林紘子

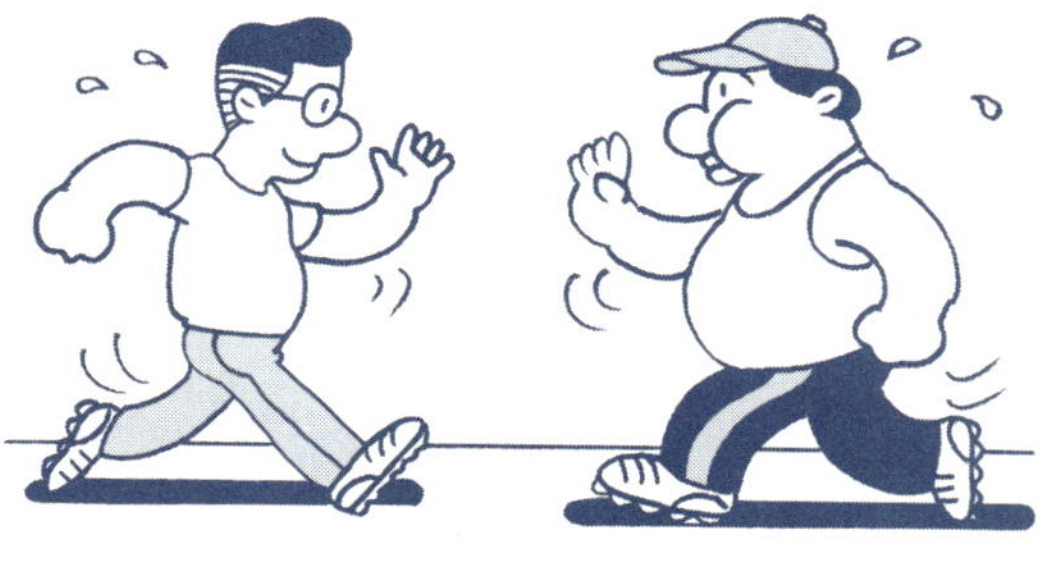

1章

血液循環のしくみ

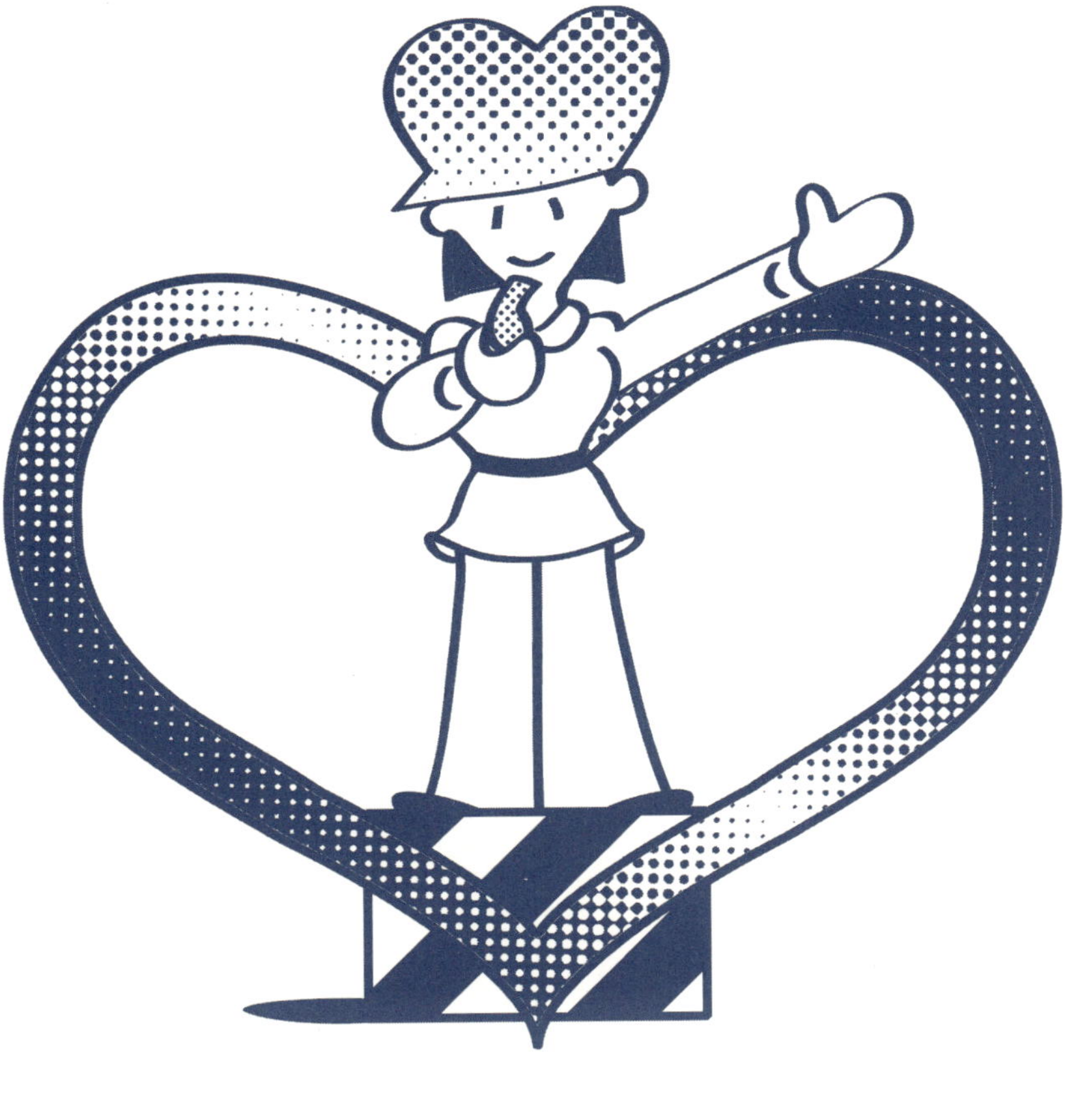

血液循環のしくみ

全身に酸素と栄養素を届けるメカニズム

血液が全身を巡っているのはご承知のことと思いますが、では、どのようなしくみで体中を循環しているのでしょうか。

心臓から拍動とともに血液が送り出され、再び心臓に戻る血液の流れを血液循環と呼びますが、この心臓と血管系から構成される血液循環のしくみを循環器系といいます。

ヒトをはじめとする哺乳類の血液循環は、大きく体循環と肺循環の二つに分かれます。

まず、心臓の左心室から動脈を通って全身に送り出された血液は、全身の毛細血管を循環し、静脈系から右心房に戻ります。この一連の流れを体循環といいます。

体循環は、手足、内臓や脳、もちろん心臓も含めた全身の組織が必要とする酸素や栄養素などを供給し、その結果生じた老廃物や炭酸ガスを運び去る役目をはたしています。

次に、右心室から肺動脈を通じて肺に送られた血液は、肺で酸素を受け取り、肺静脈から左心房に戻ります。

こちらは肺にしか血液は送られません。このため、この一連の流れを肺循環といいます。

肺循環では、血液から炭酸ガスを放出し酸素を取り入れるガス交換を行ないます。つまり、ここで血液をきれいにしているというわけです。

このように、血液が体循環と肺循環を交互に繰り返して循環することにより、組織はエネルギーの産生を続け、生命を維持していくことが可能となります。

体循環と肺循環の中心には、血液ポンプともいえる心臓があります。心臓は休むことなく収縮と拡張を繰り返し、全身や肺に血液を送り続けます。

そして、心臓だけでなく大動脈のような太い動脈も、心臓が収縮期に拍出した血液の圧力の一部を動脈の伸展で貯え、心臓からの拍出がない拡張期にはその弾力で血液を末梢に向けて送り出す、いわば補助ポンプの役割をはたします。

また、すでに拍動がなくなっている静脈血が、重力に逆らいつつも心臓に戻ることができるのは、静脈の弁構造と静脈周辺の筋肉による圧迫などがポンプとして機能するからです。

つまり、スムーズで効率のよい血液の循環は、心臓と血管の働きのみならず、全身のさまざまな臓器や構造物の協調で成立しているといえるのです。

ひとくちメモ　〈血管系の大きさ〉成人の全血管の重さは体重の約3%、総延長は約9km、血管内腔の表面積は約6300㎡とされています。

■体循環と肺循環

●体循環

○体循環は心臓→大動脈→動脈→毛細血管→静脈→大静脈→心臓の一連の流れ
○動脈とは心臓から出て行く血管
○静脈とは心臓に戻ってくる血管
○1周する時間は約20秒
○大循環ともいう

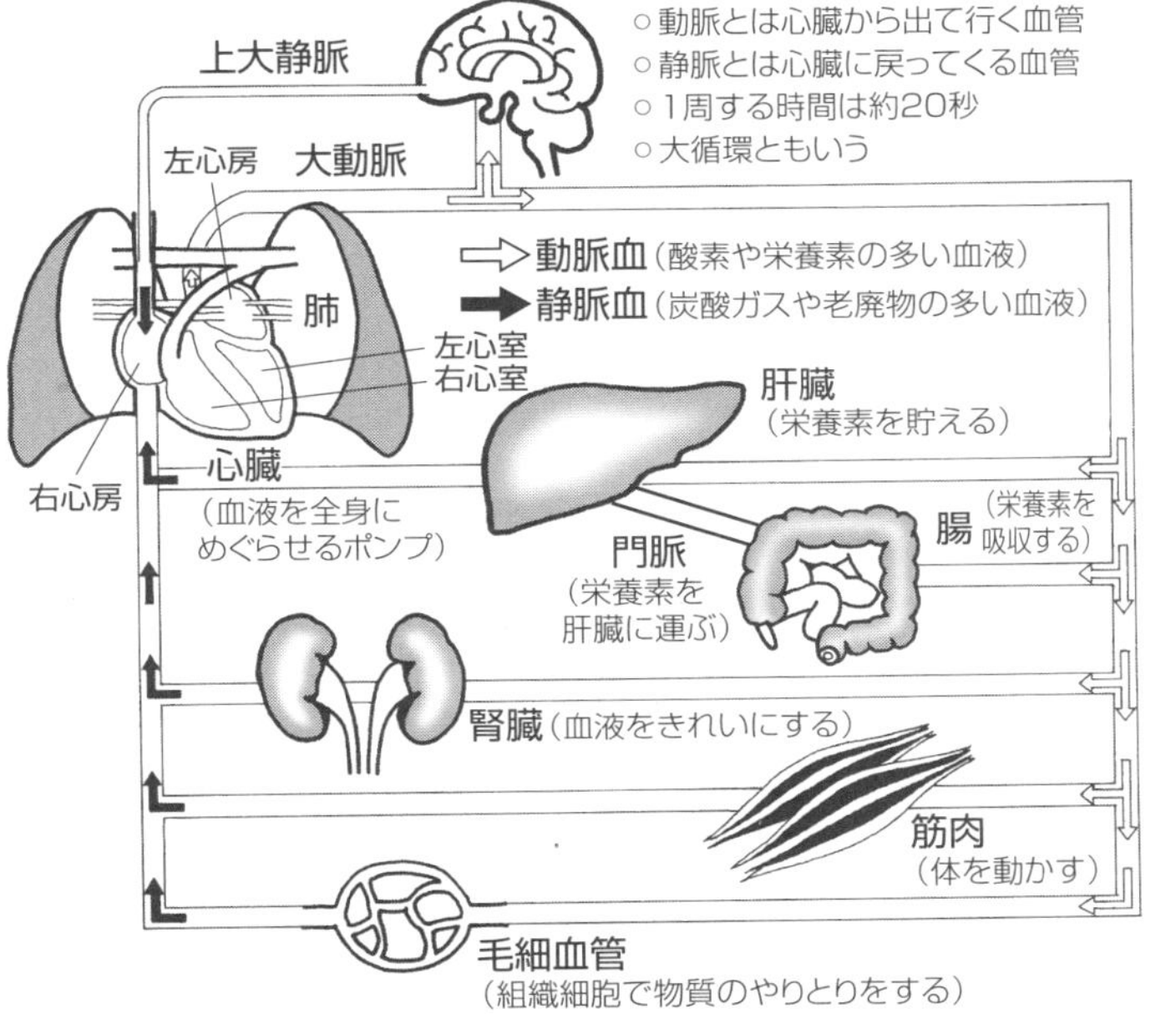

●肺循環

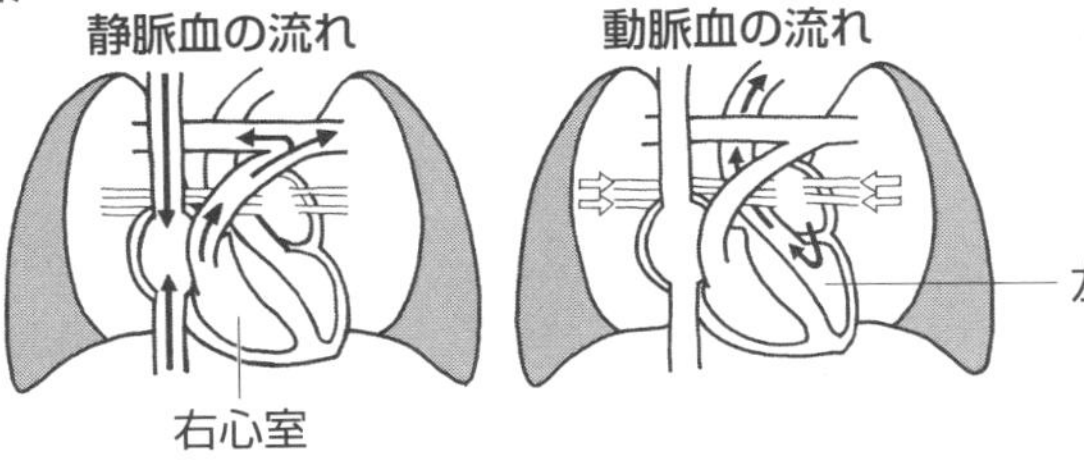

○肺循環は心臓→肺動脈→肺→肺静脈→心臓の一連の流れ
○小循環ともいう
○1周する時間は約3〜4秒

■全身のガス交換のしくみ

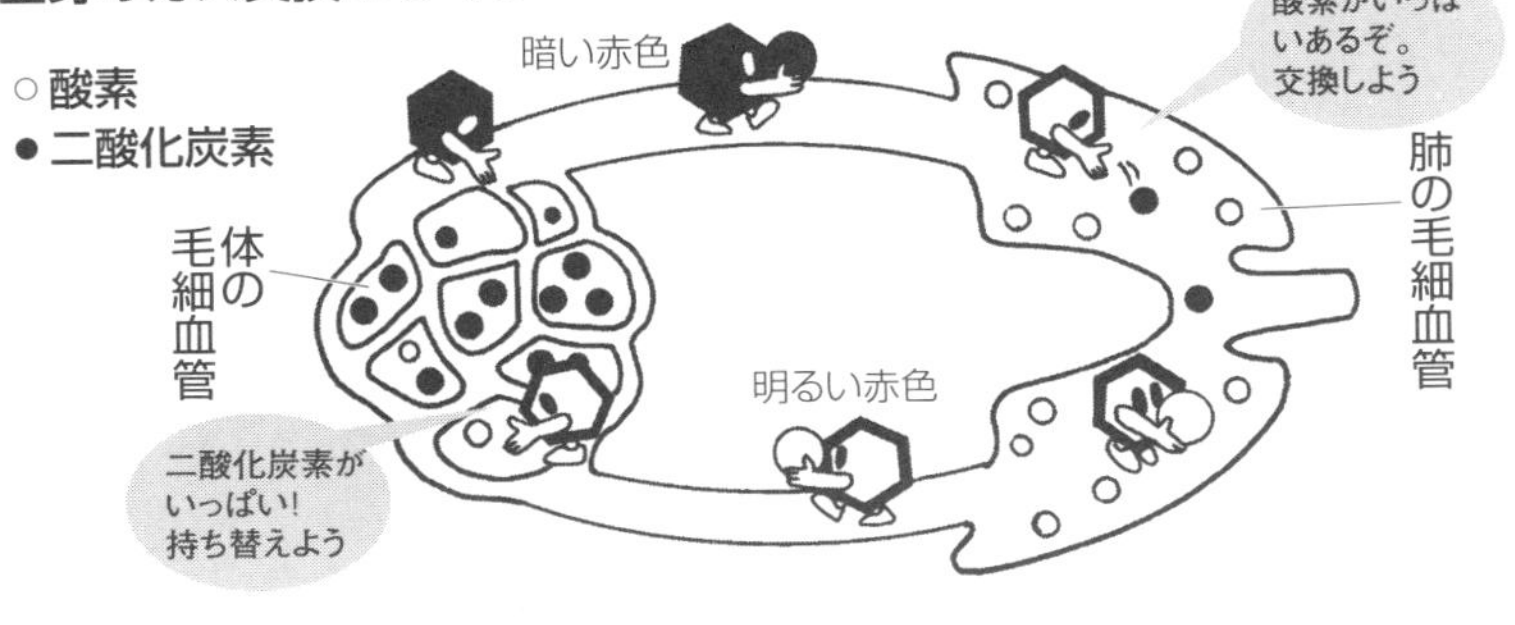

心臓のしくみと働き

毎日ドラム缶40本分の血液を送り出す

循環器系の中心にある心臓は、重さ二〇〇～三〇〇グラムの筋肉の袋で、胸部の少し左寄りに左右の肺に挟まれるかたちで位置しています。

健康な成人における安静時の心拍出量は毎分約五リットルで、一日にすると七〇〇〇～八〇〇〇リットルの血液を拍出する計算となります。

昼夜を問わず働き続ける小さな筋肉のポンプは、毎日ドラム缶四〇本分の血液を全身に向けて送り出す働き者です。

心臓には左右を仕切る壁があり、さらに左右の心臓はそれぞれ心房と心室に分かれています。心房と心室の間には房室弁（僧帽弁、三尖弁）があり、心室と大血管の間には大血管弁（大動脈弁、肺動脈弁）があります。

つまり、心臓全体は四つの部屋に分かれ、それぞれの出口には弁が付いています。

全身から戻ってきた静脈血は、上下の大静脈に集められ、右心房に流入します。右心房の血液は三尖弁を通って右心室に、さらに肺動脈弁を通って肺動脈に拍出されます。

肺で酸素化された血液は、左右二本ずつ、合計四本の肺静脈から左心房に入り、僧帽弁を通って左心室に入ります。左心室に流入した血液は、左心室の力強い収縮によって大動脈弁を通り抜け、大動脈から全身に送り出されます。

静脈からの血液が流入する心房は、うすい筋層ですが、ポンプとして機能する心室の壁は厚い筋層からできています。体循環に血液を送り出す左心室の圧は、約一〇〇㎜Hgで、肺循環に拍出する右心系の約四倍です。このため、左心室の壁は、右心室に比べてさらに分厚くできています。

内壁の厚さを比較してみると、肺に血液を送り出す右心室の内壁は二～三ミリ程度ですが、左心室の厚さは約一〇ミリと、三～五倍の差があります（内壁の厚さは拍動の時期によって変化します）。

これから考えても、心臓のポンプ作用でもっとも重要なのは左心室だということがわかると思います。

このように、ポンプとして機能するのは主に心室で、心房はその補助的な役割をはたすにすぎません。心房がほとんど収縮しなくなる心房細動と呼ばれる不整脈でも、心臓からの拍出は問題なく行なわれます。しかし、心室の機能が低下している場合などでは、心房細動の出現により心不全が急速に悪化することもあります。

ひとくちメモ

〈心拍数と寿命〉 動物の心拍数と寿命は反比例することが知られています。約70年間生きるゾウの心拍数は20／分程度、一方、心拍数600〜700／分のハツカネズミの寿命は2〜3年とされます。どちらの心臓も約15億回打って止まる計算になります。

■心臓の外観

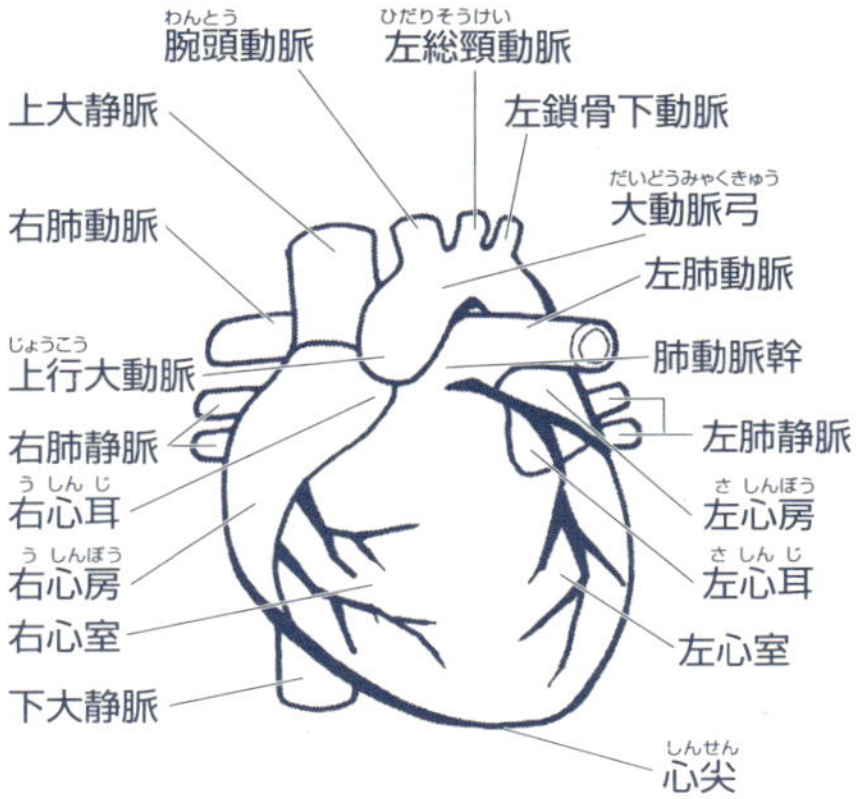

■心臓の内部

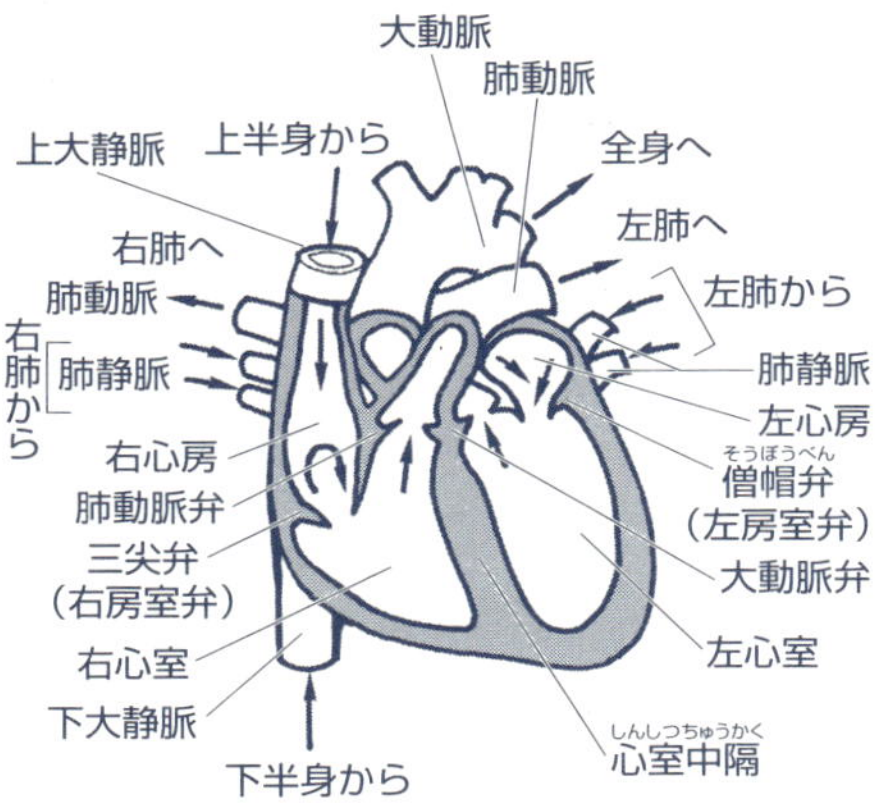

■血液を送り出すしくみ

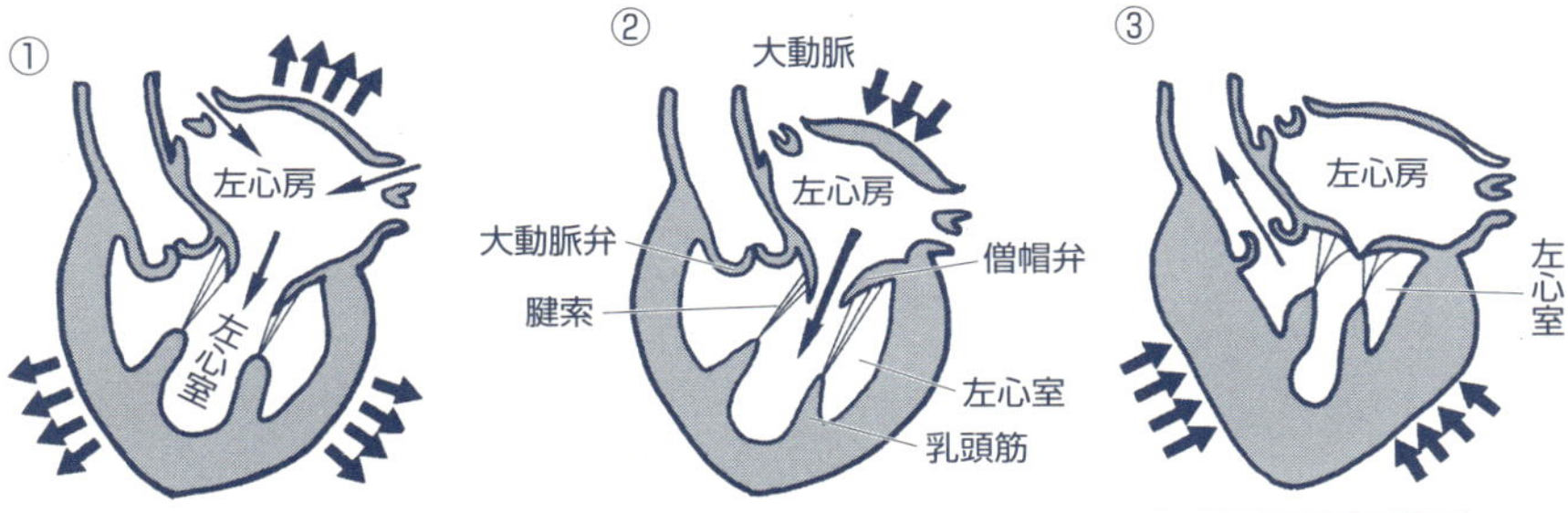

心房も心室も拡張
血液は静脈から心房へさらに心室へ流れ込む

心房が収縮
血液は心房から心室へ進む

※腱索は収縮期に弁が反転しないようについているヒモのようなもの

心室が収縮
血液は心室から動脈に押し出される

■心臓の位置

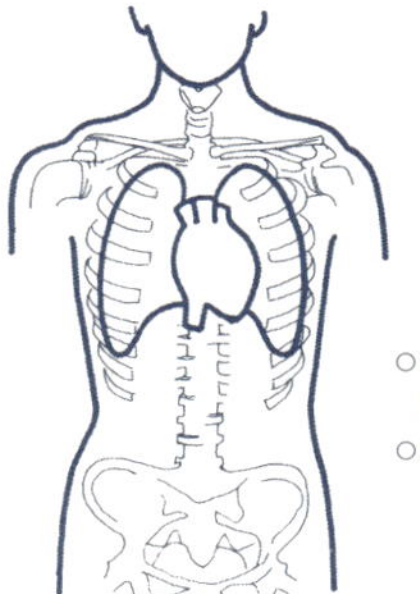

○心臓は左右の肺にはさまれ、胸部やや左寄りにある。
○心臓の下面は横隔膜に接する。

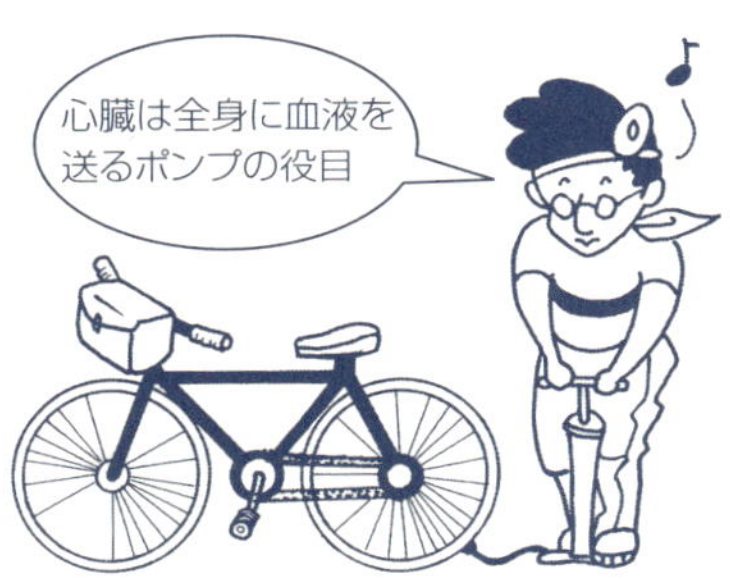

動脈系のしくみと働き

血管そのものに血圧調整機能がある

大動脈から枝分かれした動脈は、次第に細くなり、毛細血管の直前では髪の毛よりも細い細動脈となります。細動脈までの血管には高い圧と心拍に合わせた拍動があり、大動脈から細動脈までの血管系は高圧系とも呼ばれます。

動脈血流の原動力は心臓のポンプ機能で、動脈系は心臓から拍出された血液を全身に送る導管です。

ただ、動脈系を単純な導管と考えると、動脈血は心臓から血液が拍出される収縮期だけ流れ、拡張期には止まるはずです。しかし、動脈系の血液は、圧の周期的な変動はあるものの、止まることなく流れます。

この疑問を解くカギは、動脈系の構造にあります。

大動脈のような太い動脈は、壁の中に柔軟に伸び縮みする弾性線維と呼ばれる成分を多く含みます。

この構造によって、収縮期に勢いよく拍出される血液の圧をやわらげると同時に、膨らむことでそのエネルギーを血管内に貯えます。

拡張期に心臓からの拍出がなくなり、動脈内圧が下がり始めると、貯えられたエネルギーで血管内に圧力を加えます。この圧力が、血液を末梢に押し出すのです。

つまり、大動脈などの太い動脈は、拡張期に血液を送り出す補助ポンプとして機能します。

また、血液を全身の臓器や組織にうまく配分することも、動脈系の重要な役割です。さまざまな状況に応じて、末梢の細い動脈は収縮あるいは拡張し、末梢循環抵抗は変化します。全身的あるいは局所的に生じた末梢循環抵抗の変化によって血流配分が調節されます。

このしくみが最も顕著に働くのは、ショック状態の時です。

心拍出量が急激に低下すると末梢血管抵抗が著しく上昇し、その結果、脳や心臓などの重要臓器を中心に血液が送られます。

また、頸動脈や大動脈弓部には圧受容体と呼ばれる圧力センサーがあり、常に血圧の監視を行なっています。心拍出量の低下などによって血圧が下がると、圧反射系と呼ばれるしくみが働いて、血圧を上げるように自律神経のバランスが変化します。

このように、動脈系には血液循環を補助するさまざまな機能があります。動脈系は単なる導管ではなく、全身に張り巡らされた臓器ともいえます。

ひとくちメモ

〈内分泌器官としての内皮細胞〉 最近、内皮細胞からさまざまな循環調節物質が分泌されていることが明らかとなり、血管の能動的な機能が注目されています。全身に張り巡らされた血管のすべてをおおう内皮細胞は、最大の内分泌器官ともいえます。

■動脈壁の構造

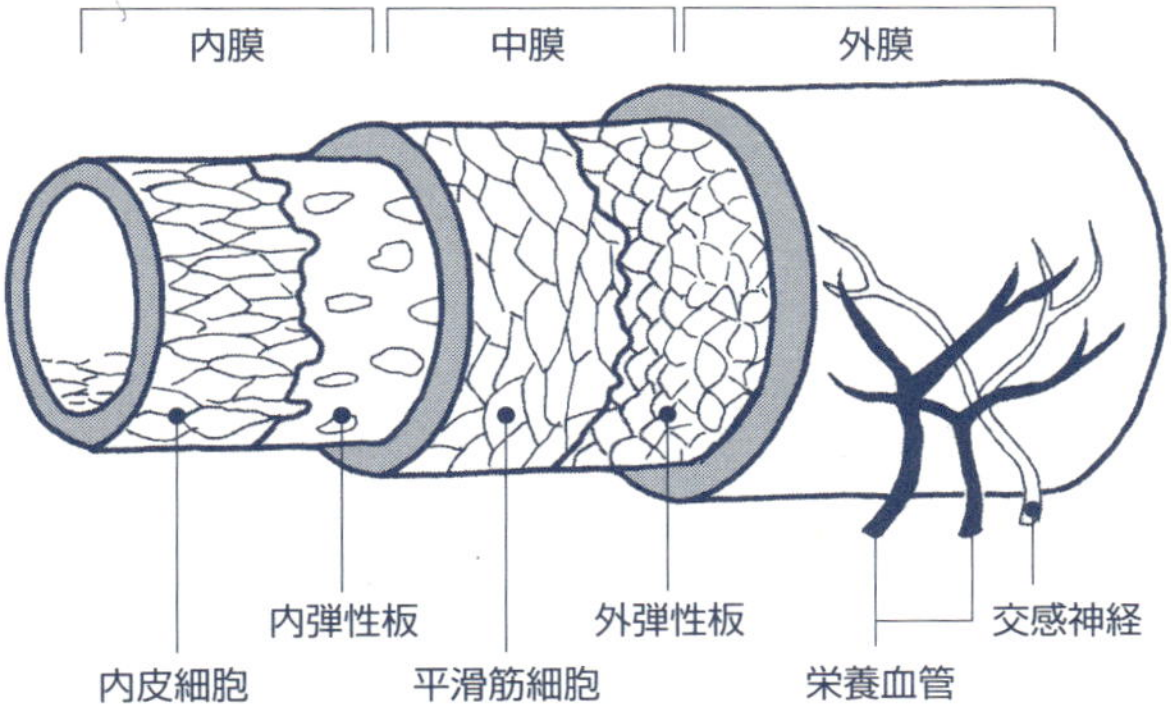

○弾性線維の働きで動脈には弾力があり、伸び縮みすることで、血液を管内に貯える。

■大動脈と心臓の位置関係

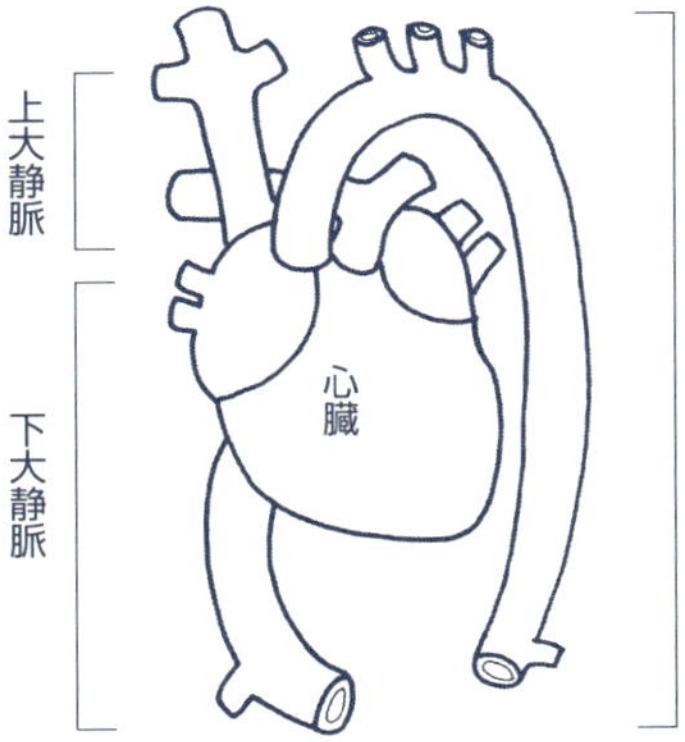

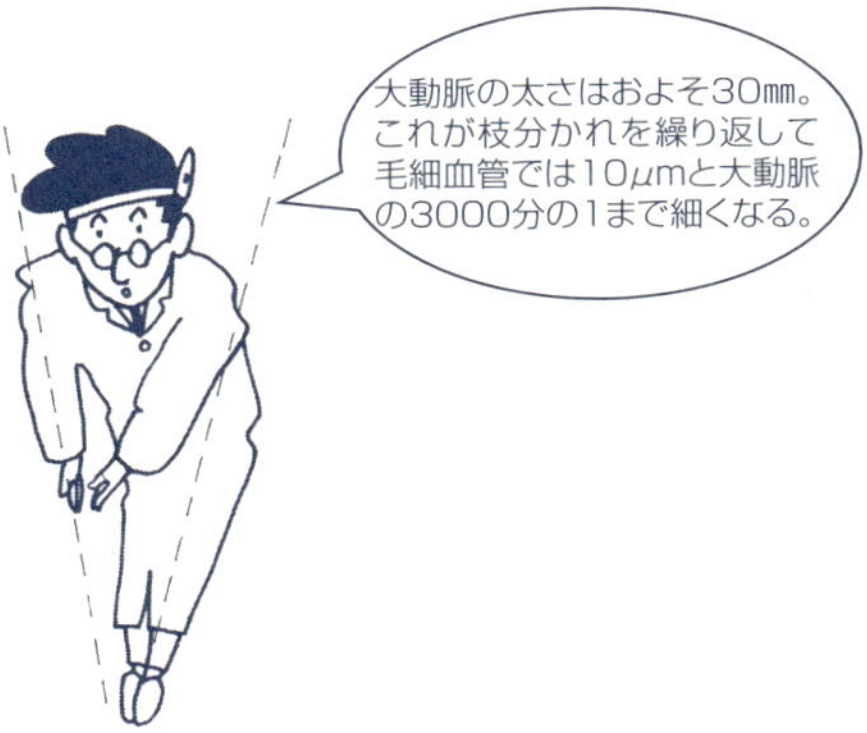

大動脈の太さはおよそ30㎜。これが枝分かれを繰り返して毛細血管では10μmと大動脈の3000分の1まで細くなる。

■動脈の血液が流れるしくみ

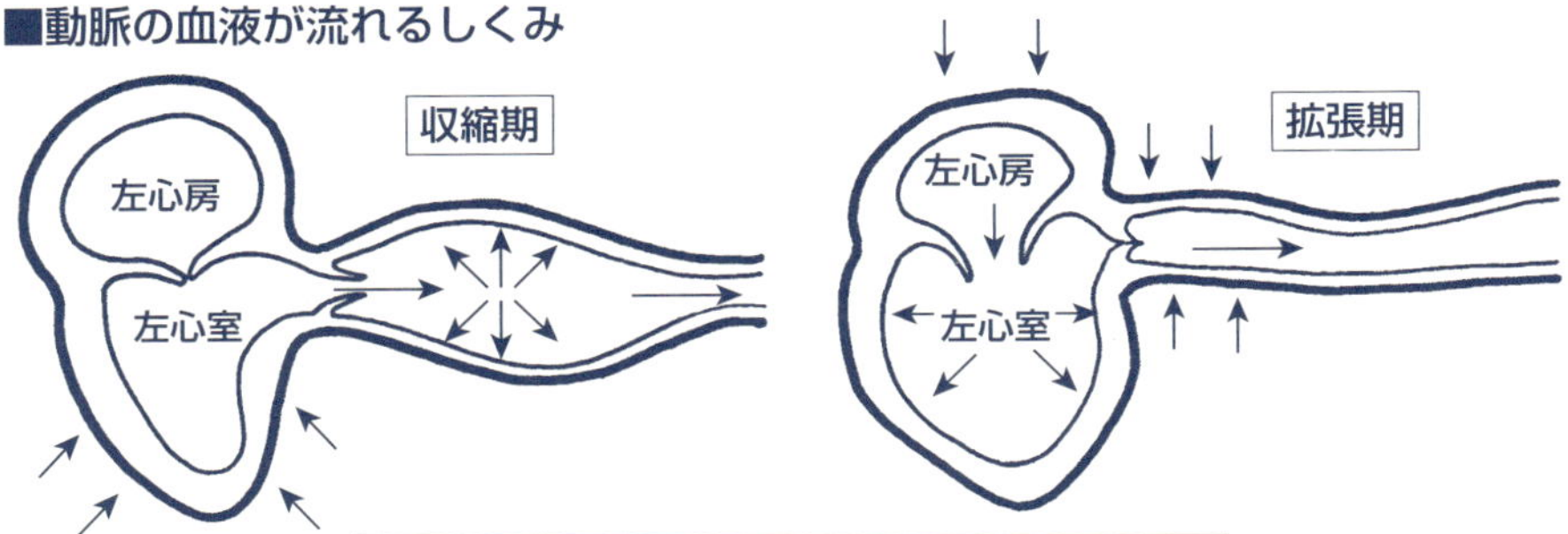

●拍出のエネルギーを血管内に貯える
●心臓からの脈出のない拡張期にも、貯えられたエネルギーで血液は流れ続ける。

毛細血管のしくみと働き

酸素や栄養素を各器官に届ける

細動脈からさらに枝分かれした血管は、動脈性毛細血管となり毛細血管網あるいは洞様毛細血管に到達します。また、血管の拍動は細動脈を越えるあたりから消失し、毛細血管では滑らかな血流となります。

毛細血管の太さは、血液の細胞が辛うじて通れる一〇ミクロン程度ですが、無数の枝分かれの結果、その断面積の合計はなんと大動脈の五〇〇倍にもなります（大動脈は直径三センチ）。

毛細血管のまわりは組織液で満たされ、その組織液と血液のあいだで物質のやり取りが行なわれます。

組織とのやり取りを終えた毛細血管は静脈性毛細血管となって静脈系に流入します。

毛細血管から組織へ濾過される水分は一日二四リットルといわれます。その八割以上は毛細血管から静脈へ再び吸収され、残りがリンパ管を通って静脈に戻ります。

毛細血管内圧の上昇や低タンパク血症による浸透圧の低下は、このバランスを崩すことになり、結果として組織液の増加、つまり手足の浮腫《ふしゅ》（むくみ）や胸腹水をもたらす結果となります。

毛細血管へ流入する血液の量は、その直前にある細動脈によって調節されています。細動脈は弾性に富んだ血管で、状況に応じてその内腔を変化させることができます。細動脈の収縮は、末梢循環抵抗を上昇させ、同時に毛細血管への血液流入を減少させます。

一方、毛細血管からの血液が流入する小静脈も弾性に富む血管で、その収縮は毛細血管内の血液を保持し、逆にその拡張は静脈への還流を促進します。

つまり、毛細血管系の血液量は、その前後の小血管の収縮や拡張によって調節されています。循環血液量を調節する容量血管としての低圧系の機能は、おもにこのしくみによるものです。

毛細血管は、うすい内皮細胞のシートから作られる円筒で、やり取りする物質によって臓器特有の形態をもっています。

たとえば、主に酸素と炭酸ガスをやりとりする筋肉組織では内皮細胞がすきまなく配列していますが、内分泌腺や腎臓では、さまざまな物質をやり取りするため、ところどころに大きなすきまがあいた構造をとります。

ひとくちメモ

〈リンパ系の走行〉毛細血管からリンパ系に入った体液は、静脈に寄りそって走行するリンパ管を流れ、胸管などの太いリンパ管となって首のつけ根で静脈に戻ります。

■毛細血管のしくみ

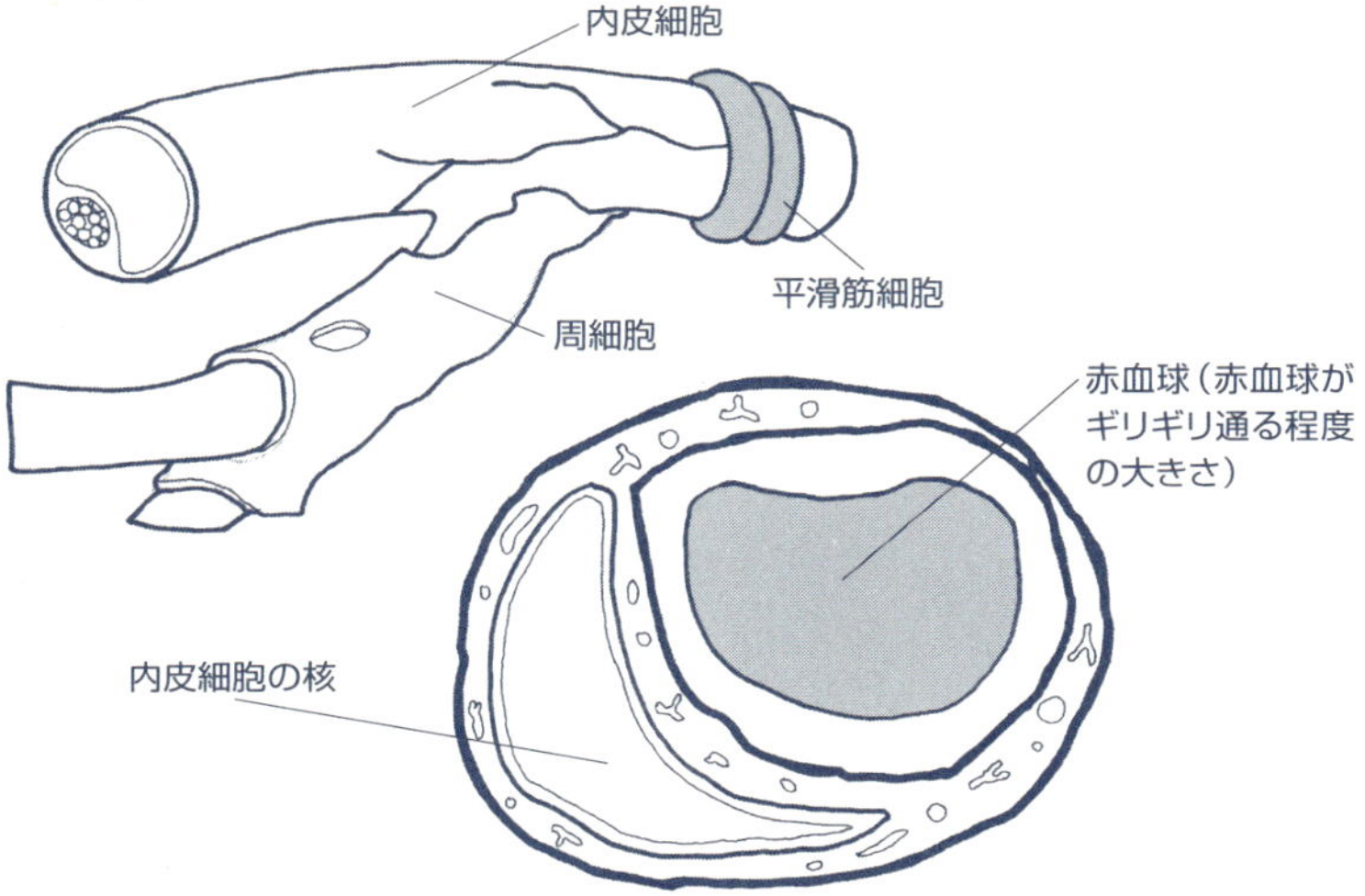

○水分、O_2、電解質、グルコース、タンパク質などが血管壁を通過する。

■毛細血管周辺のしくみ

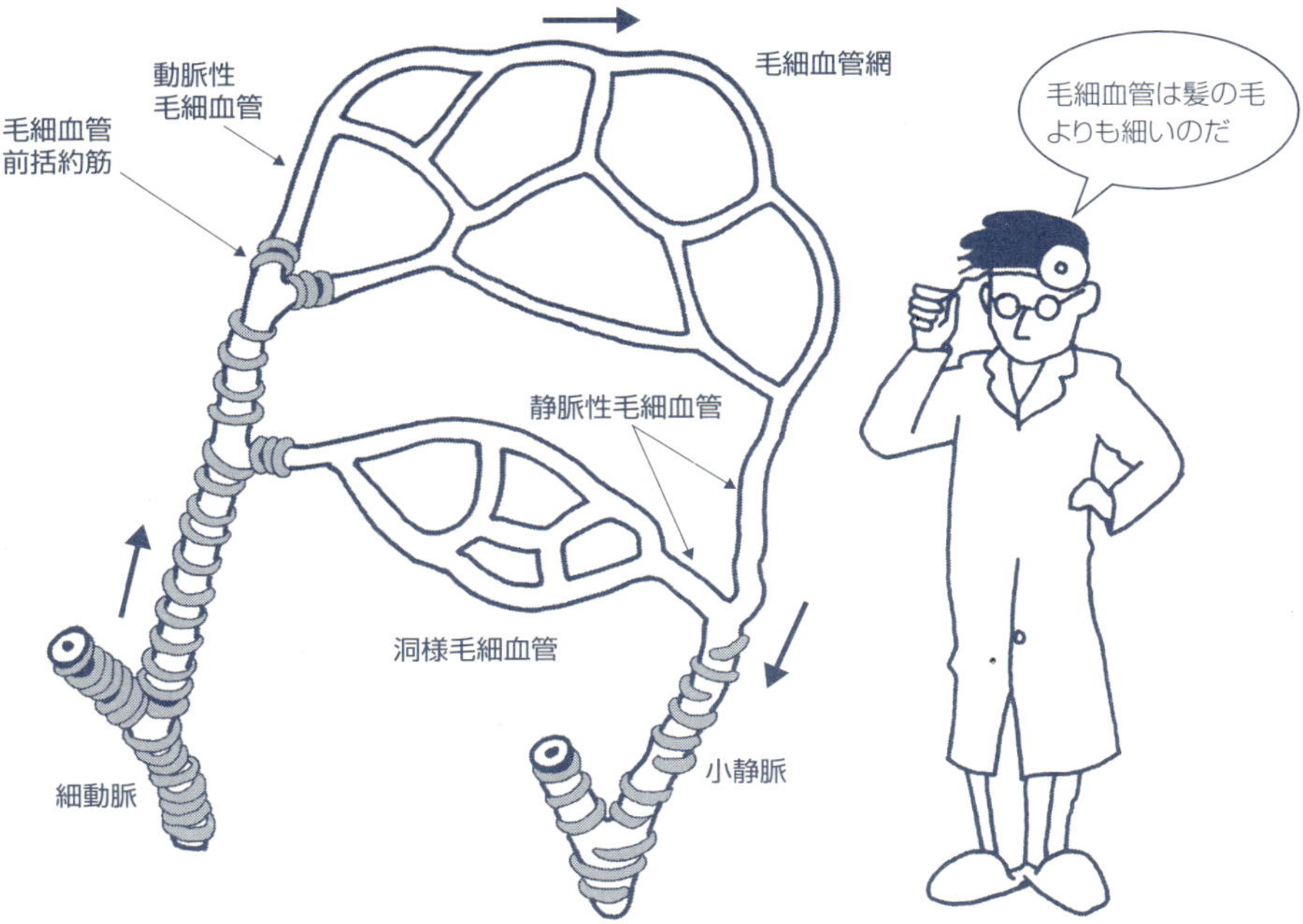

静脈系のしくみと働き

血液を心臓に戻すメカニズム

全身の毛細血管で組織とさまざまなやりとりをした血液は、静脈血となって心臓に戻ります。

毛細血管レベルまで細くなった血管は合流を繰り返し、最終的に上大静脈、下大静脈と呼ばれる二本の静脈として右心房に入ります。

静脈の血液は、動脈のように大きな圧で勢いよく流れていくわけではありません。全身の構造と動きをうまく使って、静かに流れていきます。

太さが一ミリ以上の腕や足の静脈には、一定の間隔で弁があり、静脈血は心臓に向かってだけ流れるようになっています。

また、これら手足の静脈は、骨格筋にはさまれるように走行しています。骨格筋の動きによって静脈は圧迫され、弁と弁にはさまれた一区間の血液は、心臓に近い次の区間に移動します。この繰り返しにより、血液は心臓に向かって送り出されます。

つまり、静脈弁の働きによって、血管への圧迫を血液が心臓に戻るエネルギーに変換しているというわけです。

また、呼吸にともなう胸腔と腹腔の動きも静脈のポンプとして重要な役割をはたしています。息を吸うと胸腔内の圧力が陰圧（大気圧よりも低い状態）となり、腹腔の内圧が上がります。腹腔内圧の上昇はお腹の中を走行する下大静脈を圧迫し、同時に陰圧となった胸腔内に流入します。

静脈系のもう一つの大きな働きとして、血液を貯える容量血管としての働きがあります。

循環器系における安静時の血液分布は、その七割が毛細血管から大静脈の低圧系にあり、状況に応じて貯えている血液の分布を調節します。静脈の壁は、動脈にくらべうすくできていて、膨らむことで容易にその容量を増やすことができます。

さらに、細い静脈では交感神経系などの働きによって、壁の伸展性が調節されます。交感神経の興奮により、静脈壁が伸びにくくなり、低圧系に貯えられた血液量は減少します。

静脈系は体温の調節にも大きな役割をはたしています。末梢の静脈に貯えられた血液は、皮膚を通じて熱のやり取りをします。体温が高くなった場合、皮膚の近くの静脈が拡張し、さかんに熱を体外に放散します。

逆に、寒い環境にさらされたりすれば、これらは収縮し、皮膚からの熱の放散を最小限にすることで体温を維持します。

ひとくちメモ

〈なぜ乳幼児は動き回る？〉全身の臓器が未熟な乳幼児期には、心臓のポンプ機能も不十分です。その不十分さをカバーするために、盛んに動き回ります。下肢の運動によって、静脈ポンプの機能を最大限に発揮させているわけです。

■静脈での血液の流れと弁の働き

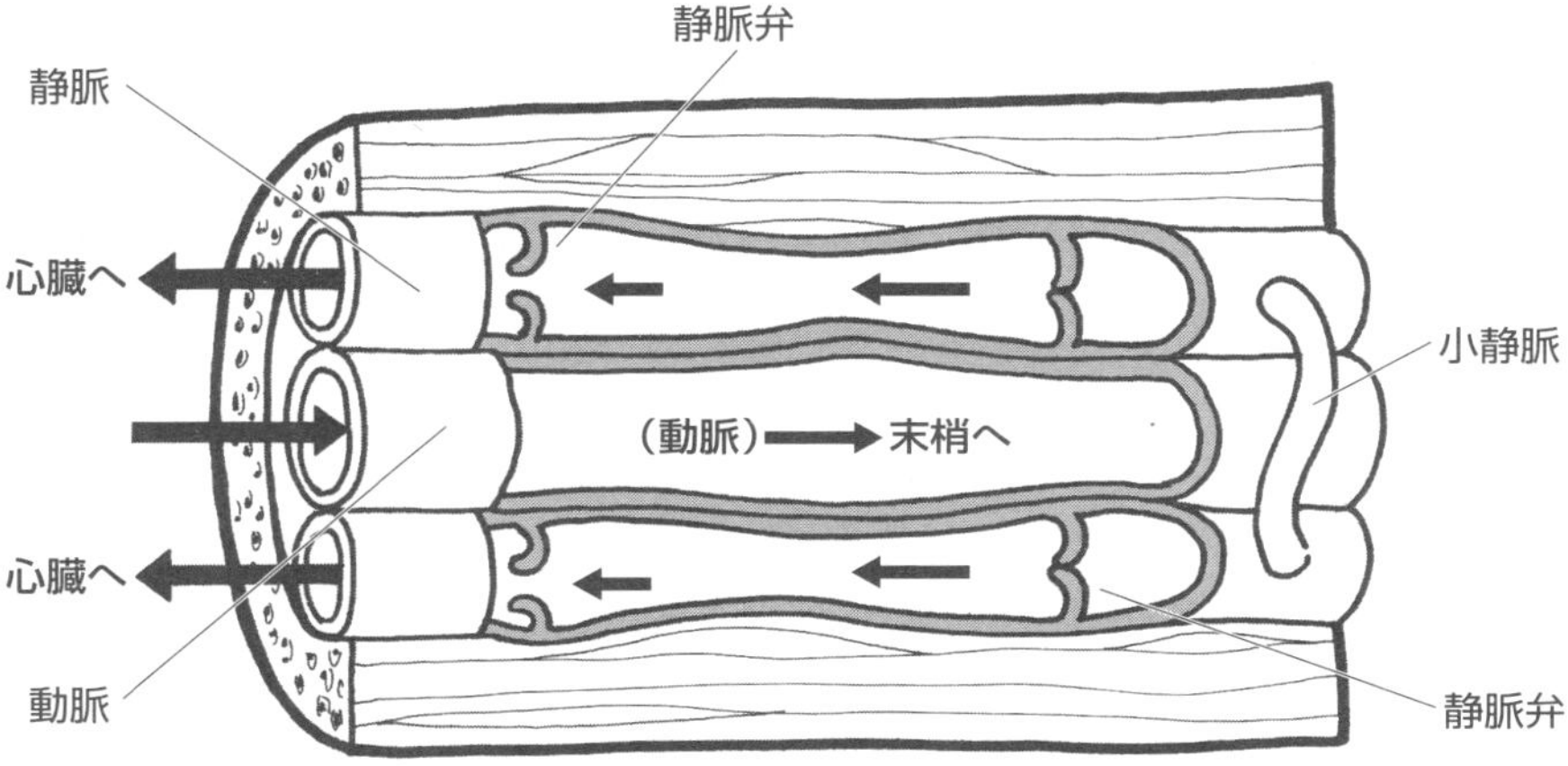

太さ1mm以上の腕や足の静脈には一定の間隔で弁があり、逆流しないようになっている。

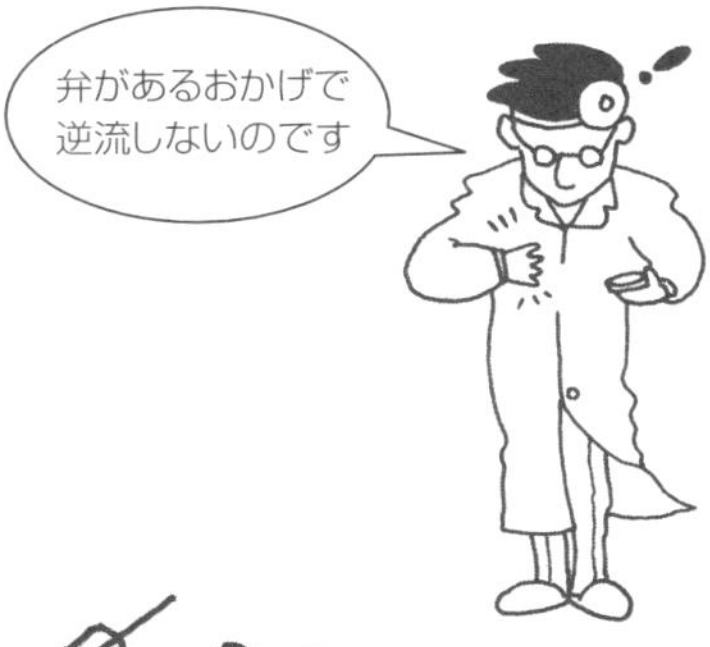

■静脈と筋肉ポンプの関係

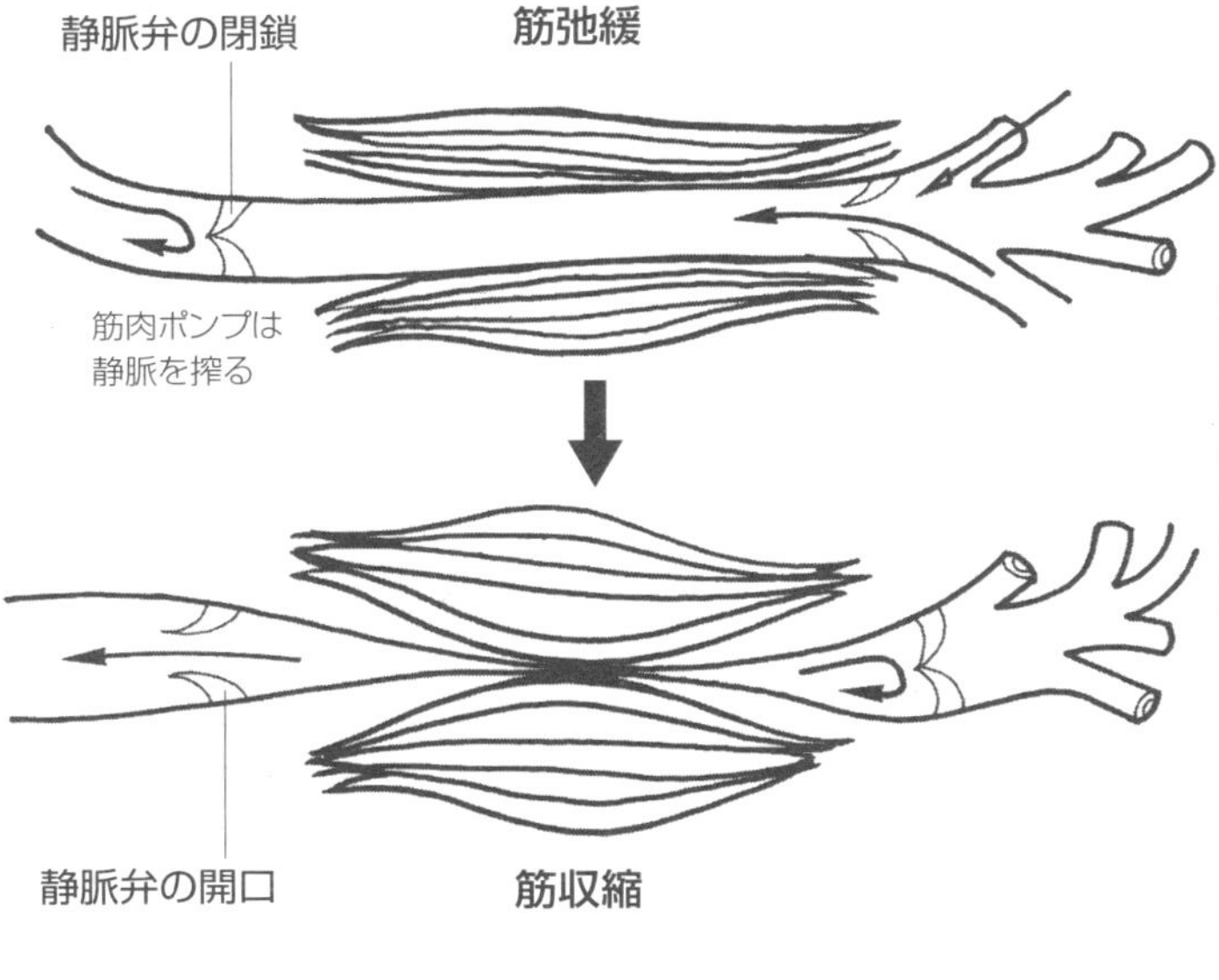

静脈血は周辺の筋肉の助けを借りて心臓に戻る。このため、長時間座ったまま、あるいは立ったまま筋肉を動かさないと足がむくむ。

肺循環系のしくみと働き

心臓に戻った血液を肺に送りきれいにする

大静脈を通じて右心系に戻った静脈血は、肺動脈に送り出され肺の毛細血管に到達します。肺の毛細血管は、肺胞をかこむように分布し、そこでは、肺胞壁を通じて血液と肺胞に含まれる空気とのあいだでガス交換が行なわれます。

ガス交換とは、酸素を取り入れ、炭酸ガスを排泄することです。

肺循環に流入した静脈血は、ガス交換により酸素を豊富に含む動脈血となり、肺静脈、左心系を通じて再び体循環に送り出されます。

肺循環の血圧は、体血圧の四分の一～五分の一で約二五㎜Hgです。

肺の動脈は毛細血管になるまでの距離が短いため、十分に血圧を下げることができません。

肺循環の血圧が高ければ高い圧が肺の毛細血管にかかることになり、血管からの出血や、体液の浸み出しが起こります。逆にいえば、末梢まで血液を到達させるために、それほど高い圧は必要ないともいえます。

肺循環の特徴として、各々の肺胞の酸素濃度に応じて血管が収縮することがあります。

気管支がつまるなどして、肺の一部の換気が悪くなった場合には、その部分に向かう肺動脈が収縮して血流を減らし、その血液を他の部分にまわします。

このしくみにより、換気の良好な他の部分で十分なガス交換が行なわれ、全身に送るために必要な酸素が確保されます。

肺循環は、さまざまな液性因子の分泌、活性化、不活性化などを行ない、全身の生理機能調節に重要な役割をはたしていることが知られています。

肺循環から血液中に放出されるものとしてはプロスタグランディン、ヒスタミン、カリクレインなどの生理活性物質があり、これらは、血管の緊張や血小板機能に影響をおよぼします。

また、肺にはアンギオテンシン変換酵素があり、血管収縮作用をもつ血中のアンギオテンシンⅠは、肺循環を通過することで、さらに強力なアンギオテンシンⅡに変換されます。

一方、セロトニン、アドレナリン、ノルアドレナリン、アセチルコリンなどは肺循環で不活性化されます。

ひとくちメモ **〈動脈と静脈〉** 心臓から出る血管を動脈、心臓に入る血管を静脈と呼びます。そのため、肺循環では肺動脈を静脈血が流れ、肺静脈を動脈血が流れることとなります。

■肺胞の構造

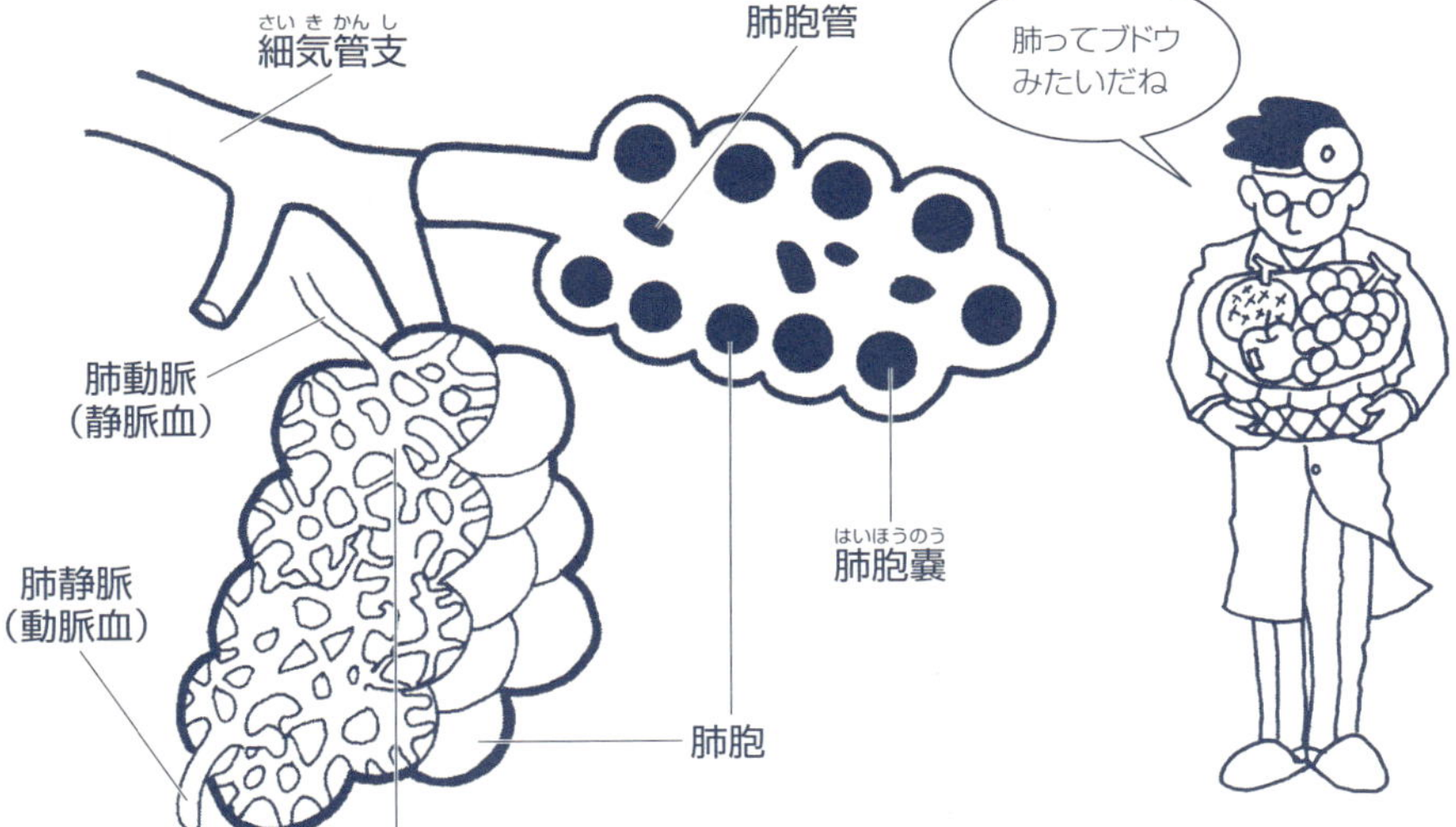

○肺胞壁を通じて血液を肺胞に含まれる空気とのあいだで酸素と炭酸ガスの交換が行なわれる。

○両方の肺胞を合わせた表面積は60〜70㎡。3DKのマンションほどの広さになる。

■肺循環の調節機能

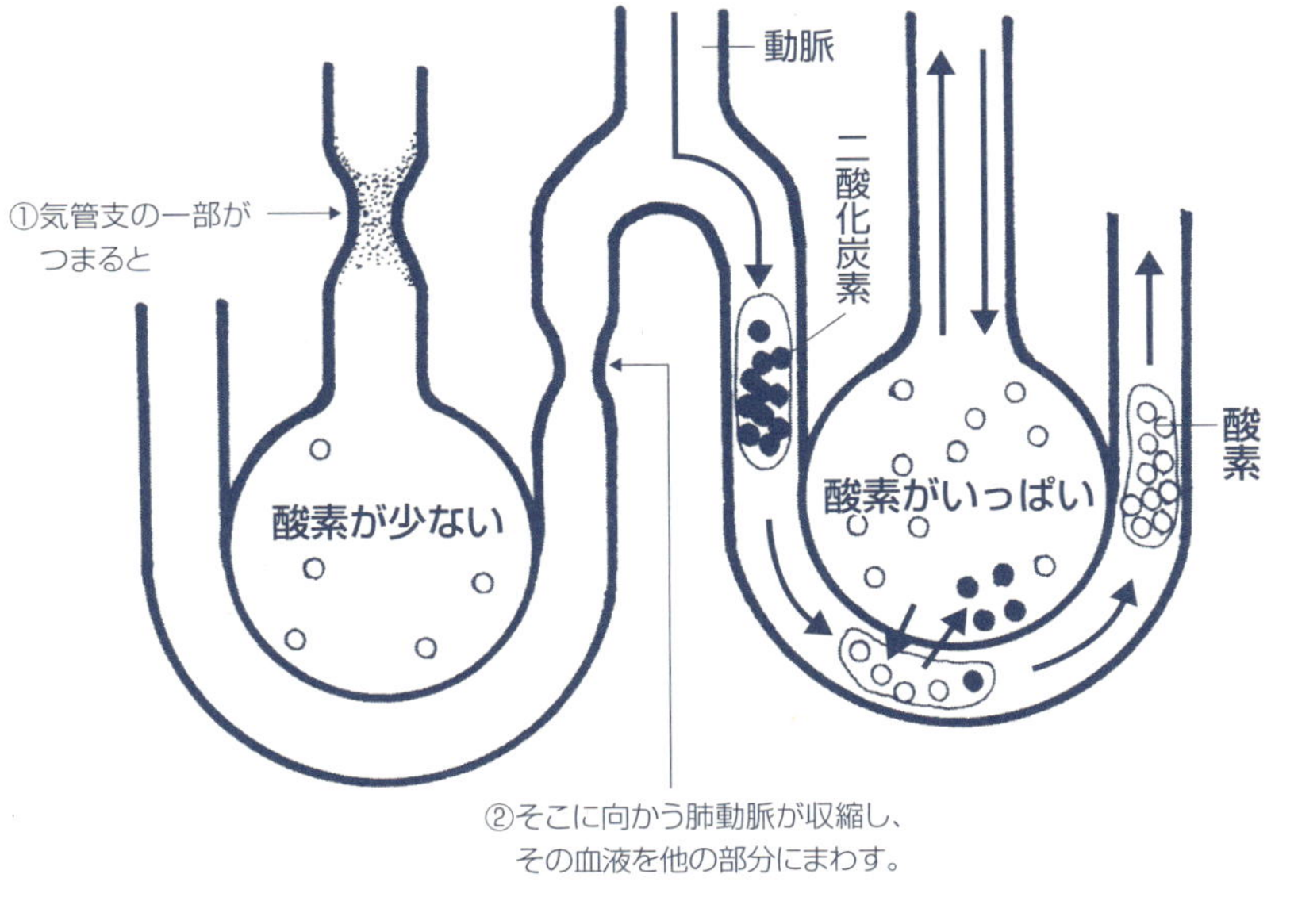

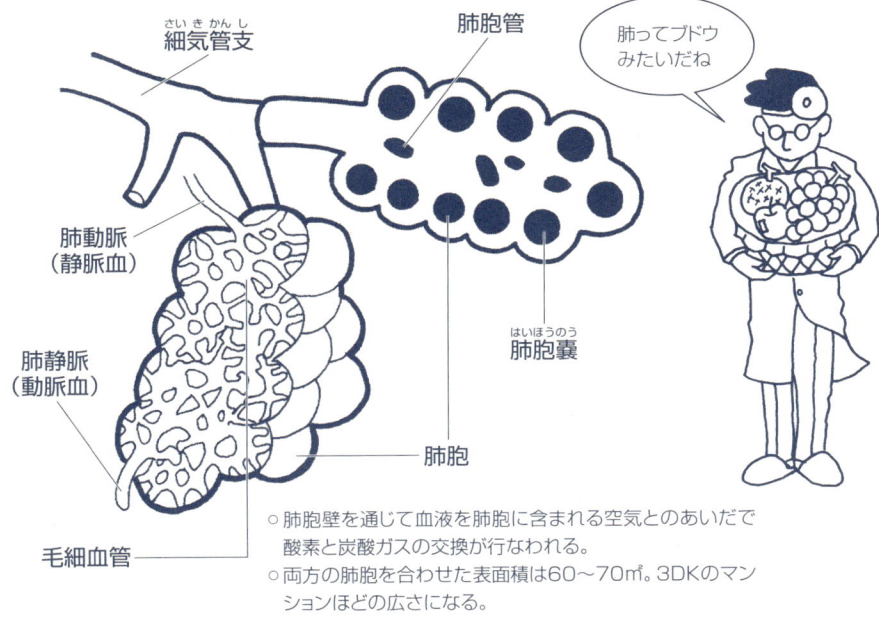

COLUMN

血液循環の発見

血液循環に関する最初の記載は、古代ローマの哲学者、医学者ガレノス（129～217年？）によるものとされています。

ガレノスの時代には、血液が全身を循環するという概念はなく、全身で消費されると考えられていました。まず、腸で吸収された栄養が肝臓に運ばれ、そこで作られた血液は静脈を通じて全身に伝わります。静脈の血液の中の不純な成分は、心臓から肺動脈を通して肺に運ばれ、外に出されます。また、静脈の血液は心室中隔を通り抜けて左心に滲み出し、肺から送られてきた生命生気を受け取ります。生命生気を含む血液は動脈を通して全身に伝わり、さらにその一部は脳底にある怪網で動物生気となり、脳に汲み上げられ、神経を通して全身に伝わります。血液循環の原理を知らなければ、何となく辻褄が合い、納得してしまいそうな説です。

このガレノス説を否定し、血液循環説を提唱したのがイギリス人医師ハーヴェイ（1578～1657年）です。ハーヴェイは、心臓によって送り出される大量の血液が肝臓内で常に作られるものではないことを見抜いていました。彼は、大静脈を結紮《けっさつ》（血管をしばること）すれば心臓には血液がなくなり、大動脈を結紮すれば血液は心臓に停滞することを示し、血液が血管内を循環していることを実証しました。

中世までの医学は、古典によって「知られている」事項を確認することが重要で、それらを否定することは神の意志に背く行為としてタブー視されてきました。実証的なアプローチで従来の説を覆したハーヴェイの業績は、血液循環のしくみの解明のみならず、純粋に自然科学的な方法が医学において初めて成功を収めた出来事としても高く評価されています。

2章

循環器疾患の症状と検査

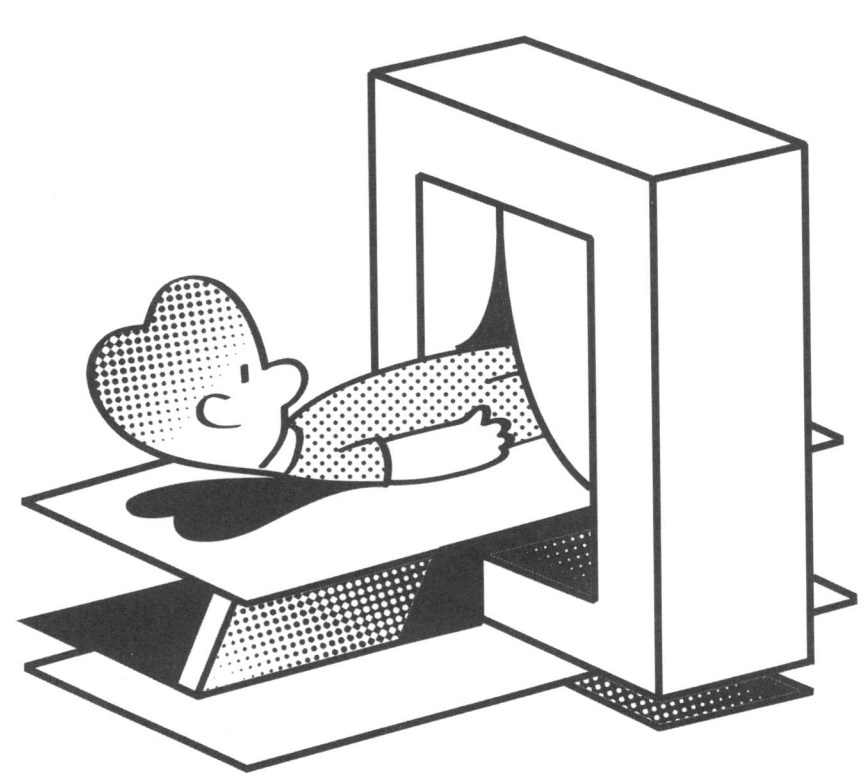

自覚症状と循環器疾患

問診によって病気が特定される

循環器疾患では、胸が痛い、脈がヘンだ、めまいがする、息切れする…など、さまざまな自覚症状がみられます。症状が発作的にみられることが多い循環器疾患では、本人の訴えが唯一の手がかりであることも少なくありません。

医師が問診によって症状を的確に聞き出せるか、あるいは本人が正確に症状を表現できるかによって、その後の経過が大きく左右されることもあります。

一方、循環器疾患以外の原因で、胸痛や息切れなどの症状がみられることも多く、それらに神経質になりすぎることは、生活の質を大きく損なう結果になりかねません。

このため、循環器疾患による症状の特徴を知っておくことが重要となってきます。

胸痛や胸部不快感は、狭心症、心筋梗塞など虚血性心疾患の代表的な症状として知られています。

狭心痛の多くは、「前胸部の広い範囲を圧迫されるような痛み」と表現されます。より激しい痛みが三〇分以上続く場合は、急性心筋梗塞である可能性があります。

動悸は、心拍を異常な不快感として意識する状態を指します。不整脈による脈拍の増減や乱れ、さまざまな原因による心拍出量の増加などによって生じます。

めまいや失神は、何らかの原因による脳循環不全によって生じることが多く、循環器疾患によるものとしては、不整脈、一過性の血圧低下などがあげられます。

息切れ（呼吸困難）は、全身の酸素需要に供給が追いつかない状態で生じます。

心肺機能の低下をきたす呼吸器・循環器疾患などでみられますが、心肺機能が正常であっても一定以上の身体活動によって息切れは生じます。このため、息切れが生じた状況から、病的か否かを判断する必要があります。

息切れを伴う疾患としては、左心不全による肺うっ血や不整脈などが考えられます。

また、虚血性心疾患による狭心痛が「息切れ」と表現されることもあります。

浮腫や食欲不振は、心不全、特に右心不全でみられます。右心不全では心臓への静脈還流が障害されることによって手足や腹部臓器の浮腫をきたします。

心不全でみられる腹部膨満感や食欲不振の多くは、静脈うっ滞による肝臓腫大や消化管の蠕動運動低下によるものです。

ひとくちメモ **〈狭心症の診断〉**典型的な狭心症では、問診のみでほぼ確実に診断できます。一方、運動負荷心電図では狭心症例の約40%が正常（陰性）と判断されることが知られています。

■心疾患を疑わせる自覚症状

症　状	可能性のある心疾患	特　徴	鑑別疾患
胸痛、胸部不快感 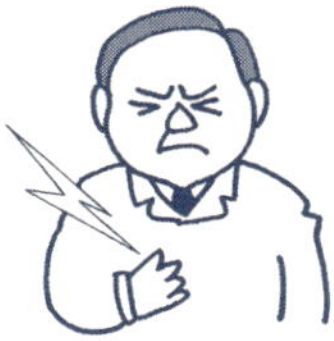	狭心症発作（→P90）	比較的広い範囲の痛み、圧迫感 身体活動、寒さ、食事等によって誘発 安静、ニトログリセリン舌下により数分以内に消失	肋間神経痛、筋肉痛、逆流性食道炎、食道けいれん、胆石症、大動脈瘤、呼吸器疾患（自然気胸、肺炎など）
	急性心筋梗塞（→P92）	30分以上続く激しい狭心痛 明らかな誘因なし ニトログリセリン無効	
	不整脈（→P128）	多くは瞬間的な胸痛	
	心筋疾患（→P110）	非典型的な狭心痛	
動悸 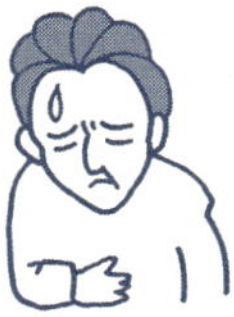	期外収縮（→P128）	脈の乱れ、心臓が止まる感じ 安静時に多く、労作時にはむしろ消失	甲状腺機能亢進症、褐色細胞腫、貧血、発熱、薬剤、嗜好品
	頻脈性不整脈（→P128）	脈拍数増加 安静時に突然出現することが多い	
	徐脈性不整脈（→P128）	脈拍数減少 全身倦怠感、労作時の息切れ	
めまい、失神	徐脈性、頻脈性不整脈（→P128） 心不全（→P114）	同上 末梢冷感、呼吸困難などを伴う	脳血管障害、自律神経失調症
息切れ、呼吸困難 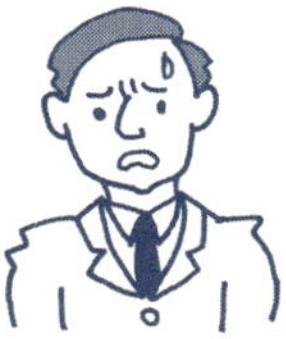	心不全（→P114）	労作時、就寝後呼吸困難 起座呼吸	呼吸器疾患（慢性肺疾患、自然気胸、肺炎など）、代謝異常（糖尿病性アシドーシス、尿毒症）、大量出血
	徐脈性不整脈（→P128）	労作時呼吸困難 ときに失神発作	

胸痛、胸部不快感があるとき

狭心症や心筋梗塞などが疑われる

狭心症や心筋梗塞など虚血性心疾患では、発作的な胸痛や胸部不快感がみられ、この症状は狭心痛と呼ばれます。

狭心痛では、痛みの性質やその範囲、発作出現の状況、薬剤の効果などから、いくつかの特徴があります。

典型的な狭心痛は、大きな「おもし」を前胸部に乗せられたような圧迫感を伴う痛みと表現されます。

しかし、実際の狭心痛はさまざまで、「棒をさしこまれるような」あるいは「胸を破壊されるような」激しい症状から、締めつけ感、灼熱感、胸部不快感、さらにほとんど無症状のこともあります。無症状の狭心症や心筋梗塞は、糖尿病例や高齢者に多いことが知られています。

狭心痛は、心臓に分布する求心性交感神経の興奮によって生じます。心臓からの交感神経線維は、胸腔内で合流し、再び分かれて頸椎〜上部胸椎で体性知覚神経と合流して脊髄を上行します。

このため、心筋虚血によって生じた心臓交感神経の興奮は、同一部位で脊髄に合流する知覚神経全体の痛みとして認知されます。

痛みの部位は、前胸部から左腕の範囲が典型的ですが、下顎、右腕、背中、上腹部などの痛みが生じることもあります。

狭心痛は、比較的広い範囲の痛みとして認知されるため、握りしめた拳や手のひらで表現されることが多く、反対に、指先で部位を示せる場合には、狭心痛以外の痛みが疑われます。

狭心痛が階段昇降、歩行、洗面などの身体活動（労作《ろうさ》）によって生じ、安静によって数分以内に消失する場合、労作性狭心症が疑われます。

また、夜間就寝後、胸痛で目が覚める発作がみられた場合、冠れん縮性狭心症が疑われます（詳しくは90ページ）。

狭心症では、ニトログリセリン舌下によって数分以内に痛みが消失することが特徴で、他の原因による胸痛と区別することができます。また、狭心痛の程度や頻度の増悪、あるいは安静時の発作がみられる狭心症は、不安定狭心症と呼ばれ、心筋梗塞への移行が多くみられる危険な狭心症とされます。

心筋梗塞では、狭心痛が三〇分以上、場合によっては数時間続きます。激しく、長く続く狭心痛のため、冷汗や死の恐怖を訴えることも多くみられます。心筋梗塞や不安定狭心症では、直ちに入院し、適切な治療を受ける必要があります。

ひとくちメモ

〈胆石発作とニトログリセリン〉 ニトログリセリンは、胆石発作にも有効であることが知られています。上腹部痛がニトログリセリンで消失した場合、狭心痛が疑われますが、胆石症の可能性もあります。

■狭心痛の出現部位

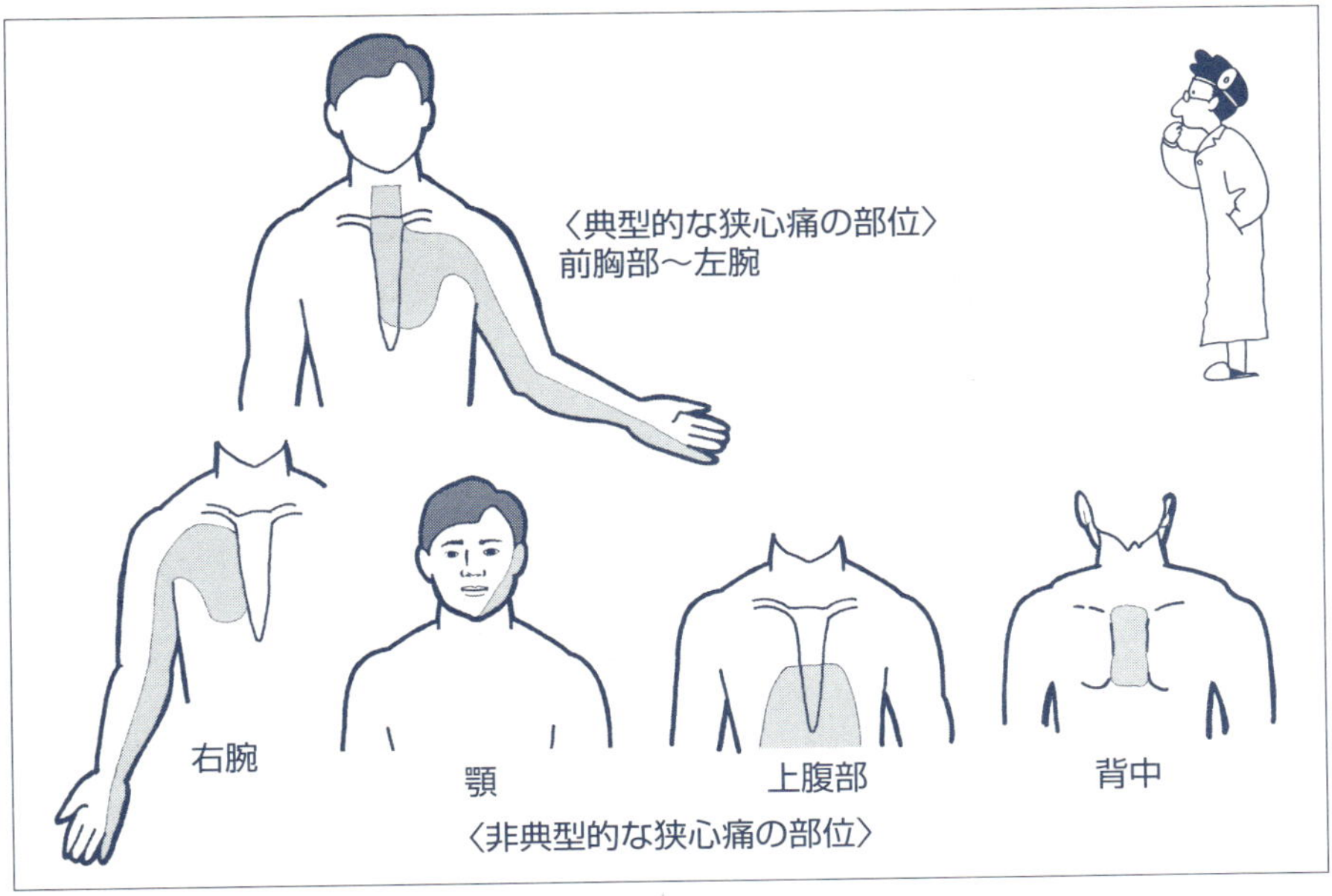

■狭心痛の特徴

狭心痛が疑われる	狭心痛以外が疑われる
痛みの性質	
絞扼感 圧迫感 灼熱感 重苦しさ	鈍痛 鋭いナイフで刺されたような 呼吸性に変化する突かれるような
痛みの場所	
胸骨下 前胸部 両腕、両肩 頸、頬、歯 前腕部、指 肩甲骨間	左乳腺下 胸郭の左半分
誘発因子	
身体活動 精神的興奮 精神的ストレス 寒さ 食事	身体活動終了後 特定の体動（姿勢）

動悸、失神があるとき

頻脈性・徐脈性の不整脈が疑われる

動悸は、「ドッキン」や「ドキドキ」あるいは「ドックン、ドックン」などと表現されますが、その原因はさまざまで、不整脈などの心疾患から、不安や緊張といった心理的要因、たばこやアルコール、過労など生活習慣に関わるものまであります。

日常的にみられる動悸の多くは、病的なものではありませんが、脈拍の乱れや心拍数の異常などをともなう場合には、不整脈による症状の可能性もあります。

不整脈による動悸にはいくつかのパターンがあり、原因となった不整脈をある程度まで絞り込むことができます。

また、不整脈でみられる動悸の多くは、心臓の拍動自体によるものではなく、心拍の乱れや増減による心拍出量の変化によるものです。

「ドッキン」と表現される動悸では、洞性不整脈、心室性ないし上室性期外収縮、房室ブロック、洞不全症候群などが疑われます（詳しくは130ページ）。

この症状は、不整脈に続く長い拡張期に充填された血液が、次の心拍（多くは正常心拍）で一気に拍出されることによって生じます。

頻脈性不整脈では「ドキドキ」と表現される動悸が多くみられます。

何らかの心疾患を合併する例では、致死的不整脈に移行する危険の高い心室性頻拍のこともあります。

しかし、日常的に多くみられる頻脈性不整脈のほとんどは、上室性（心房性）のものです。

突然の出現と停止が自覚されている場合には発作性上室性頻拍症が、その自覚があいまいな場合には発作性心房細動が疑われます（詳しくは132ページ）。

洞不全症候群、完全房室ブロックなどによって生じる徐脈性不整脈では、徐脈に伴う拡張期の延長によって一回の心拍出量が増加し、その遅く力強い心拍が「ドックン、ドックン」と表現される動悸として訴えられることがあります（詳しくは130ページ）。

著しい徐脈や頻脈は、失神発作や突然死の原因となります。不整脈による失神発作は、特にアダムストークス発作（症候群）と呼ばれます。

心室粗細動、特殊な状況における発作性心房細動、洞不全症候群、完全房室ブロックなどがアダムストークス発作の原因として知られています。

ひとくちメモ **〈整脈なのに不整脈？〉** 不整脈は「心臓の興奮形成や伝導の異常」と定義されます。このため、異常な興奮形成や伝導による心拍は、脈拍の乱れがなくとも不整脈と呼ばれます。

■症状の見きわめと原因

動悸・脈拍異常・不整脈

- 整　脈
  - 徐　脈 → ●洞性徐脈 ●第Ⅲ度房室ブロック ●洞房ブロック
  - 脈拍数正常 → ●心房粗動 ●大動脈弁閉鎖不全 ●薬剤によるもの ●精神的なもの
  - 頻　脈 → ●洞性頻脈（甲状腺機能亢進症、貧血、精神的なもの） ●発作性頻拍（上室性、心室性） ●心房粗動
- 不整脈
  - 徐脈性不整脈 → ●洞不全症候群 ●第Ⅱ度房室ブロック ●第Ⅲ度房室ブロックの出没
  - 脈拍数正常範囲内 → ●心房細動 ●期外収縮（上室性、心室性）
  - 頻脈性不整脈 → ●心房細動 ●期外収縮多発（上室性、心室性）

■不整脈の鑑別診断

1.頻脈（100／分以上）	①洞性頻脈（100～140／分）	a.発熱：体温1℃上昇につき脈拍8～10／分増加 b.甲状腺機能亢進症 c.貧血 d.ショック、心不全 e.洞不全症候群 f.不安感、精神的興奮
	②発作性上室性頻拍（140～250／分）	
	③発作性心室性頻拍（140～200／分）	
	④心房細動、心房粗動	
2.徐脈（50／分以下）	①洞性徐脈	a.スポーツ心臓 b.甲状腺機能低下症 c.洞不全症候群
	②洞房ブロック	
	③第Ⅲ度房室ブロック	

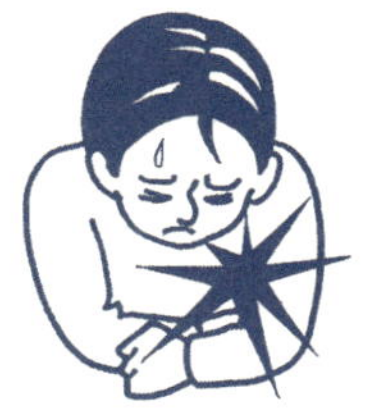

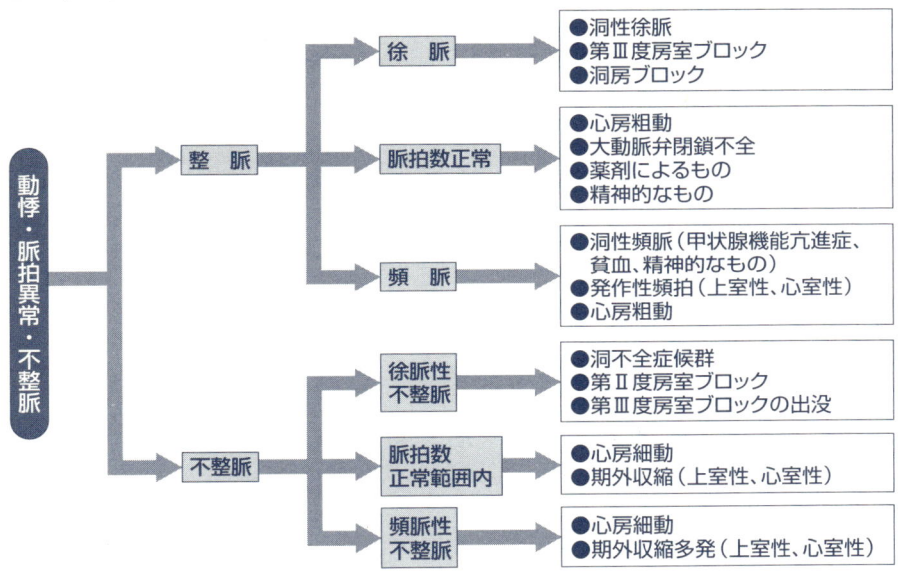

息切れ、浮腫があるとき

心不全の可能性も

息切れ（呼吸困難）とは、少し体を動かしただけで呼吸が速くなり、息苦しくなる症状をいいます。

これは、全身の相対的な酸素不足によって生じます。

呼吸困難の原因として、さまざまな呼吸器疾患、貧血、加齢による心肺機能の低下などがありますが、急激に悪化する場合、左心不全の可能性を考える必要があります（詳しくは116ページ）。

左心不全では、左心房への流入が障害され、肺循環のうっ滞が生じます。肺胞に組織液や血液が浸み出し、酸素の取り込みが障害されることにより呼吸困難が生じます。

左心不全の初期には、夜間就寝後に呼吸が苦しくて目が覚めることがあります。

横になることで末梢からの静脈還流量が増加し、肺うっ血が生じることが原因で、上半身を起こすことにより症状は軽減します（起座呼吸）。また、呼吸困難に伴い、ピンク色もしくは血性の痰を伴う咳がみられます。

右心不全では、静脈系から右心系への還流が障害されることにより、静脈圧の上昇と、手足を中心とした浮腫（むくみ）がみられます（詳しくは116ページ）。

浮腫は一般に、心臓や腎臓の機能が低下して、体の組織間に異常に多くの水分が貯まった状態をいいます。

起床直後には目立たない足の浮腫が、夕方になると増強し、靴を履けなくなることもあります。

下肢の浮腫は、静脈の機能不全、腎疾患、肝疾患など心疾患以外でみられることも多く、特に中年以降の女性では、明らかな疾患がなくともしばしばみられます。

心不全による浮腫には、下肢を中心に全身にみられること、出現に先立って体重増加がみられること、呼吸困難など他の心不全症状を伴うことなどの特徴があります。

消化管や肝臓など腹部の臓器にうっ血が生じると、食欲低下、腹部膨満感、肝機能低下などをきたします。

消化管のうっ血は、蠕動運動の低下による食欲低下、便秘、嘔気などの消化器症状をきたすばかりでなく、利尿薬や強心薬などの経口薬の吸収効率を悪化させ、薬剤の効果が低下することで心不全がさらに悪化することがあります。

ひとくちメモ **〈心不全と体重増加〉**心不全では、体内に水分が貯留し、体重増加がみられます。短期間の体重増加（数日以内に3kg以上）は、水分貯留を強く疑わせる所見です。

■心不全の症状

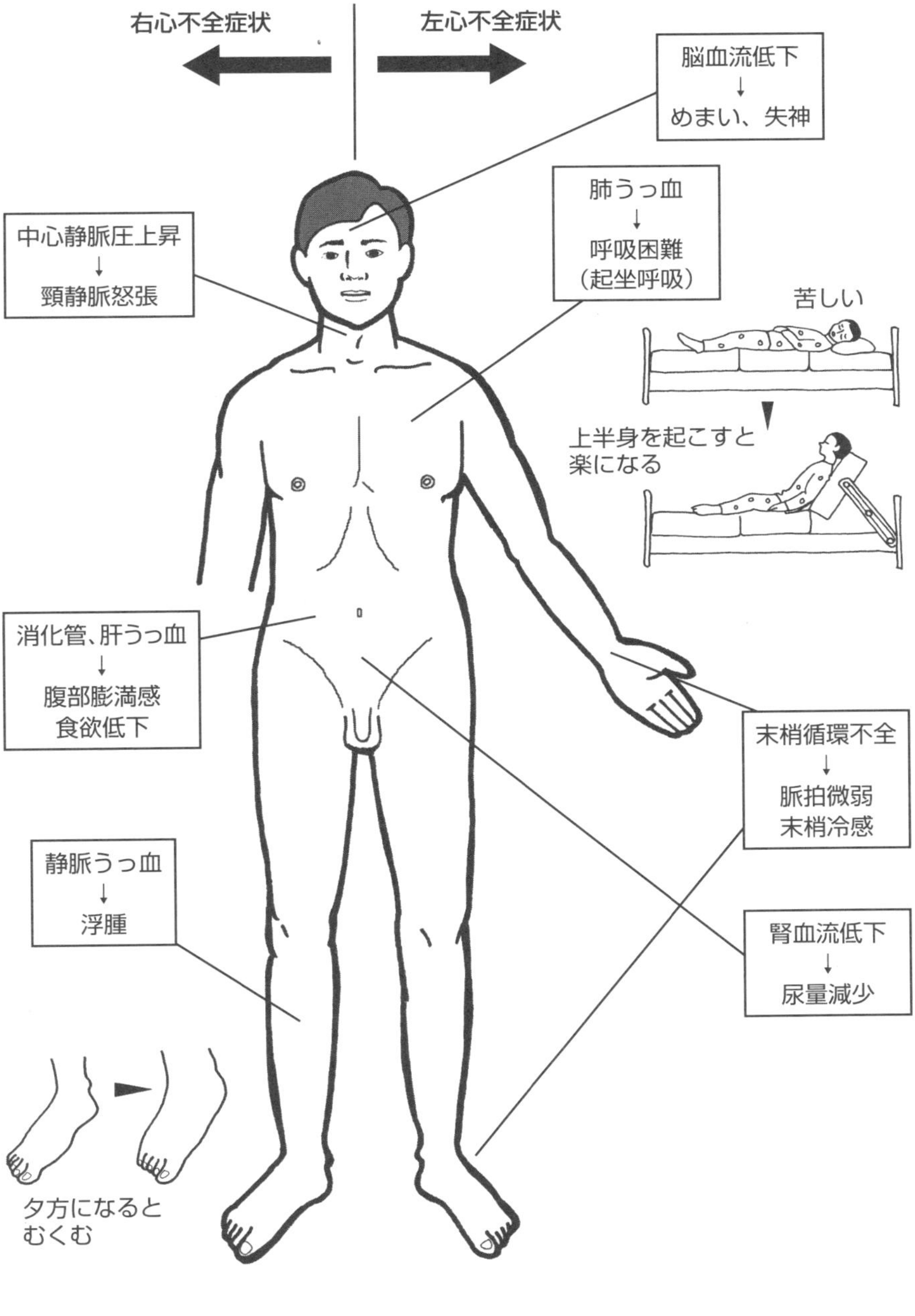

心電図検査で何がわかるか

さまざまな心疾患の診断に役立つ

循環器疾患が疑われた場合、最初に行なわれる検査として心電図検査があります。

心電図では心臓の拍動に伴って発生する電気活動が記録されます。心臓の電気活動の異常から生じる不整脈はいうまでもなく、虚血性心疾患、心筋疾患、心臓弁膜症、さらには電解質代謝異常、内分泌疾患など全身性疾患の診断に役立つこともあります。

しかし、心電図に異常がなくとも心臓の疾患を否定することはできず、また心電図所見から病名の診断を下すことも、いくつかの例外を除いて不可能です。

通常の心電図検査では、左右の手足にハサミ式電極と、胸部には六個のスポイト式電極をつけて記録を行ないます。これは、心臓から発生する電気信号を、縦断面と横断面のそれぞれ六方向、あわせて一二方向から観察するためのものです。

このため通常行なわれる心電図検査は一二誘導心電図検査とも呼ばれます。

それぞれの心疾患には特徴的な心電図所見が知られ、心電図異常が診断のきっかけになることもあります。

一方、胸郭内における心臓の位置や方向、体格、体位、精神的興奮、ホルモン、電解質異常、薬剤などさまざまな因子によって心電図の変化が生じることもあります。

心電図異常がみられた場合には、自覚症状、身体所見、他の検査所見、さらに疾患の可能性などから総合的に判断を下す必要があります。

狭心症や不整脈では、非発作時の心電図はまったく正常であることも多く、これらが疑われた場合、運動負荷心電図やホルター心電図を行ない発作時の心電図変化をとらえる必要があります。

運動負荷心電図検査は、運動によって誘発される狭心症の発作を心電図変化からとらえるもので、運動負荷の方法としては、階段昇降（マスター法）、電動式ベルトコンベア（トレッドミル法）、固定式自転車（エルゴメータ法）などが用いられています。

ホルター心電図検査では、電極に接続されたテープレコーダーに二四時間の心電図波形が記録されます。

日常生活における不整脈や狭心症などの発作を記録することが可能で、心疾患の診断のみならず、重症度評価や発作予防などに関しても有益な情報が得られます。

ひとくちメモ　**〈生体活動と電流〉** さまざまな生体活動には、電流の発生をともないます。心臓だけでなく脳や神経も微小な電流を発生し、その様子は心電図や脳波検査などで観察することができます。

■12誘導心電図検査とは?

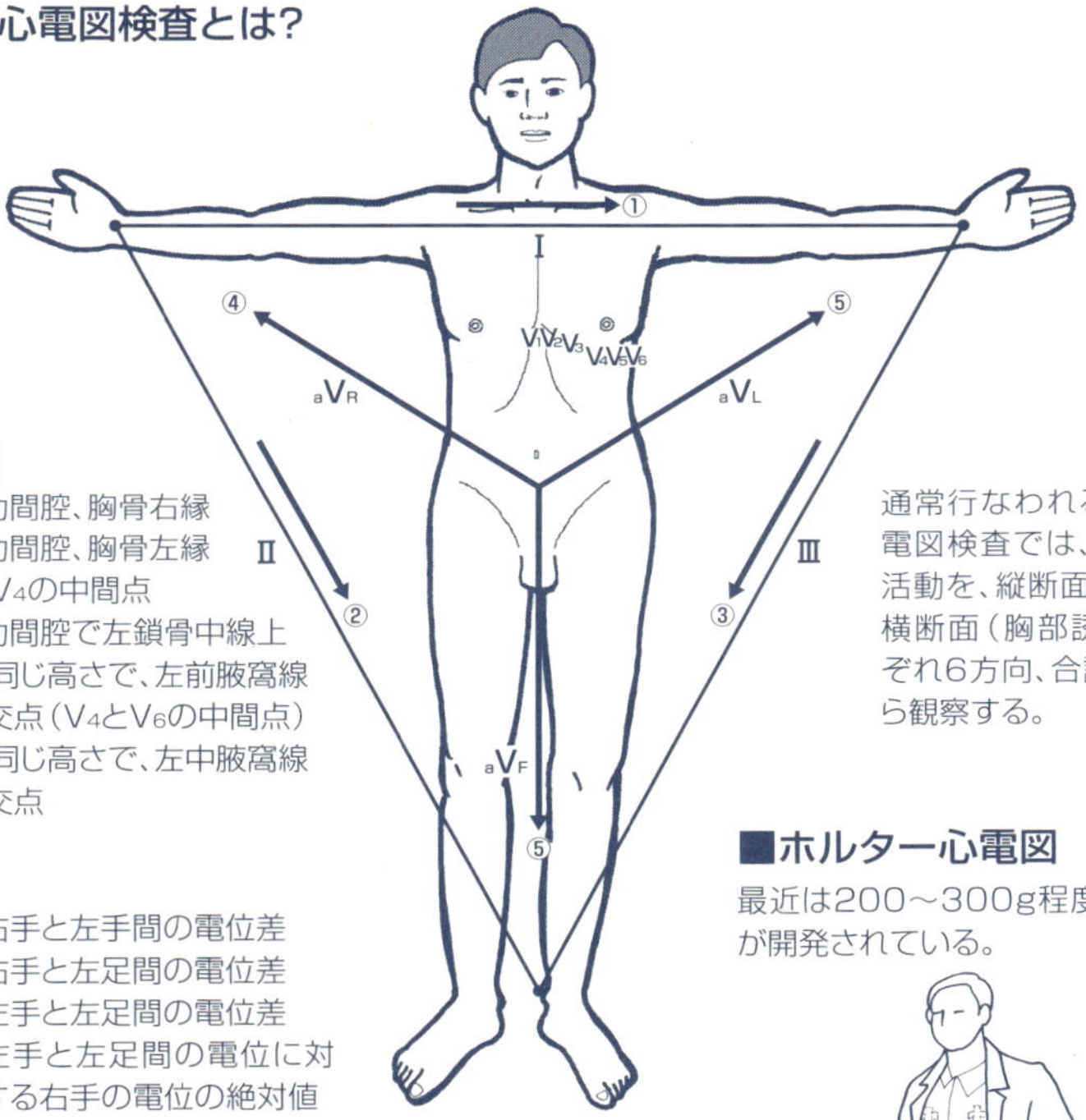

【胸部誘導】

V_1誘導:第4肋間腔、胸骨右縁
V_2誘導:第4肋間腔、胸骨左縁
V_3誘導:V_2とV_4の中間点
V_4誘導:第5肋間腔で左鎖骨中線上
V_5誘導:V_4と同じ高さで、左前腋窩線との交点(V_4とV_6の中間点)
V_6誘導:V_4と同じ高さで、左中腋窩線との交点

【肢誘導】

①第Ⅰ誘導:右手と左手間の電位差
②第Ⅱ誘導:右手と左足間の電位差
③第Ⅲ誘導:左手と左足間の電位差
④$_aV_R$誘導:左手と左足間の電位に対する右手の電位の絶対値
⑤$_aV_L$誘導:右手と左足間の電位に対する左手の電位の絶対値
⑥$_aV_F$誘導:右手と左手間の電位に対する左足の電位の絶対値

通常行なわれる12誘導心電図検査では、心臓の電気活動を、縦断面(肢誘導)と横断面(胸部誘導)のそれぞれ6方向、合計12方向から観察する。

■ホルター心電図

最近は200〜300g程度の軽いものが開発されている。

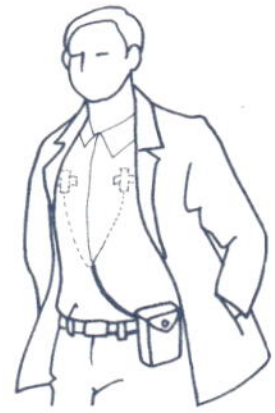

発作時の心電図を記録するための携帯用心電計

■負荷心電図検査

負荷する運動量は、年齢、体重、性別で決められている。

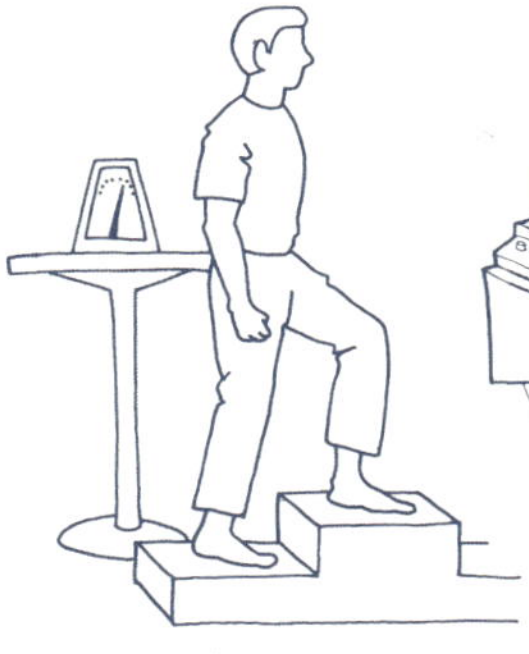

マスター法

メトロノームにあわせて、踏み台での上り、下りを繰り返す。

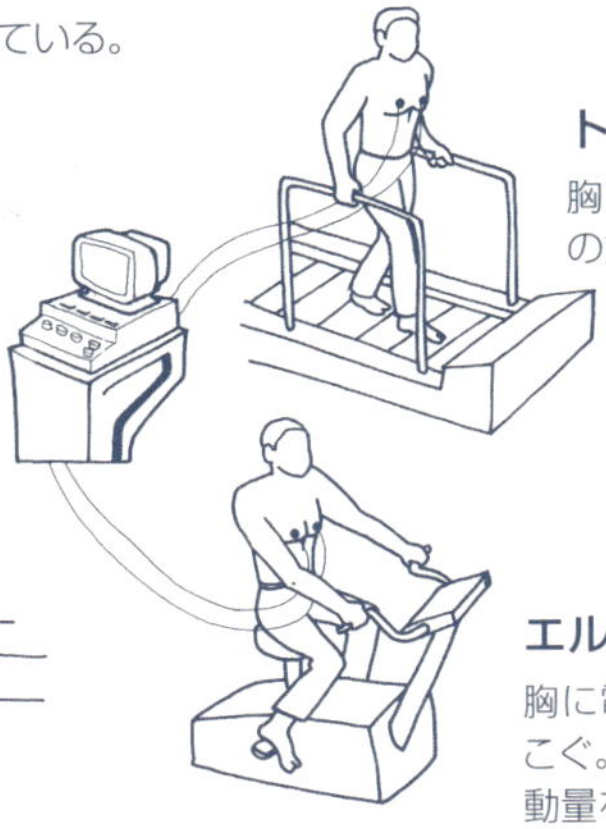

トレッドミル法

胸に電極をつけ、ベルトの動きにあわせて歩く。

エルゴメータ法

胸に電極をつけ、ペダルをこぐ。ブレーキの強さで運動量を変える。

レントゲン撮影で何がわかるか

心臓、大血管の形、大きさなどがわかる

当たり前のことですが、心臓や血管は体の内部にあって、外側からは見えません。それを何とか見るために、レントゲン撮影が行なわれます。

胸部のレントゲン撮影は、心電図検査とともに、循環器疾患の診断において欠かすことのできない検査です。

レントゲン撮影では、物を透過する性質をもつX線（放射線）を体に照射し、その透過像を特殊なフィルムに撮影します。

レントゲン写真の濃淡は、それぞれの組織におけるX線透過度の差によるものです。X線の透過度は空気などのガスでは高く、水、脂肪、金属の順に低くなることが知られています。

このため、通常の胸部レントゲン写真では、空気を多く含む肺は黒く、X線が透過しない骨や石灰化は白く、心臓や血管はその中間の濃度で写ります。

X線の透過度は心筋、血管、血液でほぼ同一のため、レントゲン写真では一塊の構造物としてみえます。

検査はレントゲン撮影室で行なわれます。最も一般的な胸部正面像では、フィルムの入った箱を抱えるように立ち、背後からX線の照射を受けます。場合によっては、側面や斜めからの照射や、横向きで撮影されます。

検査に際しては、原則として上半身裸になりますが、金属やボタンのない薄手の肌着をつけたままで行なわれることもあります。撮影時は、息を深く吸って止め、終わりの合図があるまで動かないようにします。

胸部レントゲン撮影で被曝する放射線量はごくわずかで、放射線による影響を心配する必要はほとんどありません。ちなみに、一回のレントゲン撮影で被曝する放射線量は約〇・一ミリシーベルト程度で、身体に悪影響をおよぼす線量の一万分の一にすぎません。

しかし、微量の放射線であっても、胎児には何らかの影響を与える可能性があり、妊娠中、あるいはその可能性がある場合には、よほどの理由がないかぎり避けるべきです。

この検査では、心臓や大血管の位置、形、大きさなどを知ることができます。心臓をはさむように位置する左右の肺の様子を観察することで、ある種の心疾患や心不全の有無を知ることができます。ただし、通常のレントゲン写真では、心臓の内部の構造まではわかりません。

ひとくちメモ

〈レントゲン撮影ではなぜ息を止める？〉 息を吐きながらレントゲンをとると、肺の下部が横隔膜と重なり、心臓は横を向くためやや大きく見えます。肺野をくまなく観察したり、正確な心臓の大きさを知るためにも十分な吸気で撮影することが大切です。

■レントゲン撮影検査

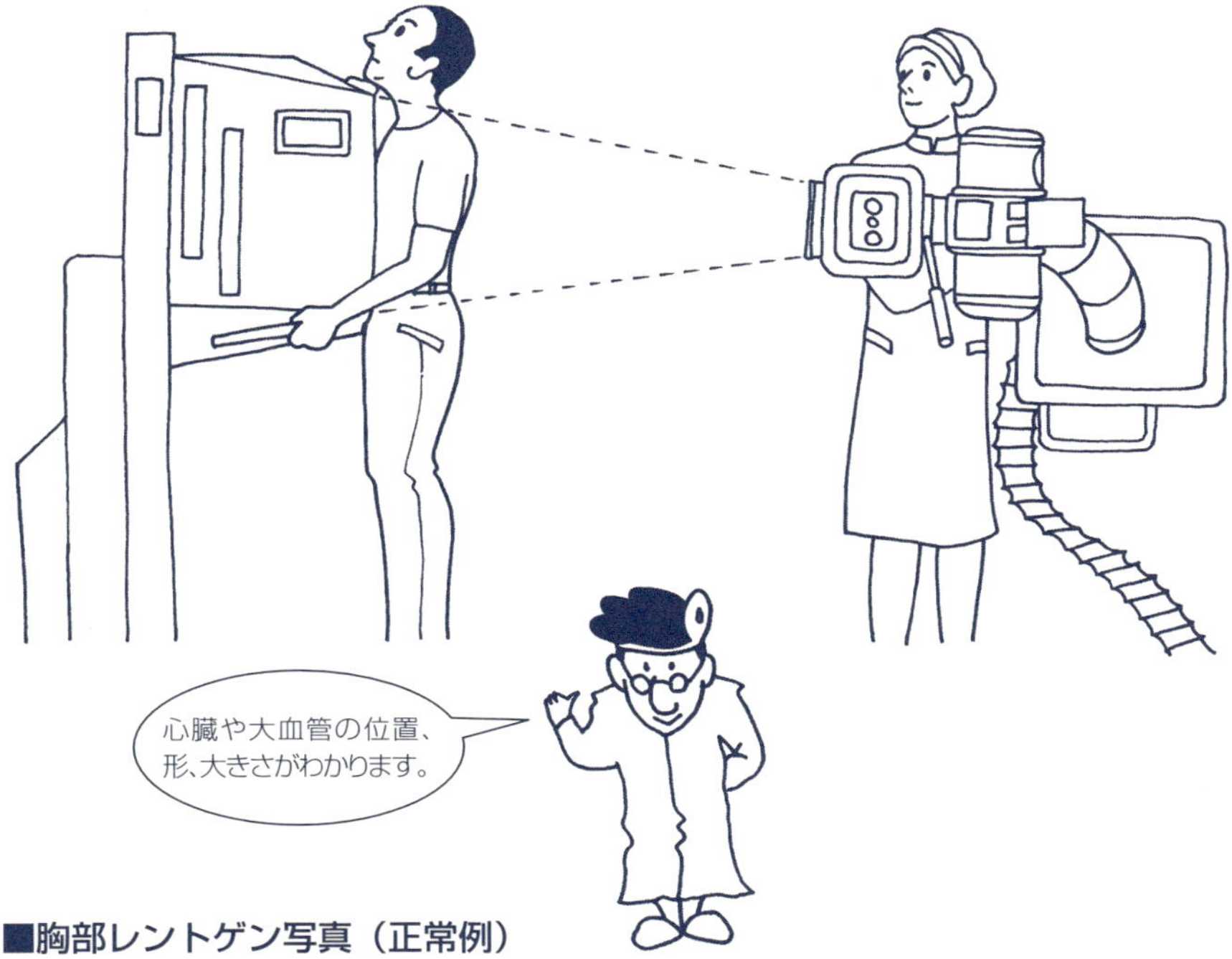
あごを台にのせ、胸部を密着させ、息を深く吸って止める。
背面のほか、側面からX線を照射し、肺の病巣を立体的に観察することもある。

■胸部レントゲン写真（正常例）

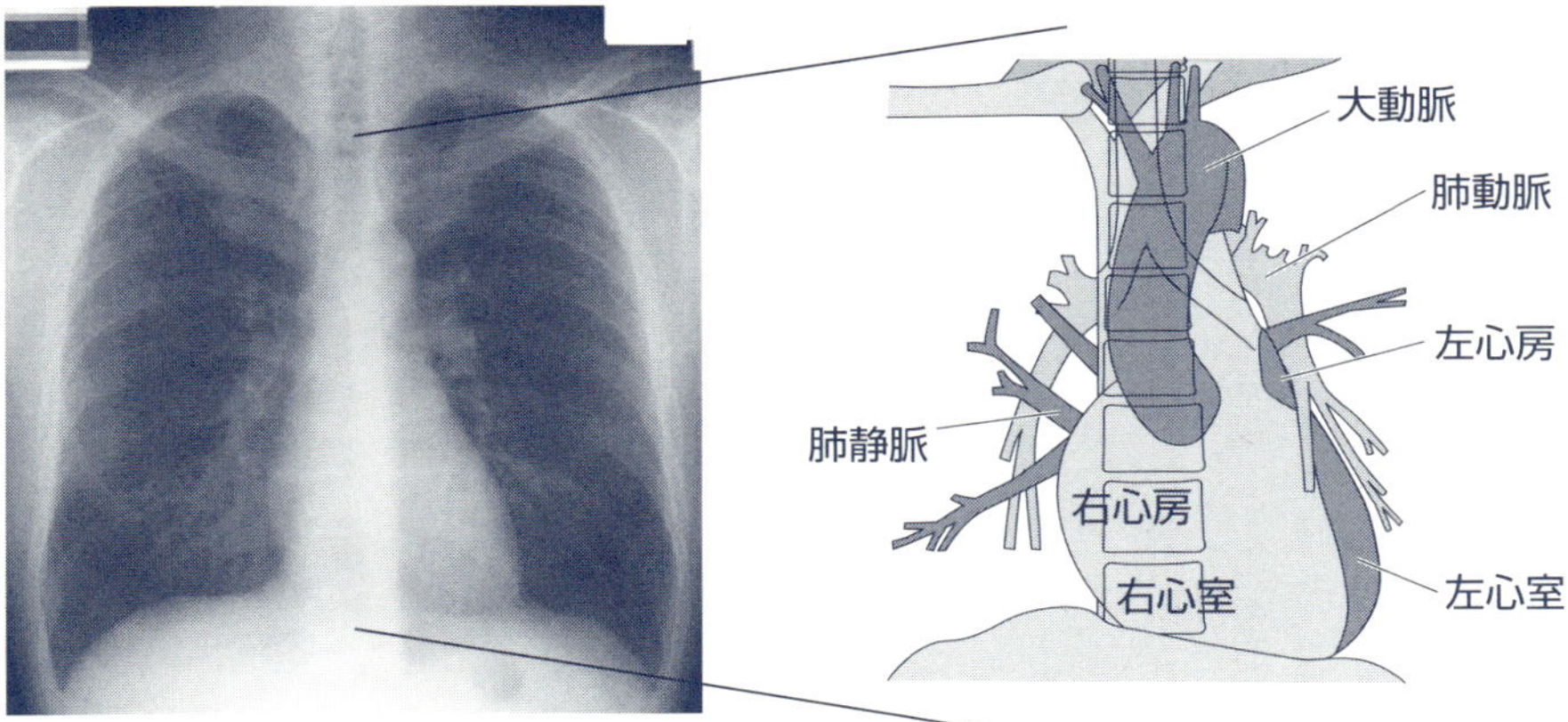

心臓や大血管の位置、形、大きさなどに異常がないかを見る。

心臓超音波検査で何がわかるか

心臓内部の大きさや動きなどがわかる

超音波検査は、非常に高い周波数をもつ超音波を使った画像診断法で、心臓をはじめ、血管、腹部臓器、生殖器などの診断に広く用いられています。

検査に伴う危険や苦痛はほとんどなく、検査を行なうための設備も他の画像診断装置より簡単です。

超音波装置は、超音波を体内に向けて出し、跳ね返ってくる反射波（エコー）をとらえます。音のもつ性質を巧みに応用し、さまざまな画像や情報をリアルタイムで得ることができます。

ダイナミックに活動する心臓や血管の観察に適し、いまや、循環器疾患の診断や治療に欠かせない検査となっています。

超音波の反射率は、心筋、心臓弁、大血管などの構造物で高く、反対に、心臓の中を流れる血液で低い性質があります。また、構造物までの距離は、反射に要する時間でわかります。

このように、超音波の発射と反射波の感知を繰り返し、構造物による反射波の強さと位置を計算することによって、二次元の断層像が得られるのです。

心臓の超音波断層法では、各部（心房、心室、弁など）の大きさ、形、位置などが動く画像として観察できます。

さらに、超音波ドップラー法を用いると、心臓や血管内を流れる血流の方向や速度がわかります。

この方法は、反射波のドップラー効果（移動する音源では聞こえる音の周波数が増減する性質）を応用したもので、異常血流の検出や心臓弁の機能評価などに用いられます。

特にカラードップラー法と呼ばれる方法では、断層法による白黒画像に血流がカラー画像で表示され、弁膜症や先天性心疾患による異常血流が一目でわかります。

実際の検査では、超音波を発生・送信する探触子と呼ばれる装置を体表にあて、ディスプレイ画面で心臓や大血管の様子を観察します。

その際、探触子の接触部位には空気のすきまができないようにゼリーを塗布します。

心臓をいろいろな方向から観察して検査をすすめ、心房や心室の大きさ（心筋症）、心室の壁の厚さ（心肥大、主に左室肥大）、心室の動き（心筋梗塞）、弁の変化などを断層法を用いて観察します。

心臓弁の狭窄や閉鎖不全（弁膜症）などは、超音波ドップラー法によって調べることができます。

ひとくちメモ
〈ドップラー効果〉音声には音源が近づいてくる場合には高く、遠ざかる場合には低く聞こえる性質があります。救急車のピーポー音でも知られるこのドップラー効果を応用したのが超音波ドップラー法です。

■心臓超音波検査

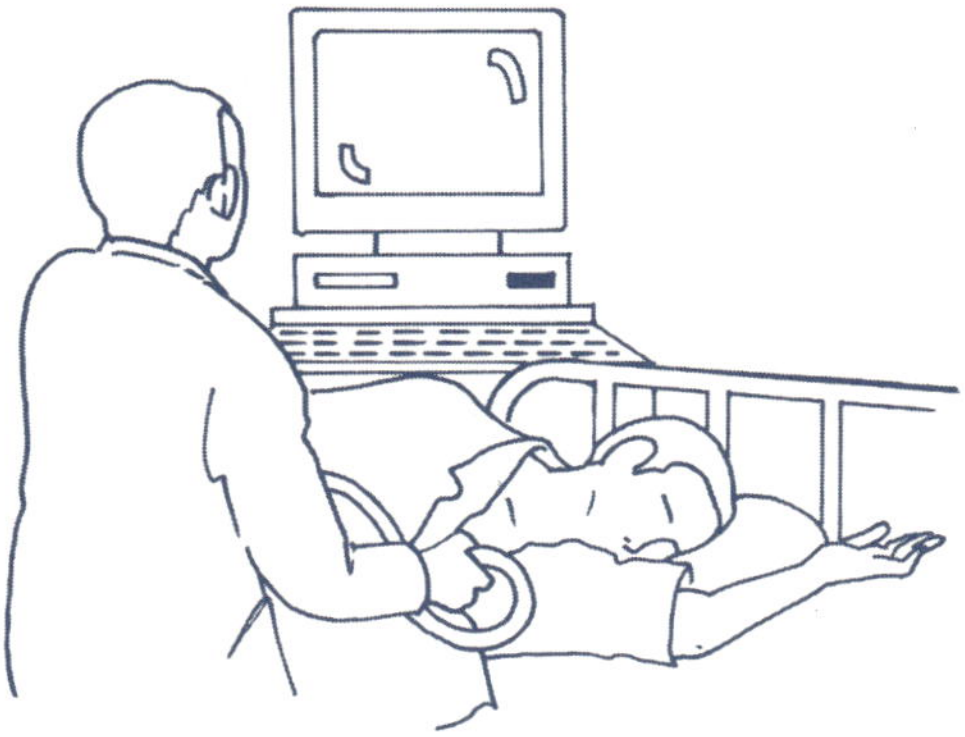

電極をつけ検査ベッドに横になる。胸の一部に検査用のゼリーを塗り、小さい探触子を胸にあて、心臓の各部位を検査する。

■心臓超音波画像（正常例）

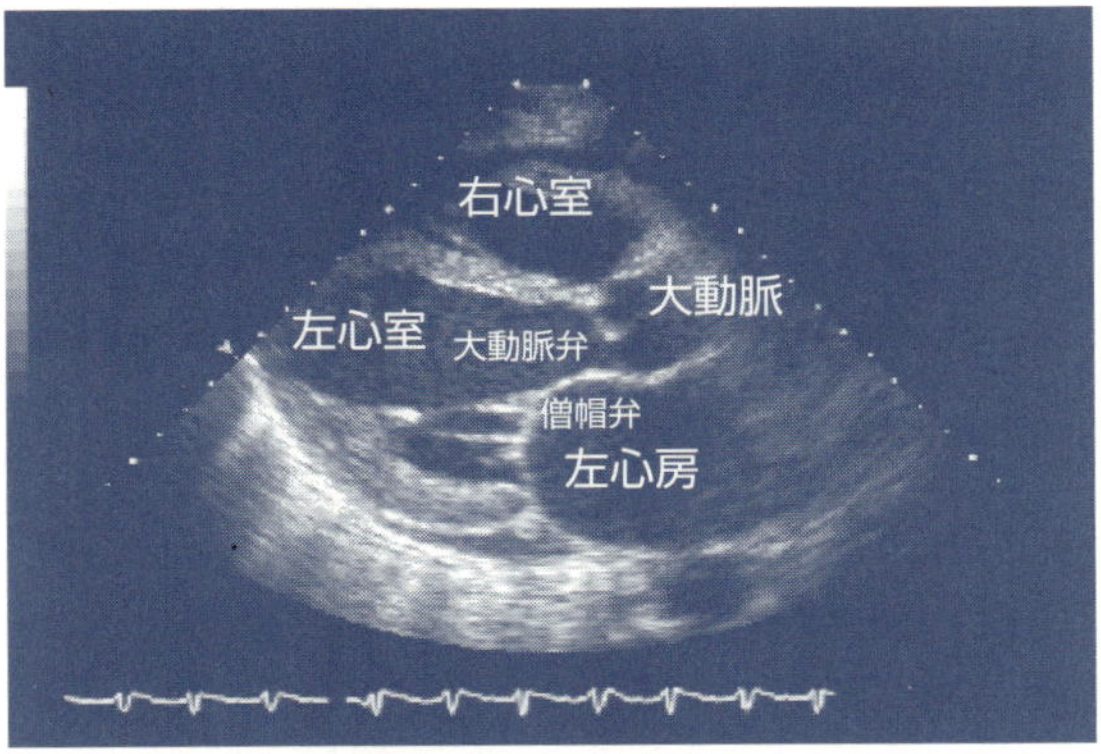

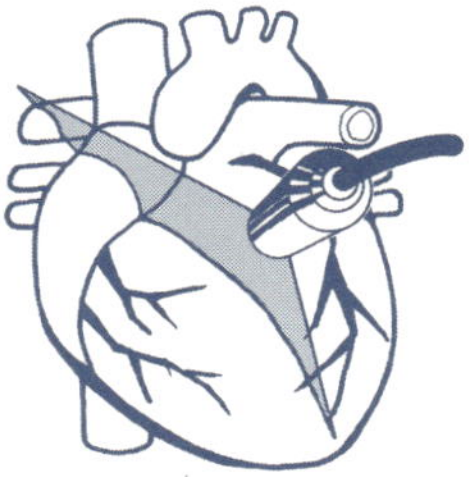

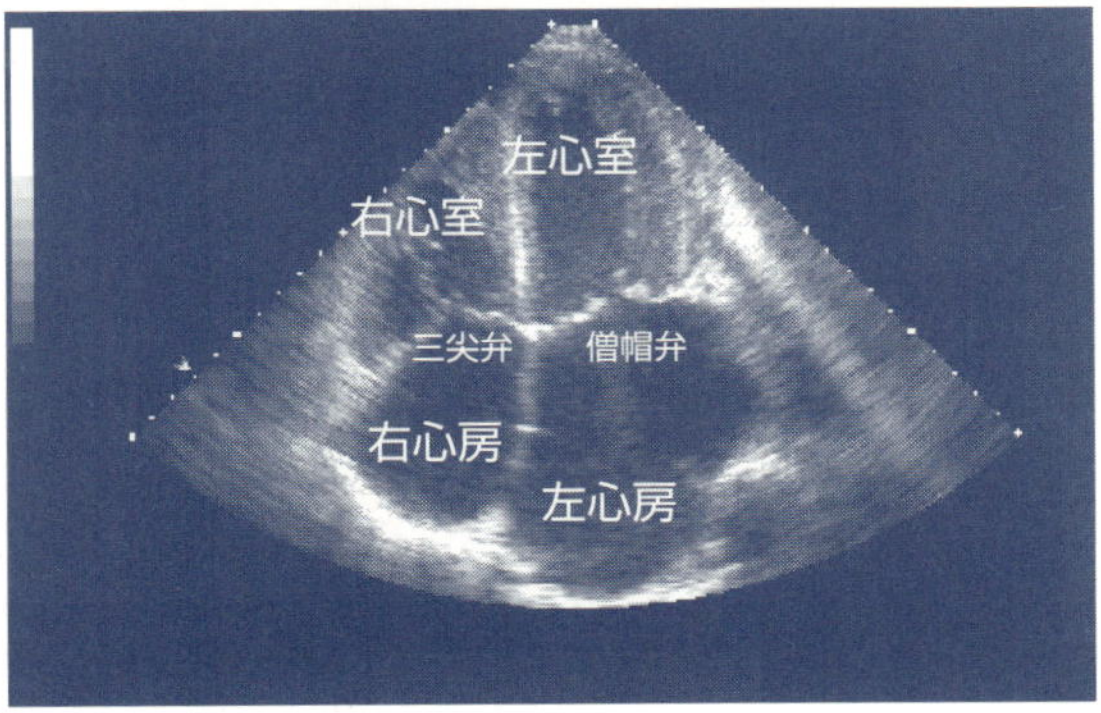

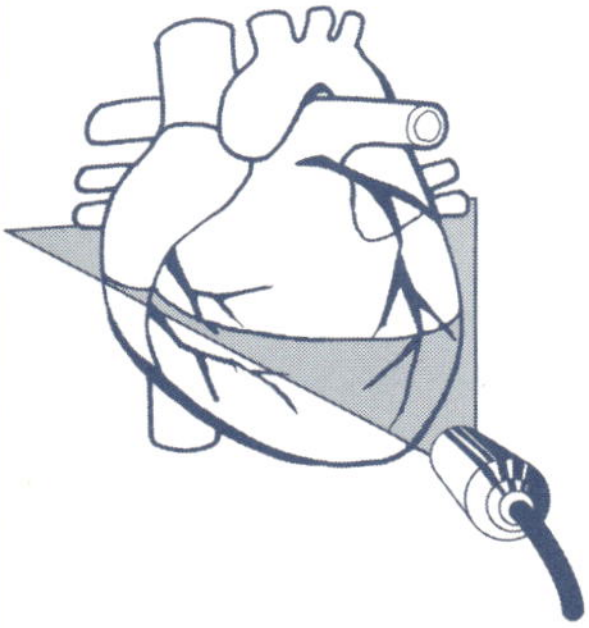

レントゲンではわからない心臓の内部の動きもリアルタイムで見ることができる。

心臓核医学検査で何がわかるか

狭心症や心筋梗塞の検査として行なわれる

核医学検査では、ごく微量の放射線を放出しながら崩壊する放射性同位元素（ラジオアイソトープ）で目印をつけた特殊な薬剤（放射性医薬品）が用いられます。

薬剤の種類によって、取り込まれる臓器や部位が異なり、その性質によって、心臓をはじめとしたさまざまな臓器の状態や機能が評価できます。

静脈注射などで投与された放射性同位元素から放出される微量の放射線は、ガンマカメラと呼ばれる特殊な装置によって画像化されます。

また、ガンマカメラの多くでは、体のまわりを一八〇度回転しながら放射線を検出し、その情報を断層像として表示する機能（SPECT）を備えており、特に心臓や脳などの検査で多く用いられています。

放射性医薬品から発生する放射線は、主にガンマ線と呼ばれるもので、数時間以内、長くても、数日中に消失します。それによる被曝量は極めて少なく、一般のX線検査と同等、または、それ以下の被曝量です。

心臓の核医学検査には、心筋の状態を観察する「心筋シンチ検査」と、心臓の機能を評価する「心プール検査」があります。

心筋シンチ検査では、用いられる薬剤によって心筋の血流、エネルギー代謝（脂肪酸代謝）、交感神経活動、壊死（梗塞）心筋などの分布を調べることができます。心プール検査では、心筋局所の動きや心臓全体の機能がわかります。

タリウム201を用いた心筋血流SPECTは、最も一般的な検査で、狭心症や心筋梗塞など虚血性心疾患の検査として広く行なわれています。

タリウム201を静脈から注射すると、血流に乗って心筋に集積します。心筋局所の血流が、一時的にあるいは恒久的に低下することで生じる虚血性心疾患では、薬剤が集積しない病変部位を欠損像としてとらえることができます。

多くの場合、発作の誘発を目的として、運動や薬物による負荷が併用されます。負荷によって発作を誘発した直後と、数時間後の画像を比較することによって狭心症と心筋梗塞との鑑別が行なわれます。この検査の長所として、診断感度が高いこと、検査自体の危険がないことなどがあげられます。

最近では、さまざまな放射線医薬品が応用され、心筋の機能がさまざまな観点から評価できるようになっています。

ひとくちメモ 〈放射線医薬品は生もの〉核医学検査で用いられる放射線医薬品の有効期限は、数時間から数日とされています。通常、必要な量を前日までに注文するため、検査当日のキャンセルは禁物です。

■心臓核医学検査の種類

放射性医薬品	目　的	対象となる心疾患
タリウム201 テクネシウム99m-MIBI テクネシウム99m-テトロフォスミン	心筋血流イメージング	虚血性心疾患 （狭心症、心筋梗塞） 心筋症
ヨード123-BMIPP	心筋脂肪酸代謝イメージング （心筋エネルギー代謝）	虚血性心疾患 心筋症
ヨード123-MIBG	心臓交感神経イメージング	虚血性心疾患 心筋症、心不全
テクネシウム99m-ピロリン酸 ヨード123-抗ミオシン抗体	心筋壊死イメージング	急性心筋梗塞 心筋炎、心筋症
テクネシウム99m-ヒト血清アルブミン	心血管造影、心機能解析	全ての心疾患

■心筋血流SPECTによる診断

放射性同位元素を静脈に注射し、一定時間後、検出器で集積の様子を測定し、画像処理する。

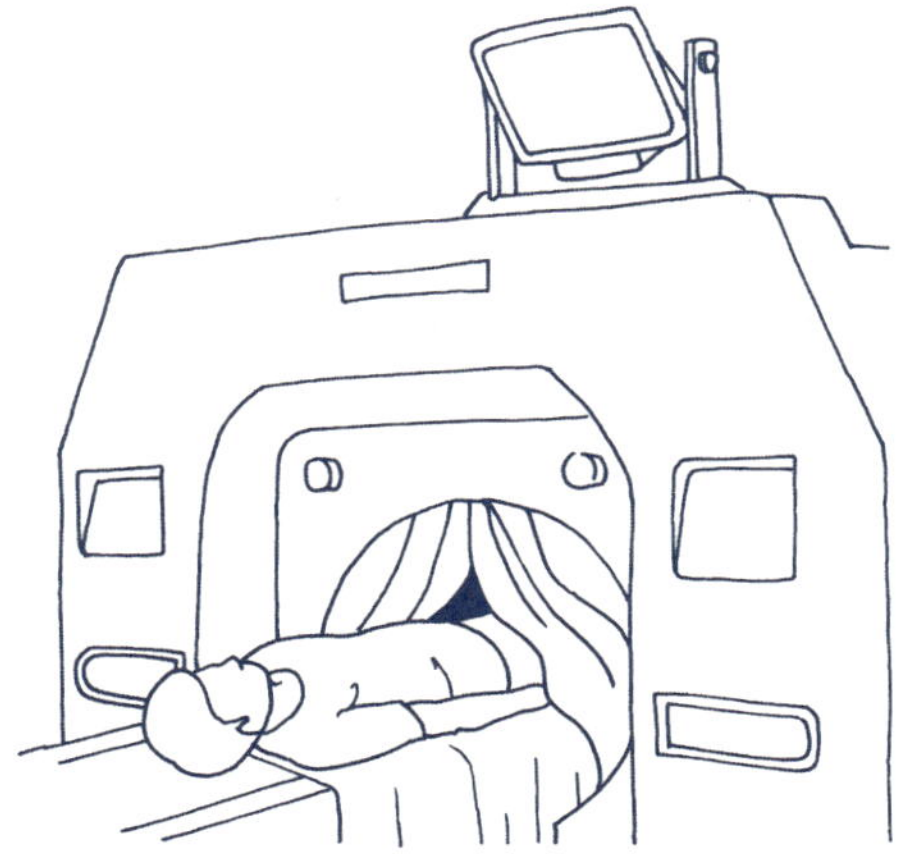

心筋血流SPECTでは、血流低下部位が欠損像（矢印）として画像化される。発作時のみに血流が低下する狭心症では一過性（運動後）の欠損として、血流が途絶えることによって生じる心筋梗塞では固定した欠損像として描出される。

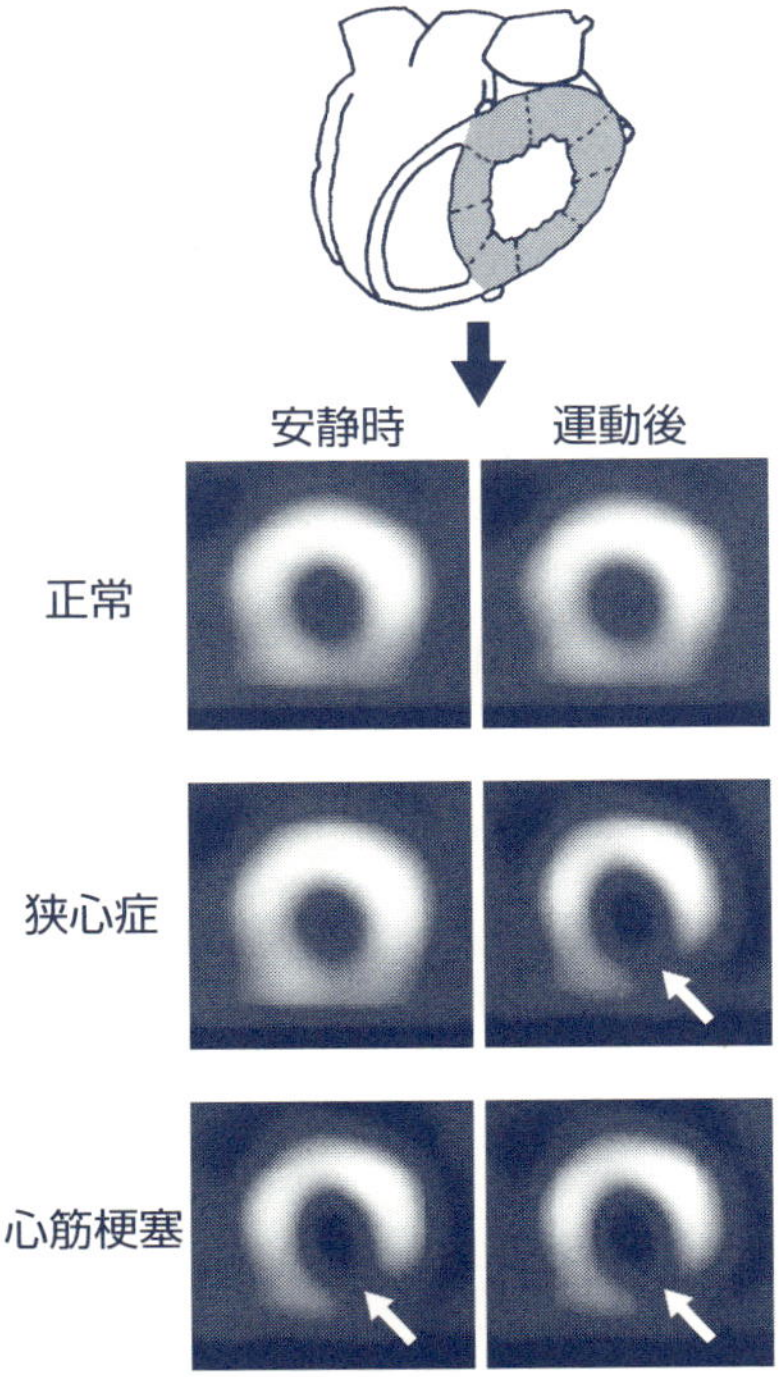

心室短軸像

心臓カテーテル検査で何がわかるか

冠状動脈の病変などがわかる

心臓カテーテル検査では、細く柔らかい素材でできたカテーテルと呼ばれるチューブを手足の動静脈から心臓に進め、心臓内外の血圧、酸素濃度などの測定を行なったり、造影剤と呼ばれる特殊な薬剤を注入して冠状動脈、心室、大血管のレントゲン映画を撮影します。

虚血性心疾患、心臓の奇形をともなう先天性心疾患、心臓弁膜症、心筋症など、さまざまな心疾患の確定診断や治療方針の決定に際して行なわれます。

心臓カテーテル検査は、ほとんどの場合、短期間の検査入院として行なわれます。

前日までに入院し、血液検査、心電図検査、レントゲン検査などで、支障なく検査が行なえることを確認します。検査当日は、検査着に着替え、朝から飲食を控えます。検査直前には、鎮静剤が投与され、場合によっては点滴注射を行ないます。

検査室では、まず手足のカテーテル挿入部位の消毒が行なわれ、清潔なシートが掛けられます。局所麻酔の後、注射針を血管に刺し、シースと呼ばれるプラスチックの筒を血管への入口に留置します。このシースからカテーテルが挿入され、検査が行なわれます。

少量の造影剤を注入した後、心臓内外の血圧を測定、さらに左右の冠状動脈、左心室を造影します。検査開始直後の造影剤注入は、アレルギー反応の有無を確認するため行なわれます。検査中に吐き気、皮膚のかゆみ、呼吸困難などが生じた場合、すぐに術者に伝える必要があります。

造影の際には、指示に従い呼吸を止めます。造影剤の注入にともない、全身の熱感や手足の痛みを感じることがありますが、すぐに消えるため心配ありません。

検査が終了すると、カテーテルを抜去し、その部位を術者の手先や用具で数十分間圧迫します。止血されたことを確認し、傷口をガーゼと包帯で数時間圧迫します。

病室に戻ったあとは、しばらくの間ベッドの上で安静を保ちます。浸透圧の高い造影剤を早めに尿として排泄することが必要で、利尿をうながすため十分な水分摂取を行ないます。

また、造影剤のアレルギーは数時間後に出現する場合もあります。特に問題がなければ、検査翌日には退院できます。

ひとくちメモ

〈造影剤アレルギー〉 心臓カテーテル検査などで用いる造影剤でアレルギー反応を起こすことがあります。じんま疹や吐き気などが一般的な症状ですが、ごくまれに、ぜんそく発作やショックが生じます。

■心臓カテーテル検査

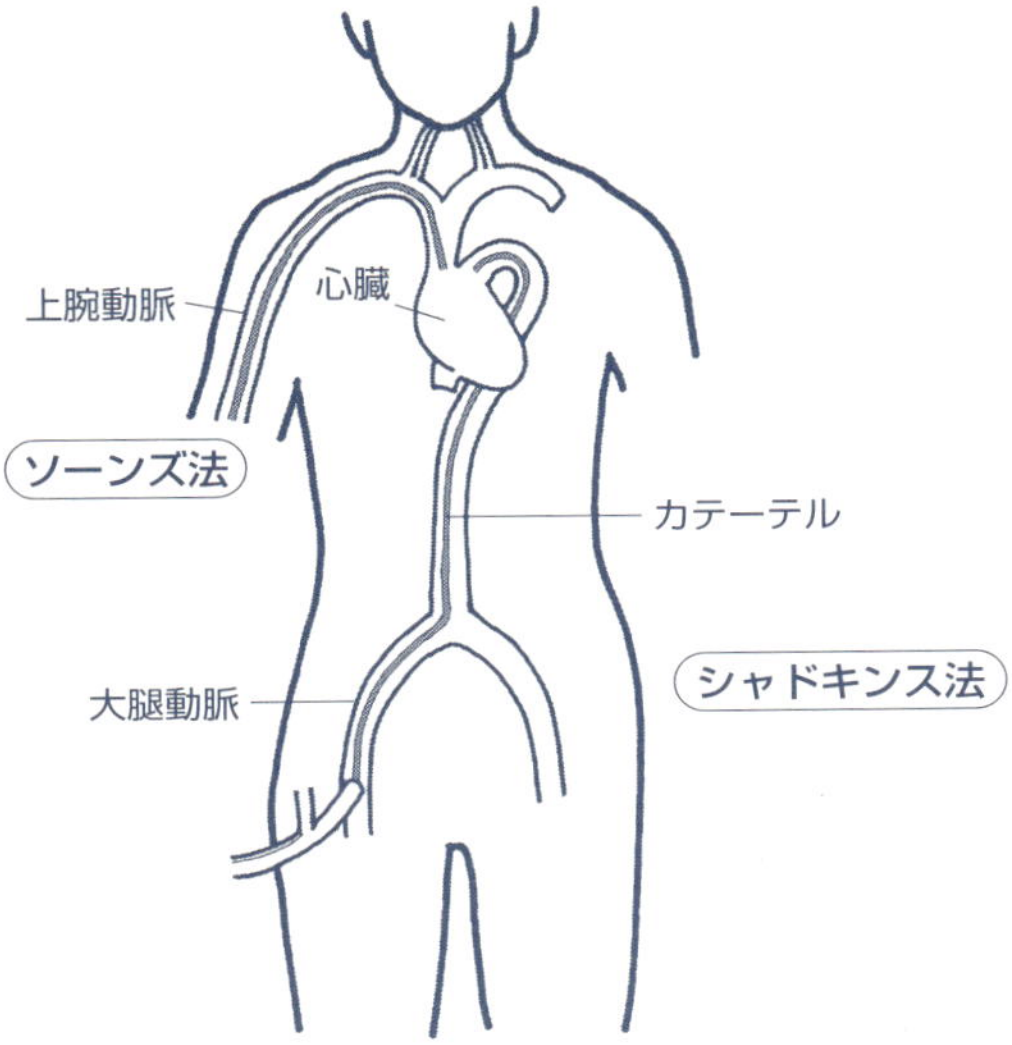

手足の血管から、カテーテルと呼ばれる細い管を進め、心臓内外の血圧測定、造影検査を行なう。

■冠状動脈、左室造影（虚血性心疾患例）

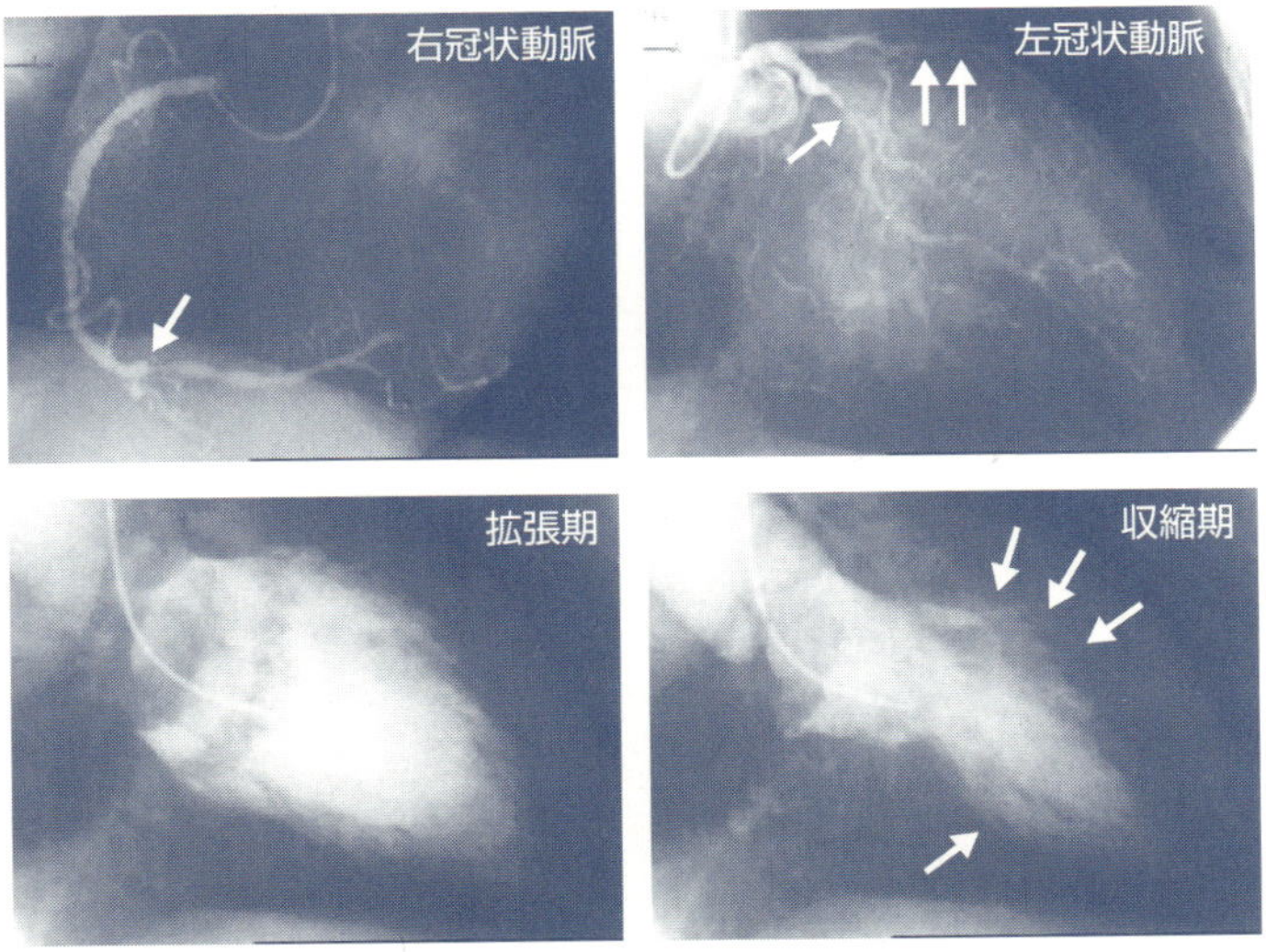

冠状動脈に狭病変（↑）、閉塞病変（↑↑）を認め、左心室の一部には壁運動の低下がみられる。

CT、MRIで何がわかるか

大血管や心筋の疾患などに適応される

CT、MRIは、いずれもコンピューター処理によって合成された断層画像によって体内や臓器の様子を観察する検査です。

X線を用いるCT、強力な磁気による原子核の共鳴現象を応用したMRIと、検査の原理はまったく異なりますが、ほぼ同様の画像を得ることができます。

これらの方法で得られた断層画像は、一見すると一瞬をとらえた静止画像のようにみえますが、実際は一定時間に得られた情報を一枚の画像として合成したものので、つまり、一枚の画像のなかでもその時相が異なります。このため、心臓のように動き続ける臓器の診断には適さず、循環器領域においては、その用途が限られていました。

しかし、技術の進歩にともなう撮像の高速化、解像度の上昇、心電図同期法（同じ心周期に収集された複数の情報を一枚の画像として表示する方法）などによって、CTやMRIによる心疾患の診断も現実的なものとなりつつあり、大きな期待を集めています。

循環器領域におけるCTやMRIの適応として、大動脈瘤など大血管疾患、複雑心奇形などの先天性心疾患、肥大型心筋症や拡張型心筋症などの心筋疾患があげられます。

大動脈瘤においては、解離性と真性の区別、病変の広がり、重要臓器への分枝の巻き込みなどを確認することができ、特に手術を行なう際には必須ともいえる検査です。

複雑な奇形をともなう先天性心疾患では、それぞれの心腔、大血管との位置関係を確認することができます。特に、任意の方向で断層像が得られるMRIでは、適切な断面を得ることにより、その病態が容易に理解できます。

心筋疾患においては、心室筋の肥大や変性の広がり、その性状を観察することが可能です。

最近では、冠状動脈の動脈硬化病変にみられる石灰化や、壁性状をとらえることができるため、内腔の陰影にすぎない血管造影の欠点を補う検査法として注目されています。

現時点におけるCTやMRIの解像度は、冠状動脈の起始部病変を確認できるにすぎませんが、近い将来、体に負担がかかる冠状動脈造影に代わりうる検査法として期待されています。

ひとくちメモ　〈ＭＲＩ検査とキャッシュカード〉ＭＲＩ検査では、強力な磁石を用いて検査を行ないます。磁気を用いたキャッシュカードやフロッピーディスクは確実に壊れますのでご用心。

■左心室肥大例におけるMRI画像

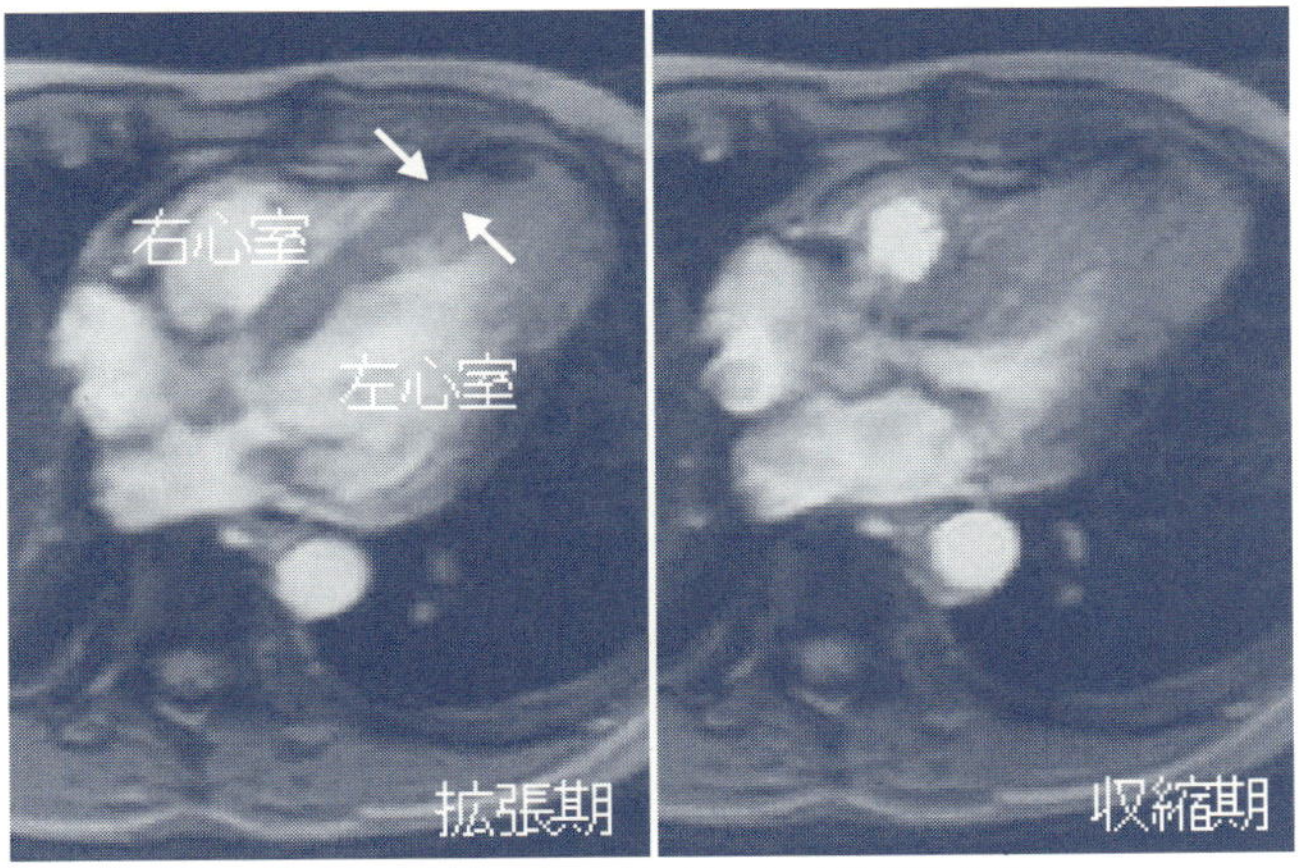

左心室壁の肥厚（↓）と、狭くなった内腔がみられる。

■MRIによる冠状動脈の描出

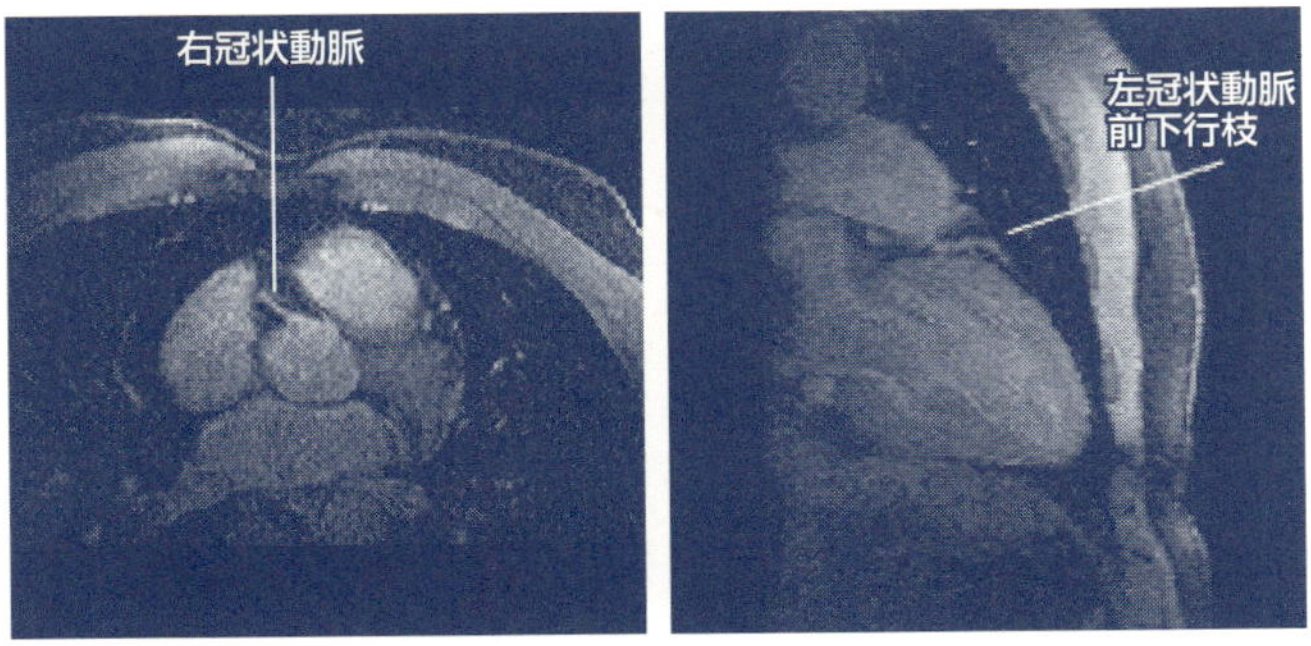

横断像では右冠状動脈、縦断像では左冠状動脈前下行枝がみられます。

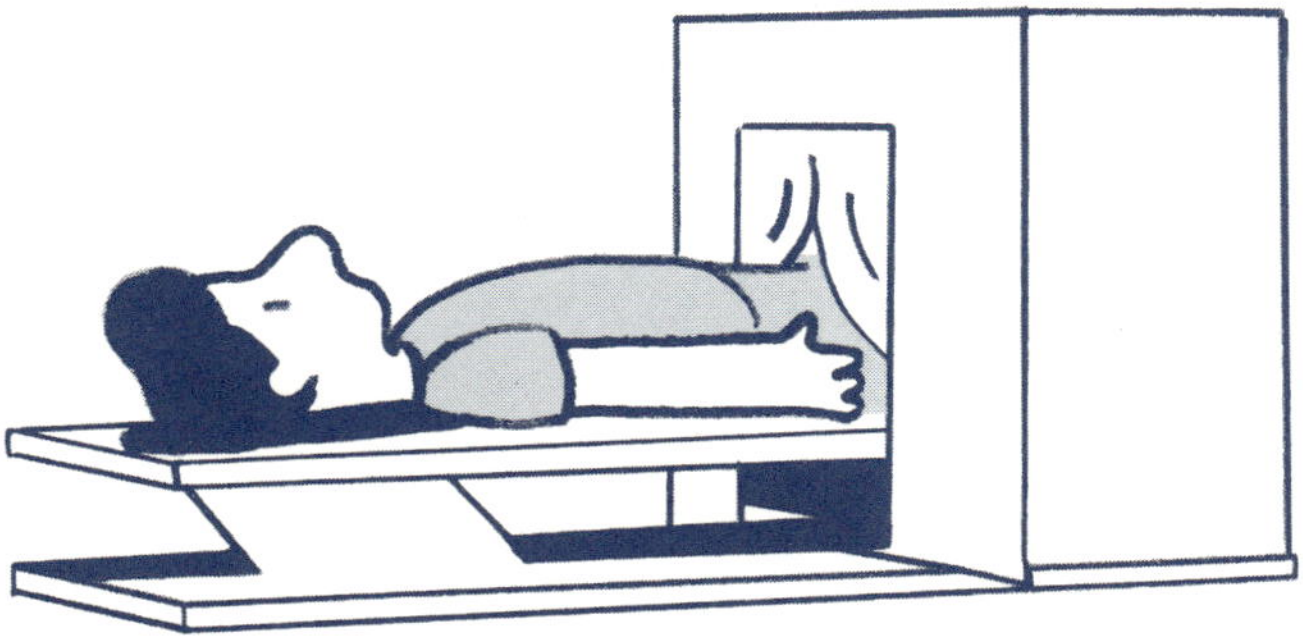

COLUMN

心臓カテーテル検査の発展

心臓カテーテル検査は、今や一般的かつ安全な検査法として広く行なわれていますが、その発展には、多くの先人たちの勇気や偶然がありました。

最初の心臓カテーテル検査は、1844年、フランス人生理学者ベルナールがウマを対象に行なったもので、同時にそう名づけられたとされています。

生きている人間（実は本人自身）の心臓の中に最初にカテーテルを入れたのはドイツ人研修医フォルスマンです。医師の資格を得たばかりの1929年7月、彼は尿管カテーテルを自身の肘の静脈に挿入、65cm進めてのち地下のレントゲン室に移動し、カテーテルが右心房に到達していることを示すX線写真を撮影しました。彼はその目的を「心臓の機能が急激に障害された時の緊急処置として、心臓内に薬液を注入するための手段」と説明していますが、人体の心臓に安全にカテーテルを挿入し得ることを示した画期的な実験でした。

その後、心臓カテーテル検査はアメリカのクールナンとリチャーズによって改めて評価され、臨床的な安全性と有用性が確立されることになります。1956年、フォルスマンは、クールナン、リチャーズと共にノーベル生理学・医学賞の受賞者となります。

冠状動脈造影法は、アメリカ人医師ソーンズによって始められました。大動脈の造影検査を行なっていたソーンズは、ある日、カテーテルの先端が冠状動脈に入っていることに気づかず造影剤を注入してしまいました。彼は、鮮明に造影された冠状動脈を見て、虚血性心疾患の診断法としての価値を即座に見抜きました。先端が柔らかいカテーテルを大動脈の弁上で操作し、左右の冠状動脈入口部に挿入する手技を開発し、1959年、選択的冠状動脈造影法として発表しました。その後、虚血性心疾患の診断、治療における必須の検査となりました。

3章

血圧調整のしくみと高血圧

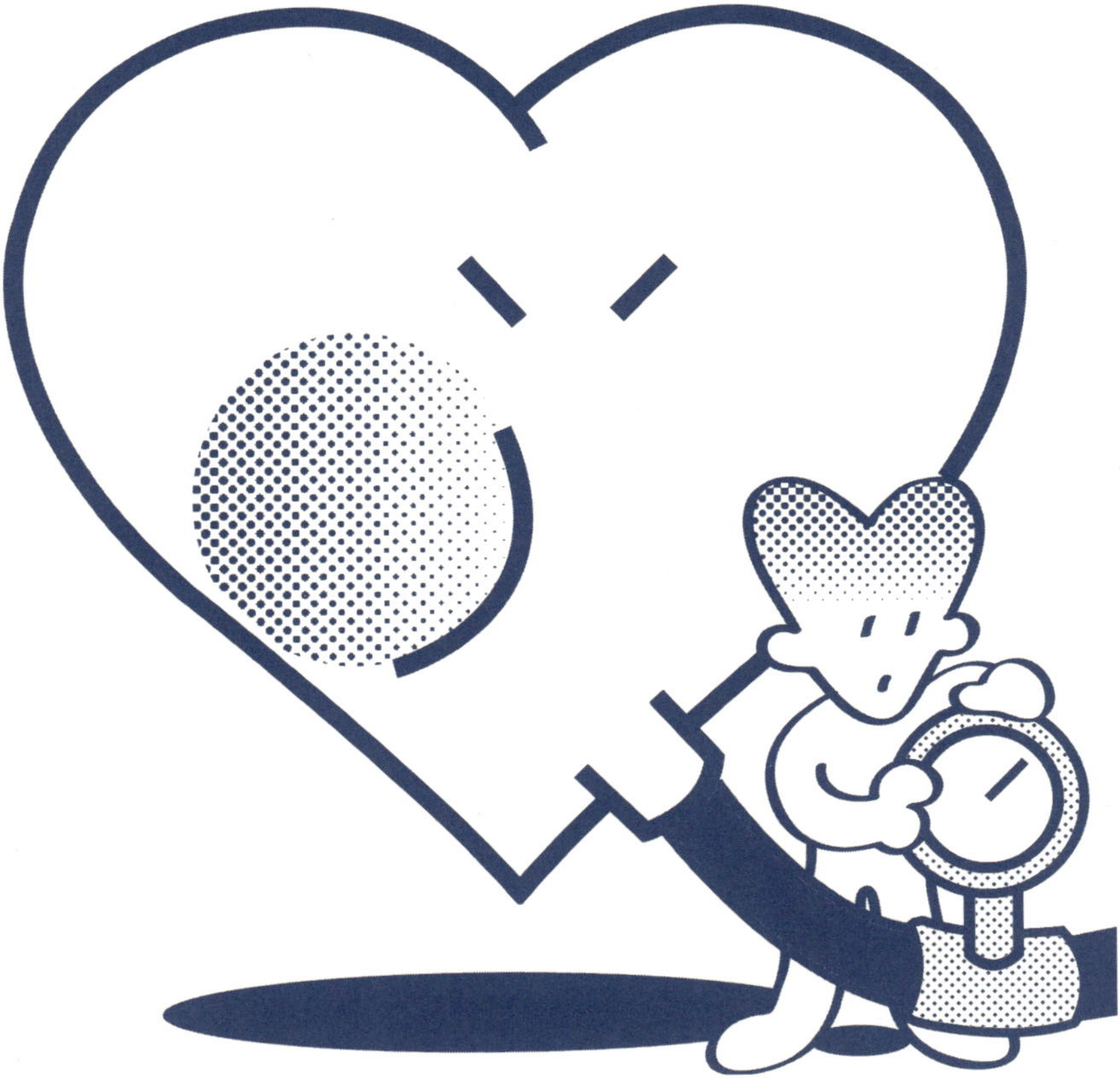

血圧とは何か

血液循環に必要な血液の圧力

血液は、休みなく体中を駆けめぐり、細胞が生きていく上で必要な酸素や栄養を運搬し、炭酸ガスと老廃物を運び去る役割をはたしています。

体のすみずみにまで血液を送るには、血液に圧力をかけて送り出す必要があります。この血液循環に必要な血液の圧力が血圧で、血管の壁にかかる圧で示されます。

血液循環の原動力である心臓は、収縮と拡張を繰り返し、動脈に血液を送り出します。心臓が収縮するときに血圧は上昇し、その最大値を最高（収縮期）血圧と呼びます。

また、心臓からの拍出が途絶える拡張期でも、大動脈などの弾性動脈に貯えられた圧力によって血液が送り出されます。このため、最低（拡張期）血圧もゼロとはならず、末梢への循環が保たれます。

血圧を決める大きな要素は、心臓から拍出される血液の量（心拍出量）と血管の抵抗です。この関係は、電気回路に関するオームの法則（電圧＝電流×抵抗）によく例えられます。つまり、「血圧＝心拍出量×血管抵抗」の関係が成り立ちます。

心拍出量は心拍数、心収縮力、有効循環血液量の変化により増減します。これらは、自律神経系の働きや血管系の血液分布などによって調節され、特に一時的な血圧の変動に大きな役割を演じています。

さまざまな原因によって交感神経の緊張が高まると、心拍数や心収縮力は増加し、血圧は上昇します。一方、副交感神経の緊張は、これらを低下させる方向に働きます。

また、生体には、血液分布の変化によって血圧を調節するしくみがあります。安静時の血管系における血液分布は七〇％が低圧系（毛細血管～大静脈）にあり、高圧系（大動脈～細動脈）には一五％が存在するにすぎません。低圧系には、状況に応じて貯えている血液を高圧系に移動させ、その血液量（有効循環血液量）を増やす働きがあります。

一方、一般的な高血圧症の場合には心拍出量は正常とほとんど変わらず、血管抵抗の上昇がみられます。血管抵抗にもっとも影響するのは末梢の細動脈領域であり、細動脈の収縮や内腔の狭小化がその主な原因です。つまり、高血圧症の多くは、末梢循環抵抗の上昇にうちかって血流を維持しようとする適応現象ともいえます。

ひとくちメモ

〈出血量と血圧維持〉 成人の血液量は体重の7～8%、体重60kgでは約5リットルとされます。血液量の20%を急速に失うと出血性ショックを、30%以上では生命が危険な状態になるといわれています。大出血が起こると、低圧系に貯えられた血液は高圧系に移動し、心拍出量の維持をはかります。

■最高血圧と最低血圧

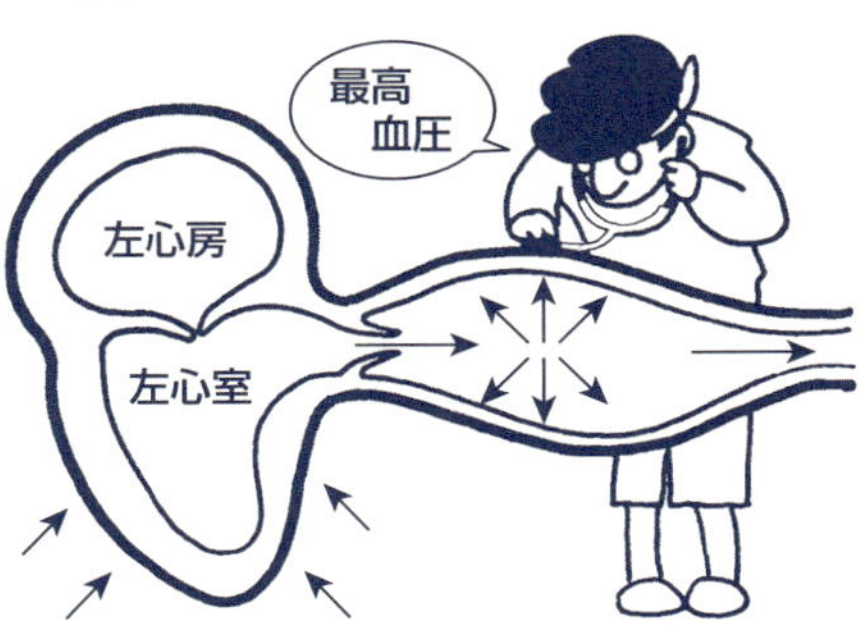

○心臓ポンプによる圧力

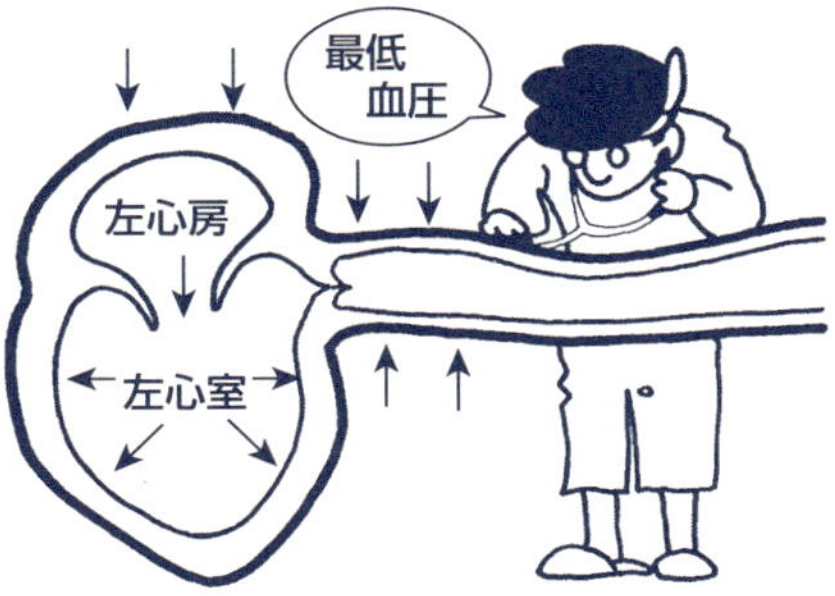

○補助ポンプ（弾性動脈）による圧力。動脈内に圧力が貯えられるためゼロにはならない。

■血管系の血圧・断面積・血流速度血液分布

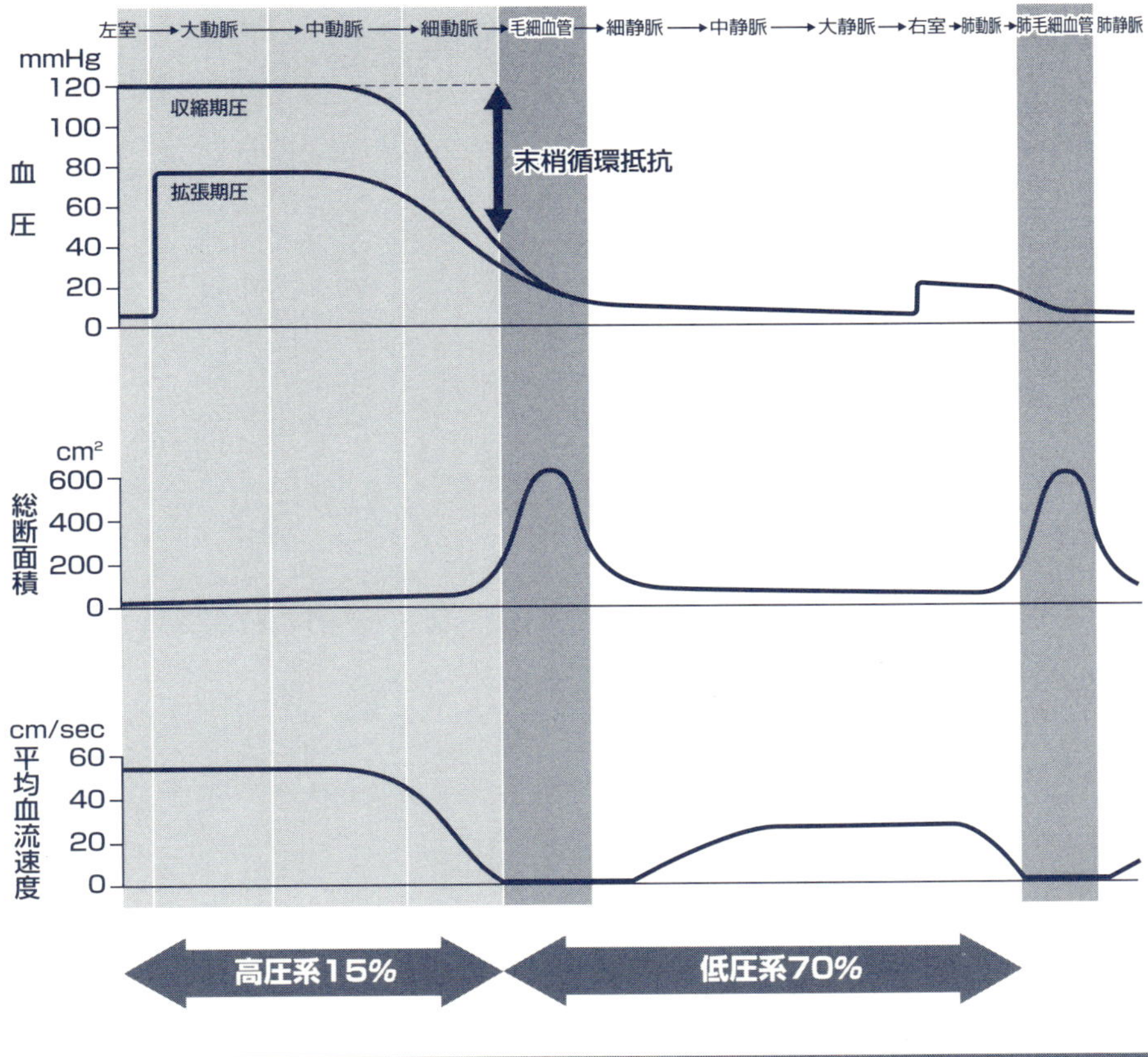

血圧の測定にはどんな方法がある？

間接法のうち聴診法が一般的

血圧とは血管内の血液が示す圧力であり、厳密には細い管を血管内に挿入する方法（直接法）で計測した血管内圧を指します。また、血圧は測る部位によって異なることが知られています。

通常、血圧といえば腕を圧迫して上腕動脈の内圧を推定する方法（間接法）で測定した値を意味します。この方法による血圧測定は、誰もが経験があると思います。

間接法（圧迫法）は最も簡便で広く用いられている血圧測定法で、マンシェット（圧迫帯）に縫いつけられたゴム嚢にかかる圧を測定し、血管内圧の指標とします。

その単位には、マンシェットに接続された水銀柱を押し上げる力、すなわち水銀柱の高さ（㎜Hg）が用いられます。

現在、病院などで一般的に行なわれている血圧測定法はコロトコフ法（聴診法）と呼ばれます。

この方法では、測定部位を心臓と同じ高さにし、上腕に巻いたマンシェットのゴム嚢に空気で圧力を加えて動脈の血流を止めます。そして、聴診器で腕の動脈の血管音を聴きながら、少しずつゴム嚢の空気を抜いていきます。

圧力を下げるとある時点で血流が再開し、それと一致して叩くような血管音（コロトコフ音）が聞こえ始めます。さらに、圧力を下げていくと血管音が急に弱くなり消えてしまいます。この最初に音が聞こえたときの圧力が最高血圧、音が消えたときの圧力が最低血圧です。

最近では家庭用の電子血圧計が普及し、手軽に血圧が測定できるようになりました。電子血圧計の多くは圧迫帯についている圧センサーが動脈壁の振動を感知し、そのパターンから血圧を測定するオシロメトリック法（振動法）をもちいています。

これらの方法は、間接的に血圧を推定する方法のため、場合によっては正確な血圧（直接法で測定した血管内圧）と一致しないことがあります。特に適切な大きさのマンシェットが用いられない場合、測定値が不正確になることが知られています。

上腕周囲径の大きい肥満者などに通常のマンシェットを用いた場合、血管の圧迫には実際の血圧を超えるゴム嚢の圧力が必要で、このため血圧が高めに測定されます。また、血管壁が動脈硬化により硬くなっている高齢者などでも間接法による測定値が高くなることが知られ、偽性高血圧とも呼ばれます。

ひとくちメモ

〈血圧測定の基準法は？〉 高血圧に関するエビデンス（根拠）の多くは、聴診法によるもので、日常診療も聴診法による血圧を基準に行なわれてきました。しかし、降圧治療に関する最近の大規模臨床研究では、測定者による誤差のない自動血圧計が使用されることも多くなっています。

■聴診法と触診法

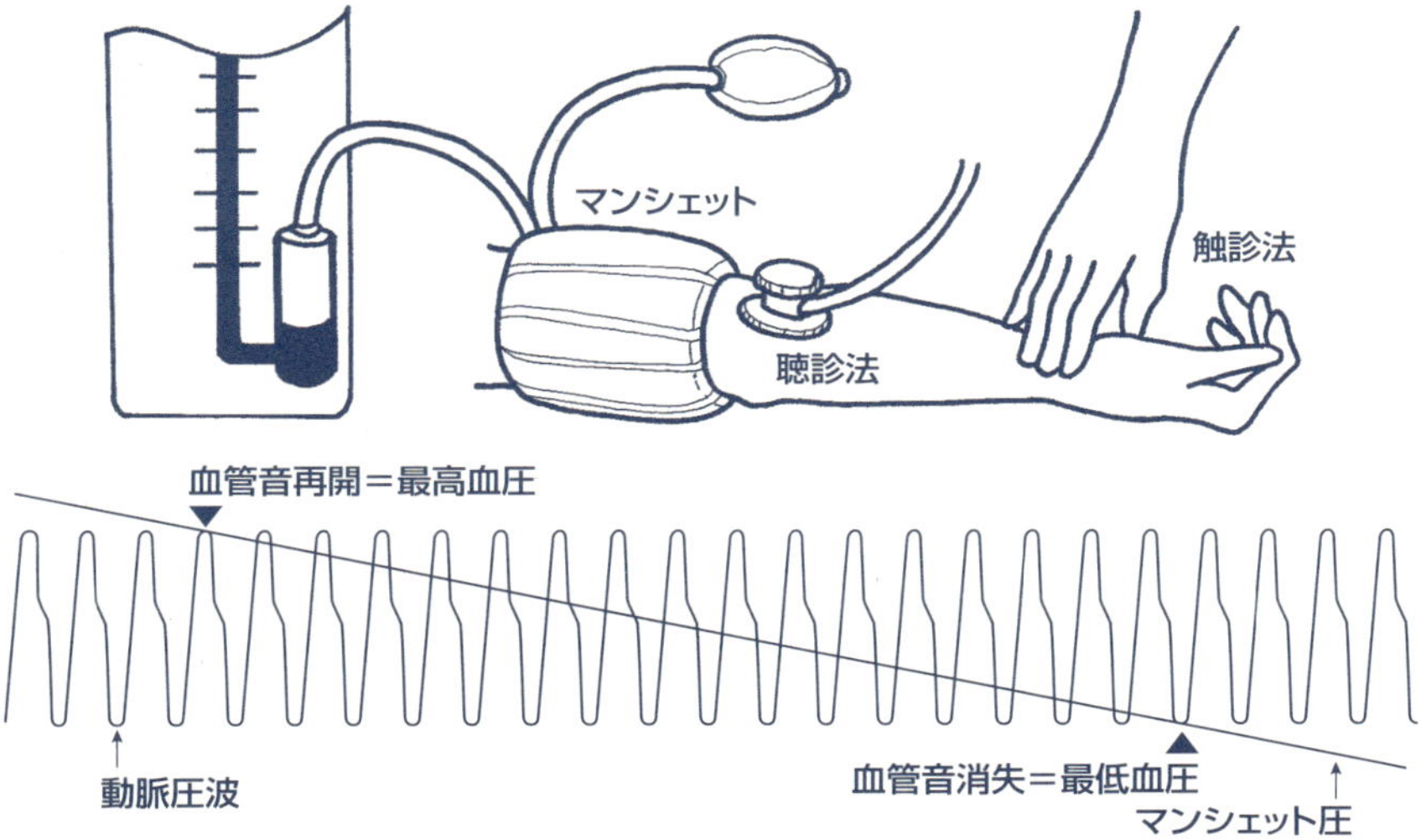

血圧測定に際しては、30分以内のカフェイン摂取および喫煙を禁止し、15分間以上の安静座位の後、測定部位を心臓の高さに保ち2回以上測定することが勧められている。

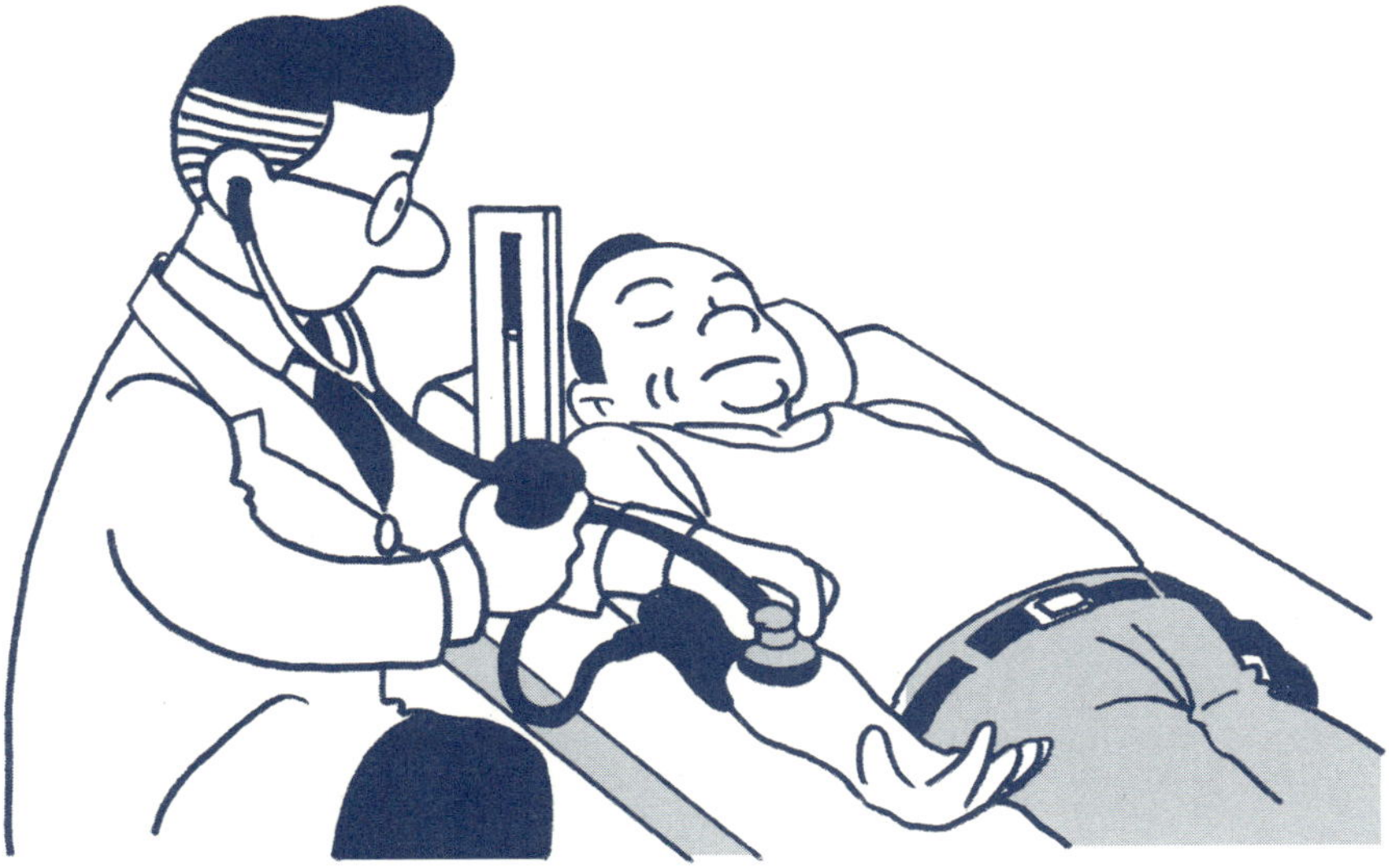

血圧の調節と変動のしくみ

50～100㎜Hg程度は上下する

血圧は、状況に応じて大きく上下することが知られています。精神的、肉体的な刺激などで五〇～一〇〇㎜Hg程度の血圧変動がみられることもまれではありません。

血圧を変化させる要因には、体位の変換、運動、ストレスなど一時的なものと、加齢、動脈硬化、腎機能の低下、ホルモンバランスの変化など長期にわたるものがあります。

血圧に関連した臓器障害は、主に慢性的な血圧上昇によるものであり、一時的な変動が病的な障害を起こすことはほとんどありません。

このため、血圧の評価に際しては、血圧を変動させる要因の有無を十分に考慮する必要があります。

最近では家庭用血圧計、携帯型自動血圧計などの普及により、ふだんの血圧を測定することが可能となりました。日常生活における血圧を測定した研究では、精神的な緊張、歩行、軽作業などでも血圧は二〇㎜Hgまで上昇し、反対に、睡眠時には一〇㎜Hg程度の低下がみられると報告されています。

血圧の一時的な変化、すなわち血圧変動には、自律神経系を介した調節機構が重要な役割を果たします。

交感神経の緊張は血圧上昇をきたします。交感神経にはα、βの受容体が存在し、前者は血管系に、後者は心臓に多く分布します。

α受容体の刺激を介した細動脈の収縮は末梢循環抵抗を増やし、静脈系の収縮は有効循環血液量の増加をもたらします。β受容体の刺激では心拍数の増加と心収縮力増強にともなう心拍出量の増加がみられます。

一方、副交感神経の刺激は、血圧を低下させる方向に働きます。

しかし、多くの場合、血圧低下に対して反射的に生じる交感神経の緊張により、過度の血圧低下が生じることはほとんどありません。

全身の血圧調節とともに、状況に応じて各臓器への血流量を適切に配分するのも自律神経系の重要な働きです。

たとえば、一定の血流を確保する必要がある脳循環には、平均血圧（最低血圧＋（最高血圧－最低血圧）／3）が六〇～一五〇㎜Hgの範囲で変動しても血流が一定に保たれるしくみがあります。

また、激しい運動では、手足の血管を拡張させて骨格筋への血流を確保し、必要のない腹部臓器などの血管は収縮することが知られています。

ひとくちメモ

〈低血圧は病気？〉 糖尿病や神経疾患などでみられる起立性低血圧（急に起きあがると強いめまいを生じる）を例外として、多くの低血圧は病的なものではありません。低血圧は、心臓や血管にとっては有利なことで、無理に負担をかける必要はありません。

■日常生活での活動による血圧変化

活　動	収縮血圧の変化（mmHg）	拡張期血圧の変化（mmHg）
リラックス	0	0
会議での発言	+20	+15
肉体的作業	+16	+13
歩　行	+12	+6
食　事	+9	+9
会　話	+7	+7
事務作業	+6	+5
読　書	+2	+2
テレビ	+1	+1
睡　眠	−10	−8

（Pickering,1988）

■脳血流量の自動調節

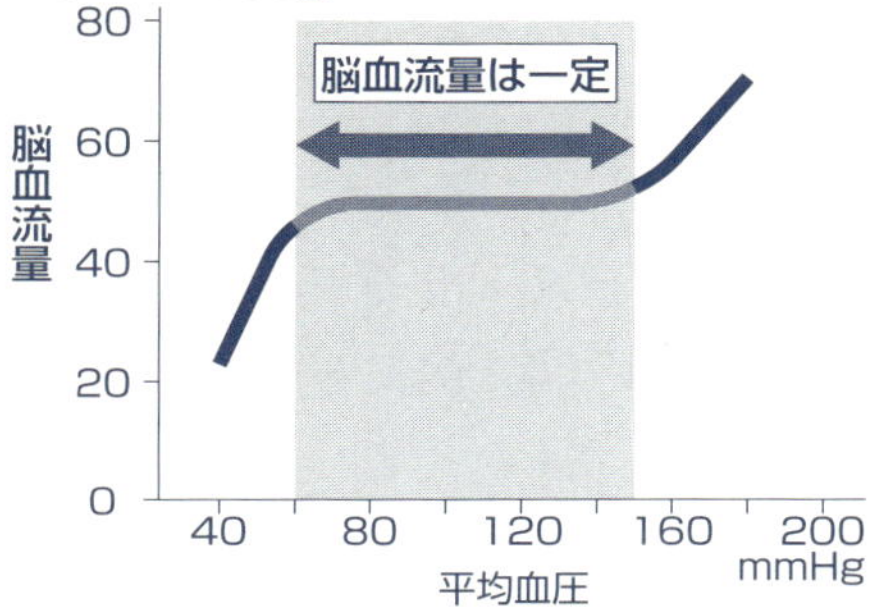

mℓ/min/100g
80
60
40
20
0
脳血流量
脳血流量は一定
40
80
120
160
200
mmHg
平均血圧
最低血圧+（最高血圧−最低血圧）／3

■自律神経による血圧調節

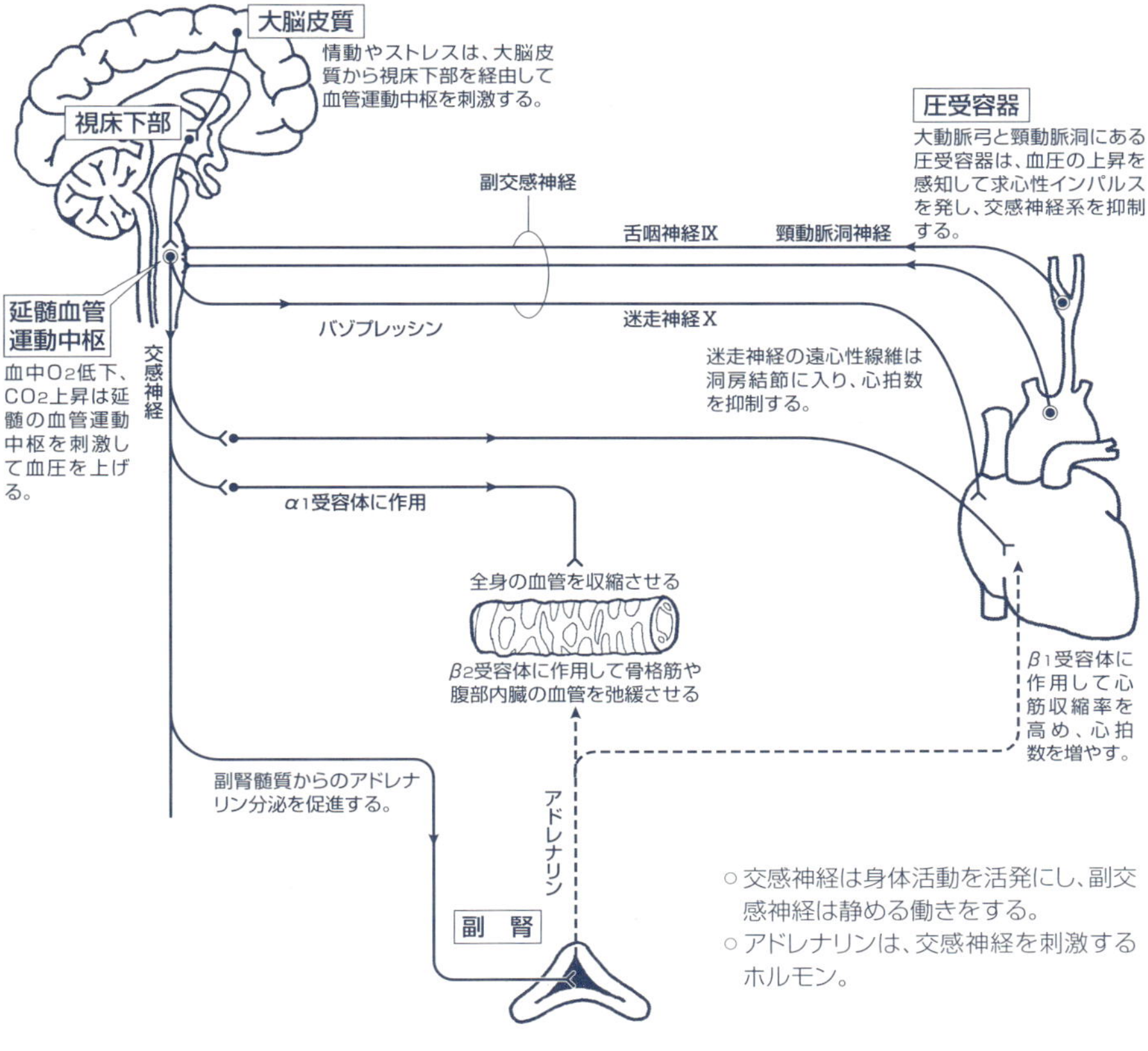

大脳皮質
情動やストレスは、大脳皮質から視床下部を経由して血管運動中枢を刺激する。
視床下部
圧受容器
大動脈弓と頸動脈洞にある圧受容器は、血圧の上昇を感知して求心性インパルスを発し、交感神経系を抑制する。
副交感神経
舌咽神経IX
頸動脈洞神経
延髄血管運動中枢
バゾプレッシン
迷走神経X
交感神経
血中O2低下、CO2上昇は延髄の血管運動中枢を刺激して血圧を上げる。
迷走神経の遠心性線維は洞房結節に入り、心拍数を抑制する。
α1受容体に作用
全身の血管を収縮させる
β2受容体に作用して骨格筋や腹部内臓の血管を弛緩させる
β1受容体に作用して心筋収縮率を高め、心拍数を増やす。
副腎髄質からのアドレナリン分泌を促進する。
アドレナリン
副　腎

○交感神経は身体活動を活発にし、副交感神経は静める働きをする。
○アドレナリンは、交感神経を刺激するホルモン。

「正常」と「高血圧」の境界は？

臨床データなどをもとに改訂される

「高血圧」という言葉はよく耳にしますが、「何をもって高血圧と判断するのか？」をすぐに答えられる人は少ないと思います。

多くの人について血圧を測定してみると、血圧値は低いものから高いものまで連続的に分布しており、実は、正常と異常の明確な境界は存在しません。高血圧の定義は人為的になされたもので、その基準値は、大規模臨床試験などのデータをもとに定期的な改訂が行なわれています。

現行の診断基準は、一九九九年、米国合同委員会（ＪＮＣ）により提唱された高血圧治療ガイドライン（ＪＮＣ－Ⅵ）に基づくもので、世界保健機関／国際高血圧学会(ＷＨＯ／ＩＳＨ、一九九九年)、日本高血圧学会（ＪＳＨ、二〇〇〇年）によるガイドラインでも、ほぼ同様の基準が用いられています。

高血圧は収縮期血圧一四〇㎜Hg以上または拡張期血圧九〇㎜Hg以上と定義され、軽症、中等症、重症に分類されます。一方、正常域の血圧は至適血圧、正常血圧、正常高値血圧に分類されます。

収縮期と拡張期の血圧はそれぞれ独立した危険因子であり、どちらか程度の高いほうに分類することを原則とします。たとえば一七四／一二〇㎜Hgでは重症高血圧となります。

高血圧症の九五％は単一の原因が特定できない本態性高血圧とされますが、その診断は二次性高血圧症を除外することによってなされます。

二次性高血圧症とは、特定の疾患が原因となり血圧が上昇する病態で、続発性高血圧症とも呼ばれます。これらの多くは、治療により高血圧が軽快あるいは全快するため、的確に診断する必要があります。

また、本態性高血圧のなかには診察室でのみ高血圧を示す白衣高血圧も含まれます。

一般に、白衣高血圧では合併症のリスクは正常血圧者と同等で、降圧薬治療の必要はないとされています。

高血圧症は心血管疾患の危険因子の一つにすぎず、心血管疾患のリスクは糖尿病、高血圧性臓器障害、心血管疾患など他の危険因子の有無により大きく異なります。

このため、内外の高血圧治療ガイドラインでは、危険因子の有無と、測定値による高血圧の重症度により層別化したうえで治療方針を決定することが勧められています。

ひとくちメモ

〈高血圧の診断基準〉 以前の診断基準では、160/95mmHg以上を高血圧、140/90mmHg以下を正常血圧、そのいずれにも当てはまらないものを境界型血圧と定義していました。つまり、今回の診断基準では、より多くの人が高血圧と判断されることになります。

■成人における血圧の分類

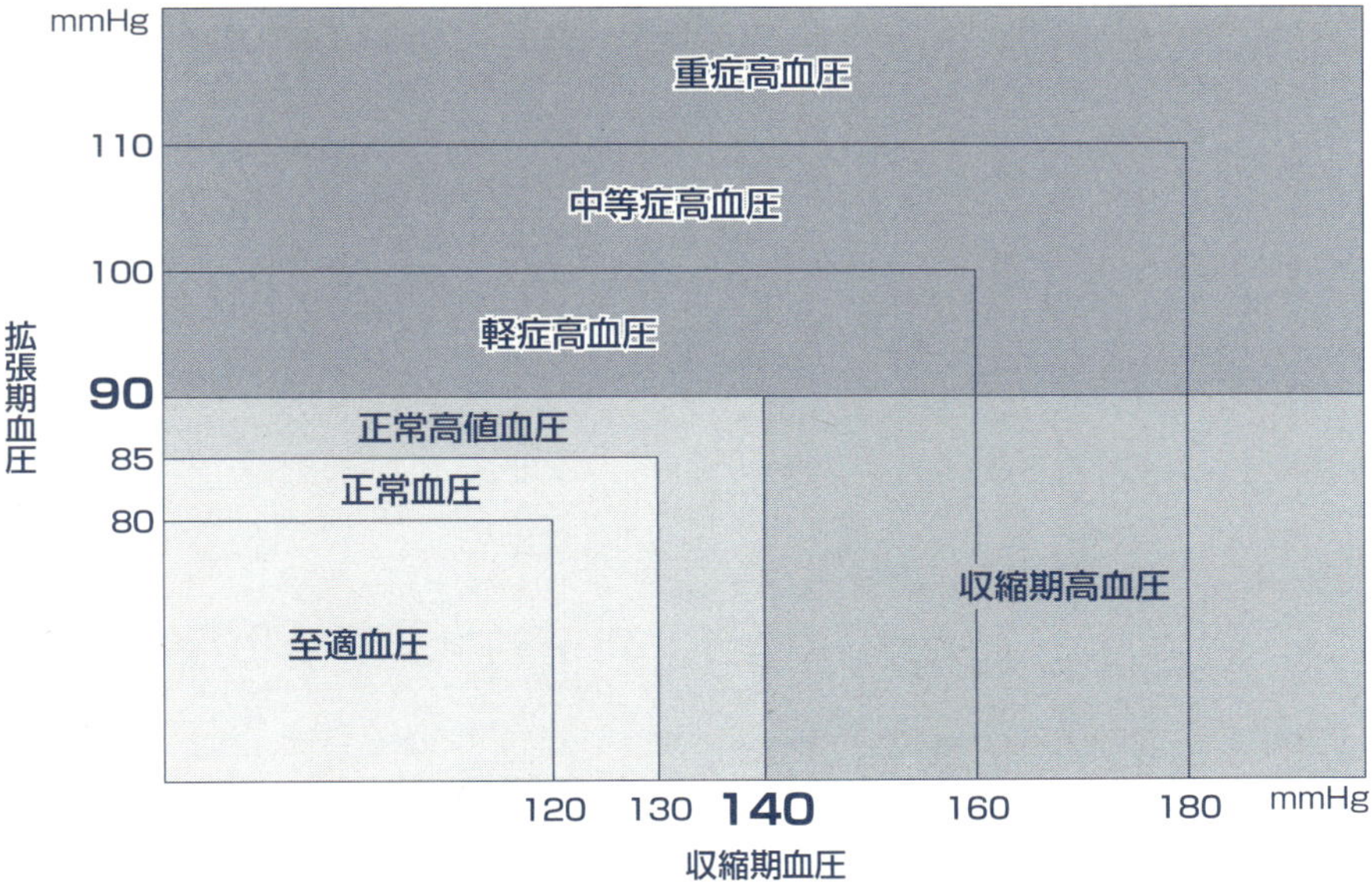

（高血圧治療ガイドライン、2000）

■高血圧患者のリスク層別化

症状 ＼ 危険因子	軽症血圧	中等症血圧	重症血圧
危険因子*なし	低リスク	中等リスク	高リスク
糖尿病以外の危険因子あり	中等リスク	中等リスク	高リスク
糖尿病、臓器障害、心血管病のいずれかがある	高リスク	高リスク	高リスク

＊危険因子；喫煙、高コレステロール血症、糖尿病、高齢（男性60歳以上、女性65歳以上）、若年発症の心血管病の家族歴

（高血圧治療ガイドライン、2000）

収縮期高血圧と拡張期高血圧とは？

拡張期血圧の高い人は収縮期血圧も高い

前述のように、血圧には収縮期（最高）血圧と、拡張期（最低）血圧があります。収縮期血圧あるいは拡張期血圧がそれぞれの基準を超えた場合、高血圧と判定されます。

高血圧のなかには、収縮期血圧のみが高いケースと、拡張期血圧が高いケースがあり、前者を収縮期高血圧、後者を拡張期高血圧と呼ぶこともあります。

拡張期血圧の高い人は、収縮期血圧も高いことが多くみられます。

血圧を決める大きな因子は、心拍出量と血管抵抗です。

広い意味での血管抵抗には、大動脈の弾力性の低下と末梢循環抵抗がありますが、疾患としての高血圧に大きくかかわるのは、細動脈の収縮による末梢循環抵抗の増加です。

末梢循環抵抗が大きくなれば、重要な組織や臓器への血流を確保するため、その圧力を高くする必要があります。

末梢循環抵抗の増加による高血圧では、多くの場合、収縮期血圧、拡張期血圧ともに上昇します。

収縮期高血圧は高齢者、大動脈弁閉鎖不全、バセドウ病などでみられます。

高齢者などにみられる収縮期高血圧では、動脈硬化などによる大動脈の伸展性低下がその原因と考えられています。

抵抗を増した大動脈に心臓から血液が拍出されるため、収縮期血圧は上昇します。

一方、補助ポンプ機能の低下は、拡張期血圧をむしろ低下させる結果となります。

大動脈弁閉鎖不全、バセドウ病などでは心拍出量の増加のため、収縮期高血圧がみられます。

拡張期高血圧では、収縮期高血圧にくらべ生命予後が悪いことが知られています。

福岡県久山町の住民を長年にわたって追跡調査した研究では、収縮期高血圧者の一二年後の死亡頻度比は正常血圧者の〇・九〜二・一倍に対し、拡張期高血圧者では一・三〜三・八倍、さらに拡張期高血圧の影響は若年者で顕著であったと報告されています。

このことは、拡張期高血圧、さらにその原因である末梢循環抵抗の増加が、疾患としての高血圧の病態を考える上で重要であることを示す結果です。

ひとくちメモ

〈脈圧の小さいときは要注意〉収縮期と拡張期の血圧差を脈圧といい、30〜50mmHg以上が正常です。拡張期血圧が高く、かつ脈圧が小さい時は、心臓が弱っている場合があり注意が必要です。

■収縮期高血圧と拡張期高血圧

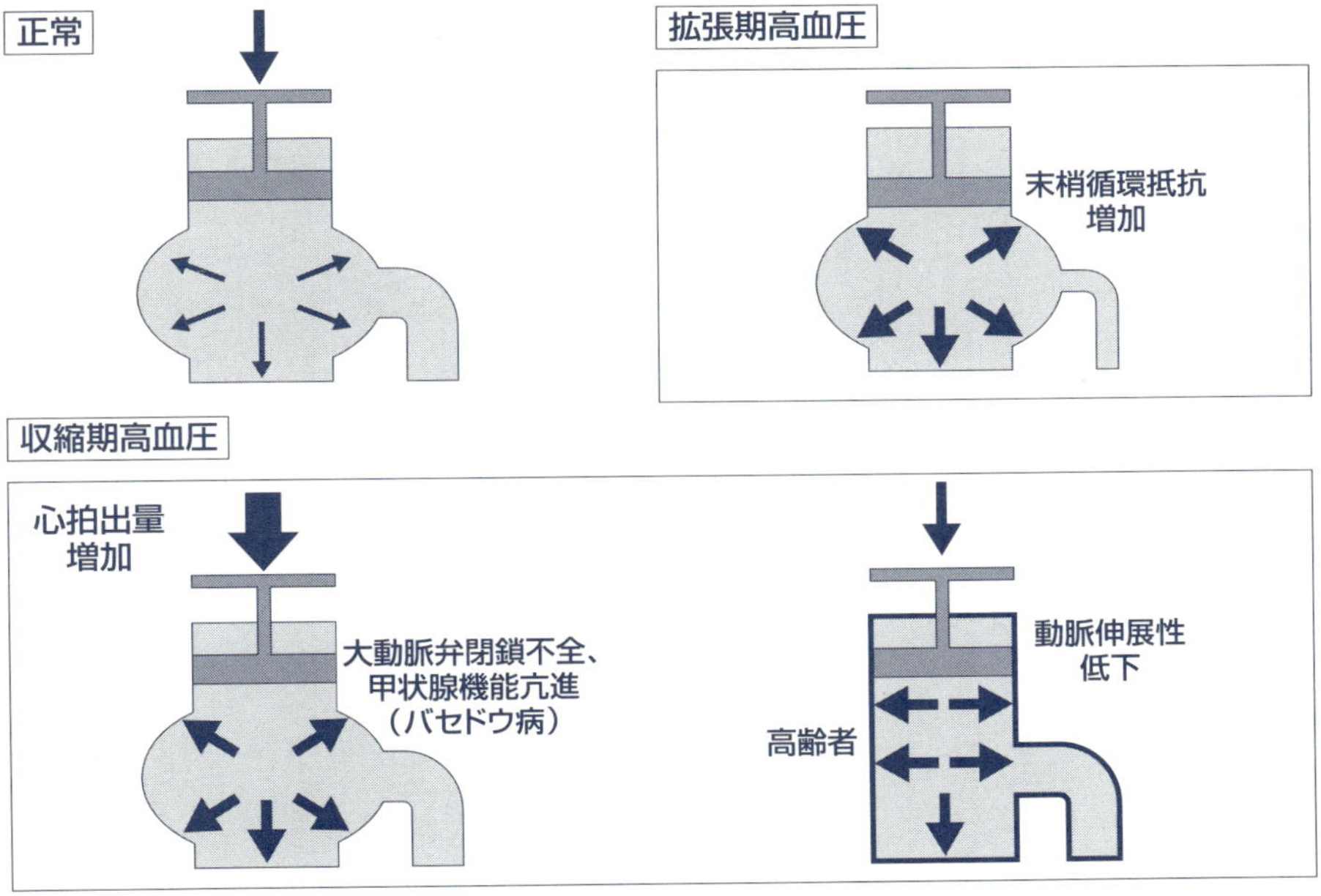

■高血圧者と正常血圧者の死亡頻度比

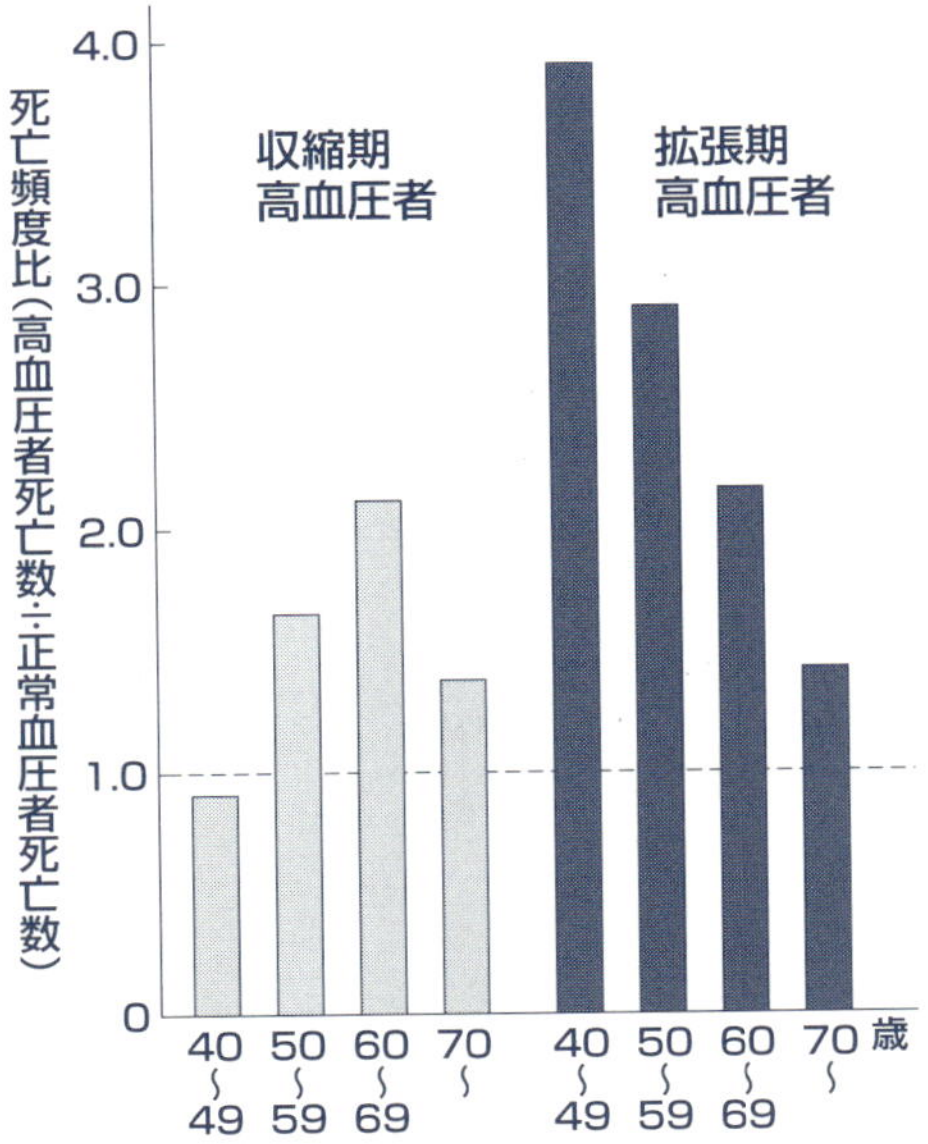

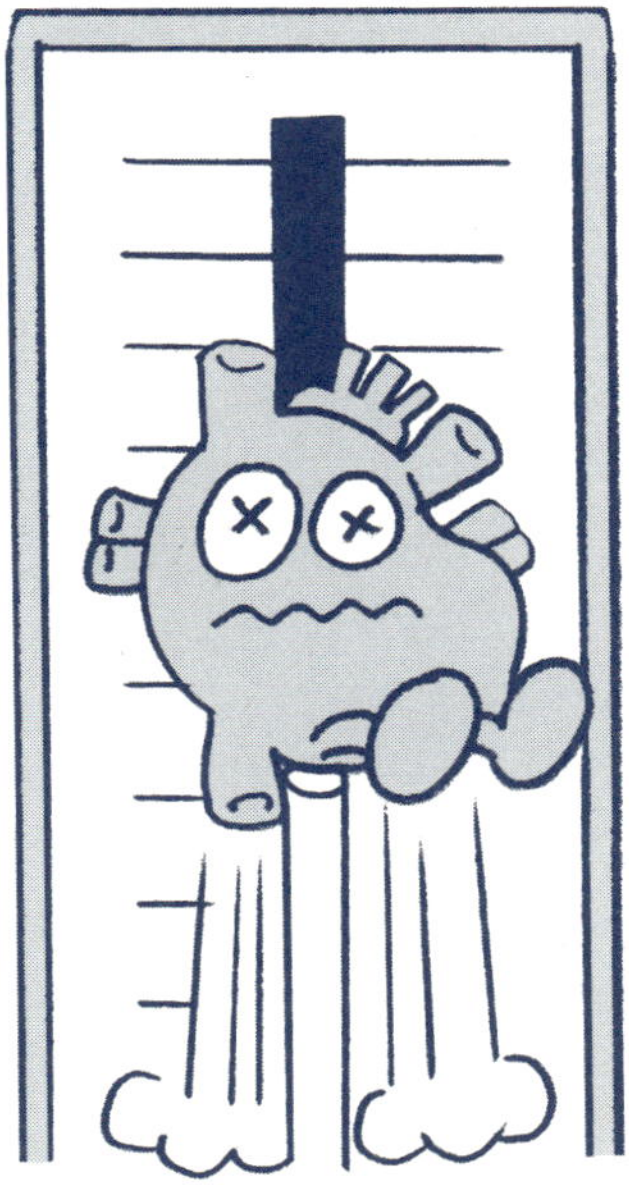

本態性高血圧とはどういうものか

原因がはっきりしない高血圧

高血圧症の九五％以上は本態性高血圧症と診断されます。医学用語で本態性とは、原因がはっきりわかっていないことを意味する言葉です。

厳密には、それぞれの病気には必ず原因があり、高血圧に関しても何らかの要因があるはずです。

血圧を上昇させる要因には、問診や検査によって特定できるものから、特定が困難、あるいは特定されてもその評価や治療が困難なものまで、さまざまなものがあります。さらに、多くの高血圧では、複数の要因が関与します。

このため、単一の原因が特定される高血圧を二次性高血圧症と呼び、それ以外を本態性高血圧と呼びます。

さまざまな要因が複雑に絡み合って成立する本態性高血圧の病態を、アメリカのページ博士はモザイク説と呼ばれる仮説で説明しています。

組織を流れる血液の量は、血圧と血管抵抗によって規定されています。

組織への血流は、心拍出量、血管の内径、弾性、反応性、循環血液量、血液の粘性、化学的物質（昇圧物質と降圧物質）、神経系の働きという八つの要因がたがいに関連しあいながら平衡状態を保つことにより維持され、ある要因に変化が起こった場合、他の要因は血流を一定にする方向に変化し、新たな平衡状態が生じます。その結果、組織灌流に高い圧を必要とする状態を高血圧とする考えです。

このモザイク説で血圧に影響するとされる各要素は、加齢、さまざまな遺伝子異常（素因）、環境因子などにより規定され、多くの場合、複数の要素がさまざまな程度で関与します。

加齢、遺伝的素因などは現時点では修正することが不可能で、また、多くの場合、環境因子を客観的に評価することは困難です。このため、高血圧の多くは本態性高血圧症と診断され、環境因子のうち修正可能な生活習慣を改善し、必要であれば薬物療法を併用して治療が行なわれます。

高血圧は、虚血性心疾患や脳梗塞の原因となる動脈硬化の進行にも関与します。血管壁にかかる機械的なストレスは、内皮細胞を傷つけ、血管壁内で起こるさまざまな反応のきっかけとなります。さらに、高い圧によって、コレステロールの血管壁内侵入が促進される可能性もあります。

高血圧を放置しておくと、動脈硬化が進み、この動脈硬化がさらに高血圧を招くという悪循環に陥ります。

ひとくちメモ

〈白衣高血圧は有害か？〉 血圧を診察室で測定すると高血圧で、それ以外の場所で測定した血圧が正常な場合、白衣高血圧と呼ばれます。一般に、白衣高血圧によって臓器障害が生じることはないとされていますが、一方、白衣高血圧の明確な定義はなく、その病的意義に関しても今だ議論が続いています。

■血圧調整モザイク説

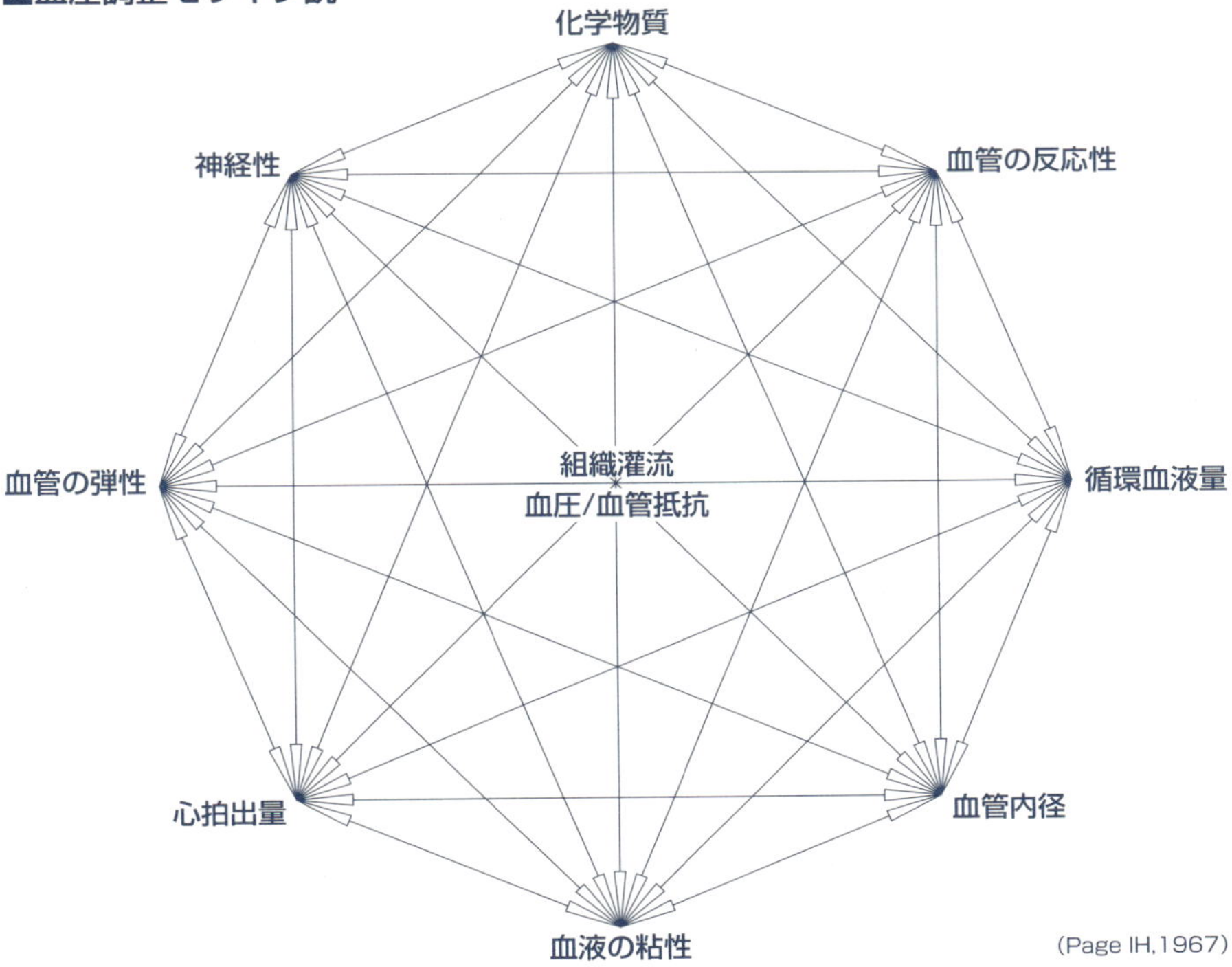

(Page IH,1967)

■二次性高血圧の分類

(高血圧治療ガイドライン、2000)

1.腎実質性高血圧

慢性糸球体腎炎、糖尿病性腎症、慢性腎盂腎炎、多発性嚢胞腎など

2.腎血管性高血圧

動脈硬化、大動脈炎症候群、線維筋性異形成など

3.内分泌性高血圧

原発性アルドステロン症（腺腫・癌腫によるもの、特発性アルドステロン症）、先天性副腎皮質過形成、クッシング症候群、褐色細胞腫、レニン産生腫瘍、甲状腺機能亢進症、甲状腺機能低下症、先端肥大症など

4.血管性高血圧

大動脈縮窄症など

5.薬物誘発性高血圧

糖質コルチコイド、グリチルリチン製剤、漢方薬、エストロゲン製剤、非ステロイド性抗炎症薬、カテコラミン類似化合物、三環系抗うつ薬、サイクロスポリン、エリスロポエチンなど

二次性高血圧症とはどういうものか

原因が特定できる高血圧症

二次性高血圧症の頻度は、高血圧全体の五%以下にすぎませんが、原因の治療や排除によって高血圧が軽快あるいは全快することも多く、的確な診断が重要です。その原因としては、腎実質性、腎血管性、内分泌性、薬物誘発性などが知られています。

腎臓と高血圧の密接な関連は古くより知られ、高血圧の成因に関する研究はこの点を中心に発展してきました。腎臓が原因となる高血圧を腎性高血圧と呼びますが、これは腎実質性と腎血管性に大別されます。

腎実質性高血圧は、さまざまな原因による腎機能障害で生じ、ナトリウム排泄障害による体液量の増加が高血圧の原因とされます。腎機能が低下するほど高血圧の頻度が高くなり、人工透析、腎臓移植などの治療によって血圧はいちじるしく低下します。

腎血管性高血圧は、大動脈から分枝した腎動脈の主幹部、あるいはその分枝に狭窄があるために起こる高血圧です。腎動脈の狭窄により腎臓への血流が低下すると、レニンと呼ばれる生理活性物質が血中に放出されます。レニンは血中のタンパク質（アンジオテンシノーゲン）をアンジオテンシンⅠに変換し、さらに血中の酵素により強力な血管収縮作用をもつアンジオテンシンⅡとなります。この物質は、血管壁に直接作用するとともに、副腎皮質からのアルドステロン分泌増加を介して腎尿細管からのナトリウム再吸収を増加させます。

内分泌性高血圧の原因としてよくみられるものには、副腎の疾患があります。副腎は腎臓の上に付着する一対の内分泌腺で、皮質と髄質からなり、さまざまなホルモンを分泌します。

副腎皮質からは電解質代謝に関係するアルドステロン、糖代謝を調節するコルチゾール、男性ホルモンなどが分泌されます。副腎皮質の腫瘍によるアルドステロンやコルチゾールの過剰分泌が高血圧の原因となることがあり、それぞれ、原発性アルドステロン症、クッシング症候群と呼ばれます。

一方、副腎髄質からは交感神経刺激ホルモンであるカテコラミン（おもにアドレナリン）が分泌されます。副腎髄質の腫瘍（褐色細胞腫）では、高血圧発作、頻脈、頭痛、発汗過多などの特徴的な症状がみられます。内分泌性高血圧は、内分泌腺の良性腫瘍が原因であることが多く、腫瘍を外科的に摘出することで高血圧を含めた症状は劇的に改善します。

ひとくちメモ

〈褐色細胞腫と高血圧発作〉 褐色細胞腫では、顔のほてりや動悸などをともなう特有の高血圧発作がみられます。高血圧発作は、持ち上げ動作、排便、食事など、腫瘍を圧迫する動作によって誘発されることがあります。

■二次性高血圧症の発症メカニズム

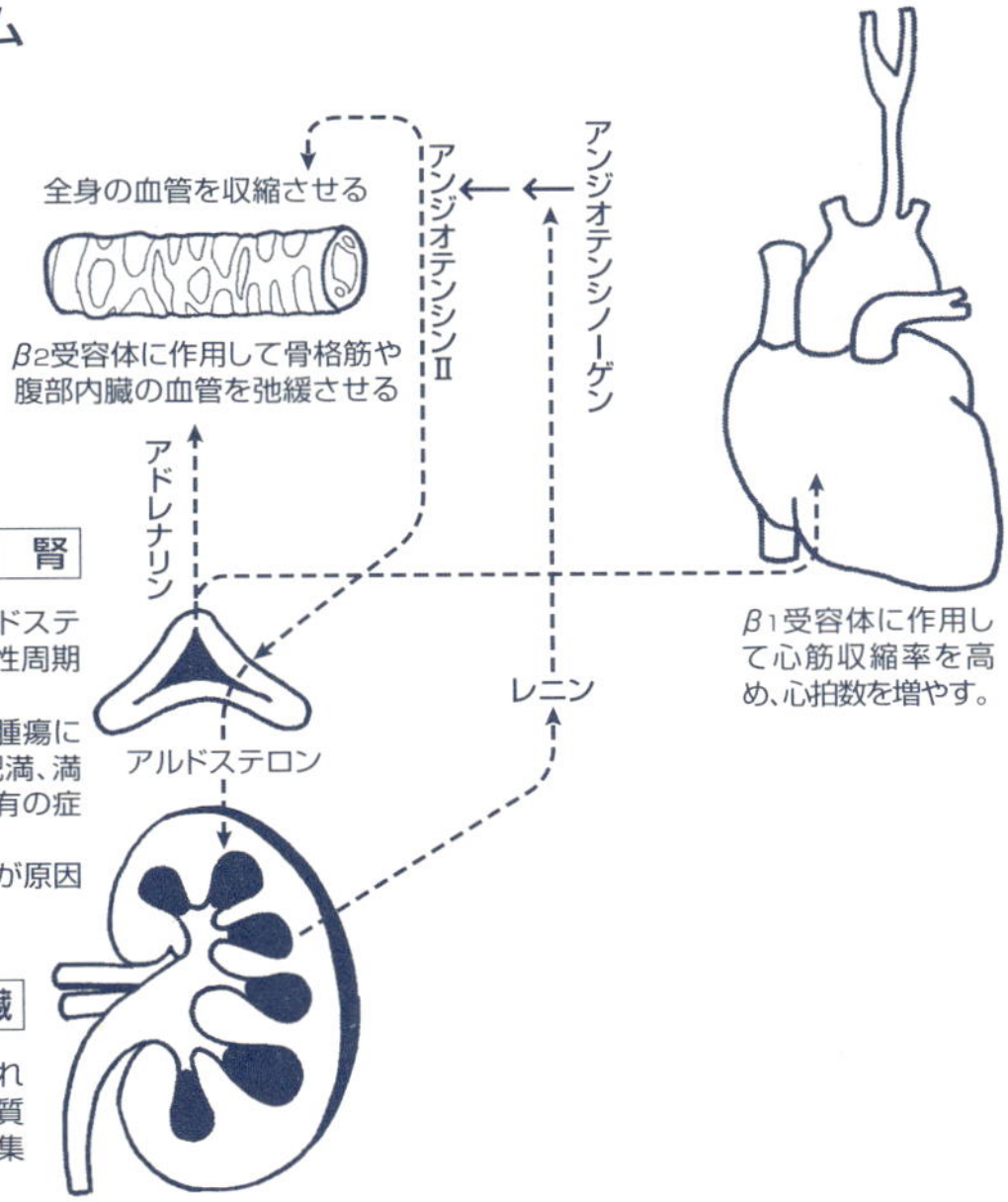

副　腎

原発性アルドステロン症では、副腎皮質腫瘍によるアルドステロン過剰産生により、高血圧、低カリウム血症による一過性周期性四肢麻痺をきたす。
クッシング症候群では、副腎皮質腫瘍あるいは脳下垂体腫瘍によるコルチゾールの過剰分泌がみられ、高血圧、中心性肥満、満月様顔貌、皮膚線状、月経異常、糖尿病、精神症状など、特有の症状がみられる。
褐色細胞腫は、副腎髄質腫瘍などによるアドレナリン分泌が原因で、高血圧症、頻脈、頭痛、発汗過多などがみられる。

腎　臓

腎血流量が低下すると傍糸球体細胞からレニンが分泌される。レニンは血中アンジオテンシン変換に寄与し、副腎皮質からのアルドステロン分泌を促す。アルドステロンは腎集合管でのNa再吸収を促進し、循環血液量を増やす。

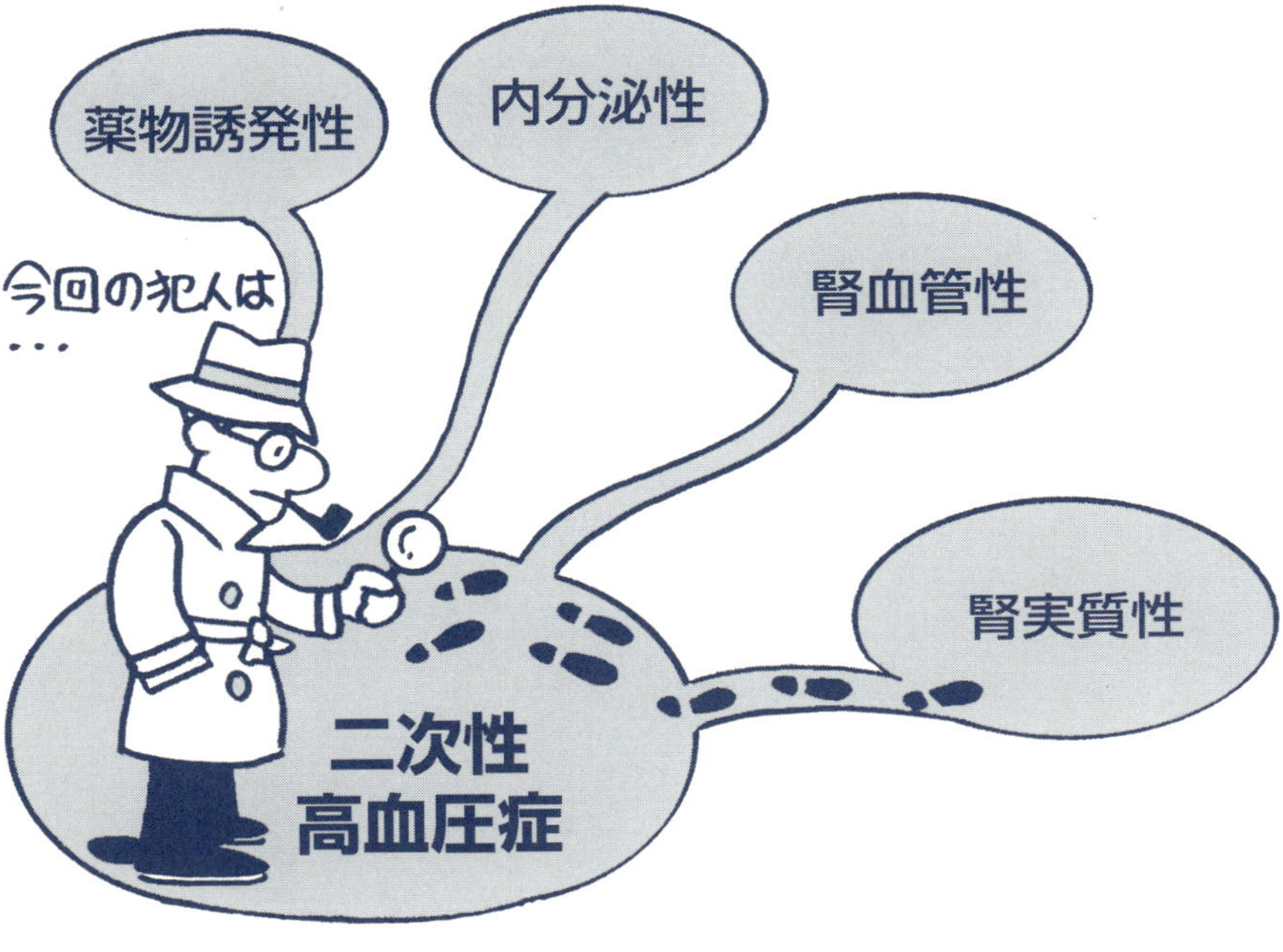

老化と高血圧の関係は？

65歳以上の約60％が高血圧症

高血圧は加齢とともに増加し、わが国では六五歳以上の高齢者の約六〇％が高血圧症とされ、受診率も全疾患を通じて第一位となっています。

血管は年齢とともに老化し、その伸展性を失います。硬くなった大動脈は、その補助ポンプとしての機能を失い、動脈血の循環は、もっぱら心臓からの拍出力によって行なわれるようになります。

この結果、収縮期血圧は上昇し、拡張期血圧はむしろ低下傾向を示すようになります。

また、高齢者では脳、心臓、腎臓など主要臓器の機能や予備能の低下がみられます。たとえば脳循環では、加齢とともに血流の自動調節能が低下することが知られています。

加齢とともに上昇する血圧は、ある意味では臓器の老化にともなう生理的な適応現象とも考えられます。

このため、かつては年齢に九〇を加えたものが収縮期血圧の目安とされ、高齢者にみられる収縮期高血圧は降圧薬治療の対象ではないと考えられていました。

しかし最近、高齢者における降圧薬治療の効果を検討した大規模臨床試験の結果が次々に発表されました。

これらの結果をまとめた研究では、降圧薬治療による全死亡、脳血管疾患死亡、虚血性心疾患死亡の減少率は、それぞれ一二％、三六％、二五％であり、高齢者においても降圧薬治療は有効と結論されています。

この結果を踏まえた最新の高血圧治療指針（ＪＮＣ-Ⅵ）では、高齢者高血圧を一般成人と同様の一四〇／九〇㎜Hg以上と定義しています。

ただし、高齢者における大規模臨床試験の多くは一六〇／九五㎜Hg以上を対象に行なわれており、一四〇／九〇㎜Hg以上の高齢者すべてに降圧薬治療の有効性が証明されているわけではありません。

さらに、血圧が変動しやすい高齢者では、昼間の血圧を指標に治療を行なうと、夜間就寝中などに過度の降圧が生じることもあります。特に自動調節能が低下している高齢者では、血圧低下による脳虚血が生じやすく、注意が必要です。

また、老化の程度は個人差が大きく、暦の年齢よりも実際の生理的年齢が重要です。このため、わが国の高血圧治療指針では、治療対象となる収縮期血圧値の目安を年齢に応じて一四〇〜一八〇㎜Hg以上とし、病態を総合的に勘案し、治療の開始や目標値を決定すべきとしています。

ひとくちメモ
〈高齢者の血圧〉 高齢者では、動脈の伸展性低下による収縮期血圧の上昇がみられますが、同時に、血圧変動が大きいことも知られています。このため、日常の血圧を見きわめたうえで、降圧薬を開始する必要があります。

■血管の伸展性と内圧パターンの変化（老化に伴う高血圧の成因）

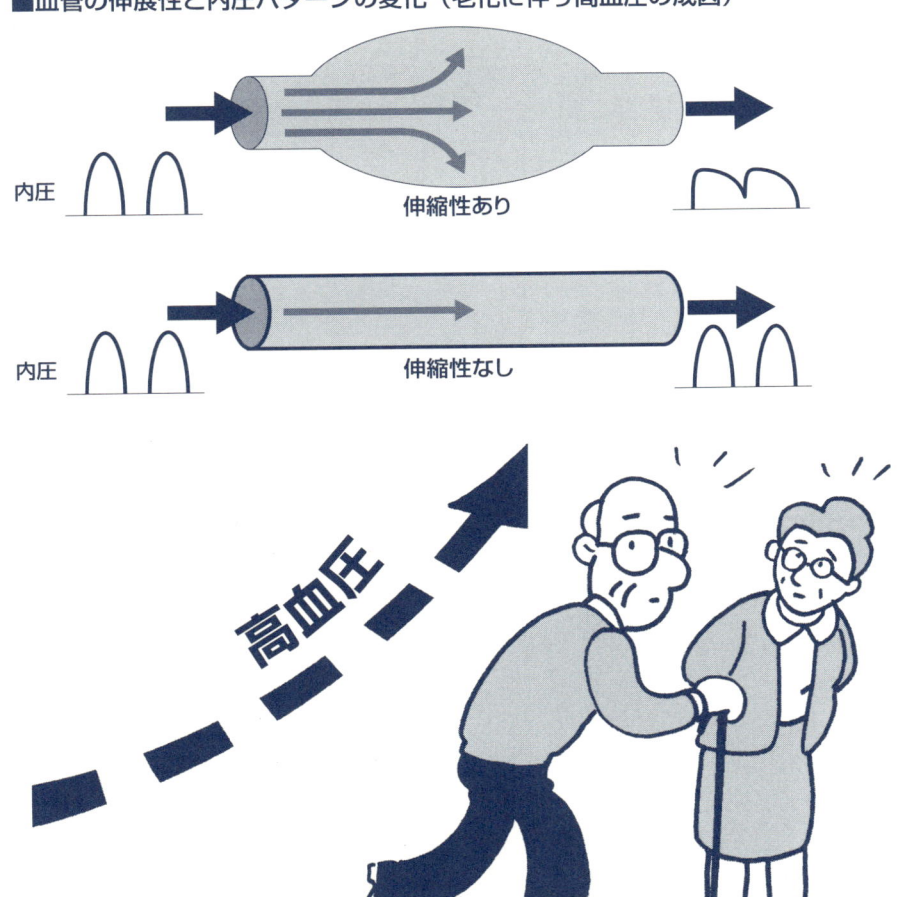

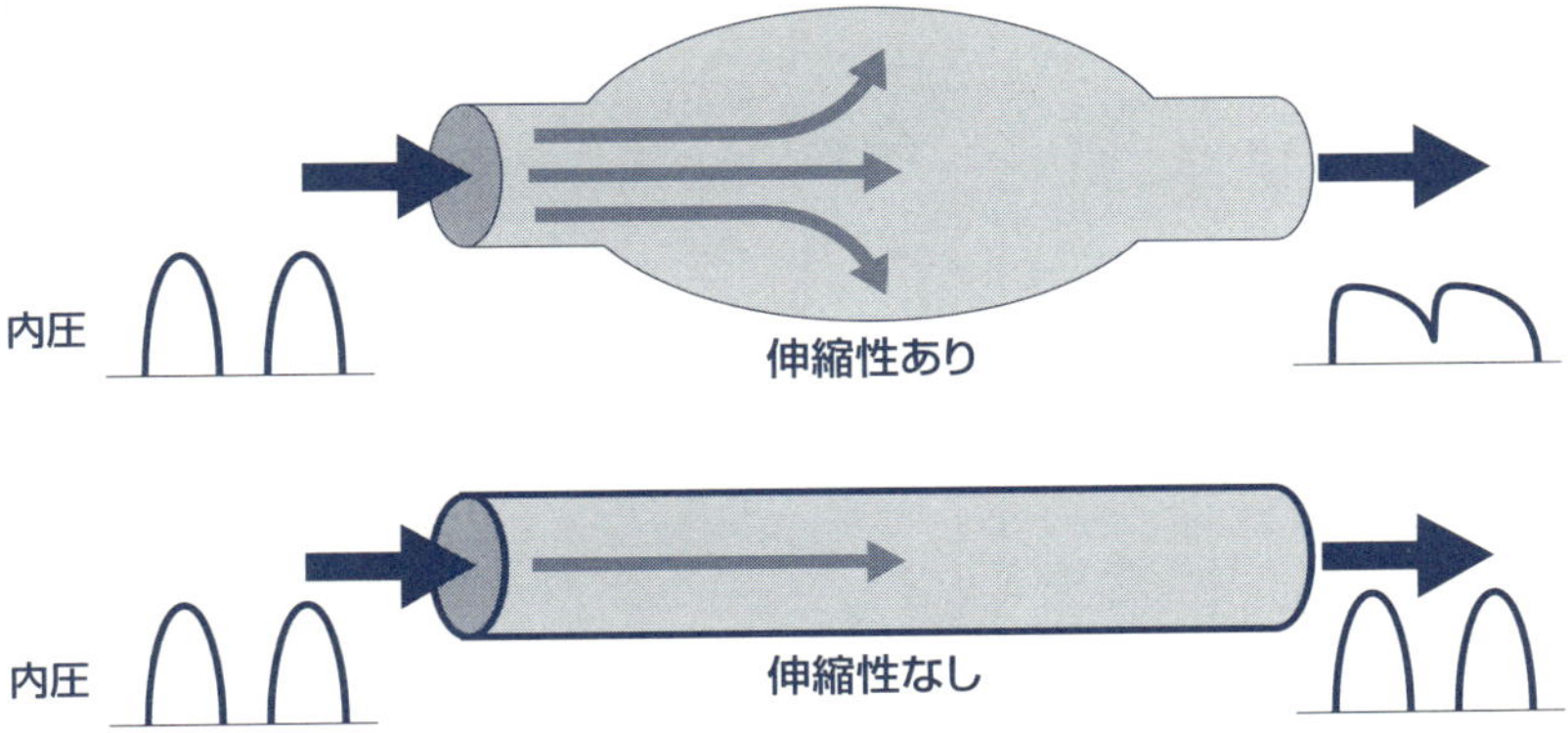

■高齢者高血圧における降圧薬治療対象血圧値、降圧目標レベル（合併症のない場合の一般的方針）

	60歳代	70歳代	80歳代
治療対象血圧値、mmHg			
収縮期血圧	≧140〜160	≧160〜170	≧160〜180
拡張期血圧	≧90	≧90	≧90
降圧目標値、mmHg			
収縮期血圧	≦140	≦150〜160	≦160〜170
拡張期血圧	<90	<90	<90

（高血圧治療ガイドライン、2000）

肥満と高血圧の関係は？

高血圧の頻度は非肥満者の２～３倍

最近、わが国においても、肥満者の増加にともなって高血圧症、糖尿病、動脈硬化症など生活習慣病の急増が社会問題となってきました。

肥満者における高血圧の頻度は、非肥満者の二～三倍とされています。肥満にともなう高血圧は、降圧薬が効きにくい難治性高血圧であることも多く、一方、減量によって血圧はいちじるしく低下します。肥満と高血圧の密接な関連はよく知られていますが、その発症メカニズムは必ずしも明確ではなく、さまざまな因子が複雑にからみあっているものと考えられます。

肥満者では血圧測定上の問題もあります。上腕周囲径の大きい肥満者などに通常の圧迫帯を用いた場合、血圧が一〇～二〇㎜Hg高めに測定されます。

体脂肪量の増加にともなう血管容量の増加は、循環血液量、心拍出量の増加をまねきます。心拍出量が増加しても、血管抵抗がそれに応じて低下すれば血圧の上昇はみられません。肥満者では末梢循環抵抗は正常か、軽度に低下することが知られ、肥満者の多くでは正常血圧から軽度の高血圧を示すにすぎません。しかし、肥満のタイプによっては末梢循環抵抗が上昇し、心拍出量の増加とあいまって、血圧の著しい上昇がみられることが知られています。

肥満には二つのタイプがあり、おなかの内臓のまわりに脂肪がたまる内臓脂肪型と、皮下に脂肪が多い皮下脂肪型があります。これらのうち、内臓脂肪型肥満ではインスリン作用の低下（インスリン抵抗性）をきたしやすいことが知られています。インスリン抵抗性では、さまざまなメカニズムで末梢循環抵抗と心拍出量が増加します。

インスリンの作用が低下すると、膵臓からのインスリン分泌が増え、高インスリン血症がみられます。高インスリン血症は交感神経を活性化し、血管収縮による末梢循環抵抗の増大をまねきます。また、インスリンには腎臓でのナトリウム再吸収を増やす作用があり、ナトリウム貯留による体液量増加の結果、血圧の上昇が起こります。

インスリン抵抗性は、糖尿病の原因として提唱された概念ですが、最近では動脈硬化の重要な原因としても注目されています。インスリン抵抗性では、糖尿病や高血圧のみならず、高脂血症、血液凝固異常などがみられ、これらが相乗的に動脈硬化の進展をもたらす可能性が指摘されています。

ひとくちメモ **〈死の四重奏〉** 上半身肥満、耐糖能異常（糖尿病）、高中性脂肪血症（高脂血症）、高血圧の4つの危険因子が揃うことにより、虚血性心疾患が高率に発生することを指します。これらは、いずれもインスリン抵抗性に関連したものであり、その恐ろしさを端的に表現しています。

■肥満のタイプ

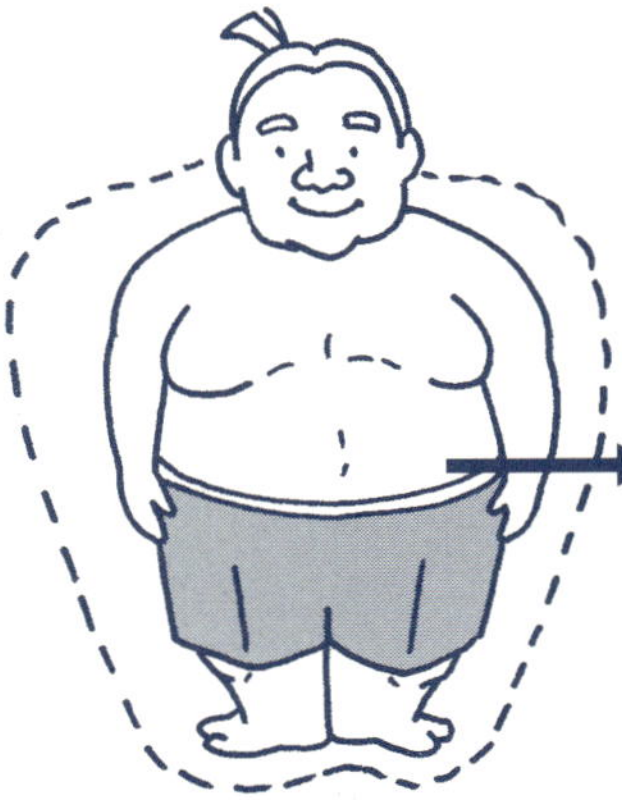

りんご型体型

内臓脂肪型肥満

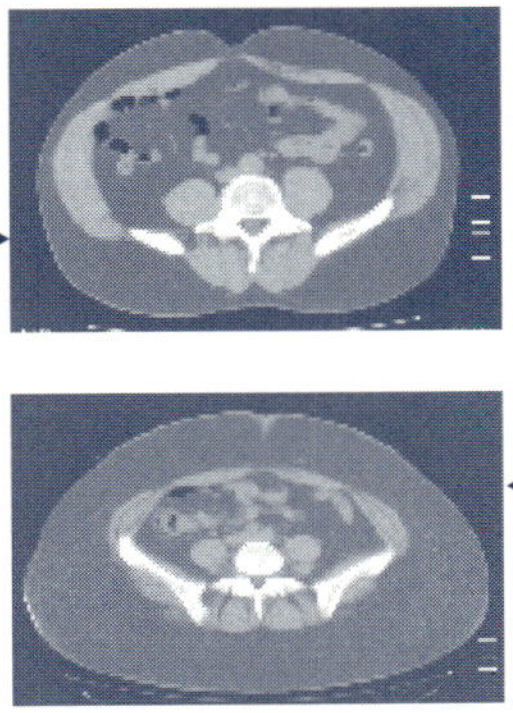

皮下脂肪型肥満

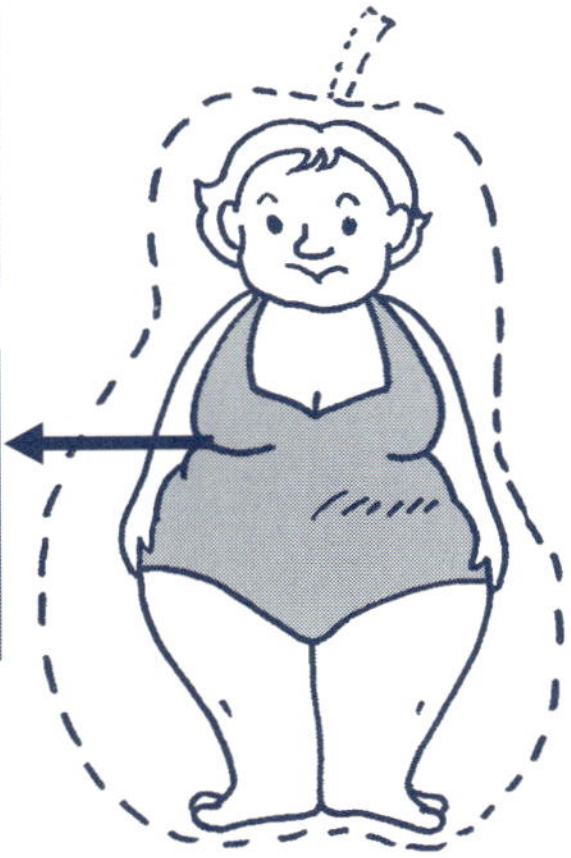

洋なし型体型

肥満には2つのタイプがある。内臓脂肪型肥満は男性に多いタイプで、高血圧やインスリン抵抗性をきたしやすい危険な肥満。一方、女性に多い皮下脂肪型肥満は、これらを合併しにくいタイプ。

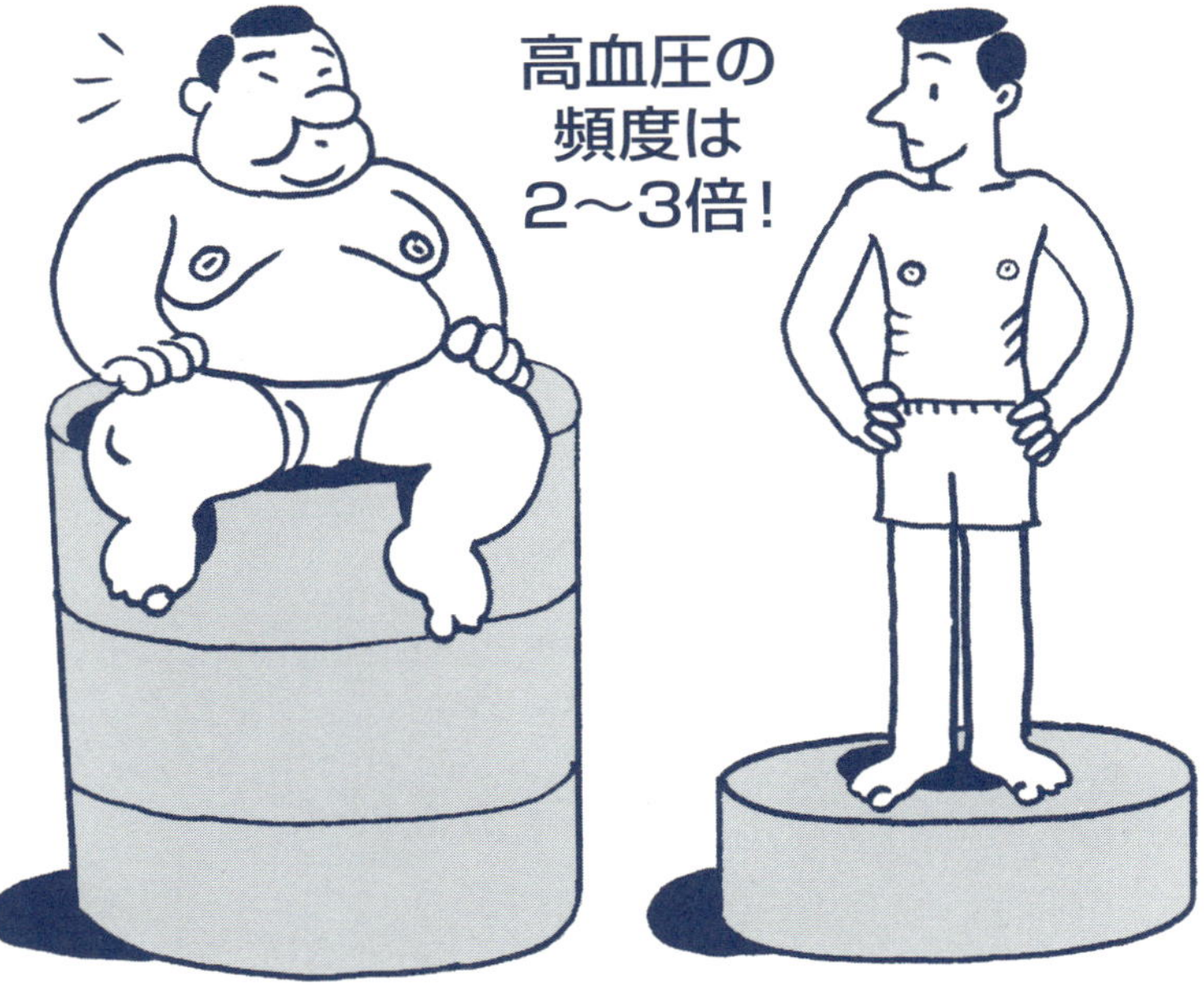

高血圧と心血管疾患の関係は？

脳血管疾患や虚血性心疾患が起こりやすい

一般に、高血圧者は正常血圧者にくらべ、寿命が短いことが知られています。高血圧者では脳血管疾患や心筋梗塞などの心血管疾患が起こりやすく、さらに、これらによる死亡率が高いことがその原因とされます。

かつて、わが国における心血管疾患の特徴として、脳出血を中心とした脳血管疾患が多く、心疾患が少ないことが知られていました。

しかし、わが国の心血管疾患の内訳は、過去四〇年間で大きく変化しました。昭和三〇年頃には心疾患の二倍程度であった脳血管疾患による死亡は、昭和四〇年頃から減少に転じ、最近では心疾患とほぼ同数となっています。

この変化は、高血圧に関する知識の普及と降圧薬治療の進歩によるものと考えられています。

一方、高血圧者の多くが降圧薬治療を受けるようになった現在でも、虚血性心疾患などの心疾患による死亡は確実に増加しています。

脳出血の発症率は一定レベル以上の血圧値で急激に上昇し、また、その関係が他の因子によって影響されることはありません。

また、心疾患や脳梗塞の発症率と血圧値は連続的な直線関係を示し、さらに、高脂血症、喫煙などの危険因子が多くなると、その傾きが急峻になることが知られています。

つまり、脳出血と高血圧には密接な関係がありますが、他の脳血管疾患や心疾患においては、高血圧は危険因子の一つにすぎないことを示します。

従来、わが国における高血圧の多くは、塩分の過剰摂取によるものとされ、その対策が効果をあげてきました。

たとえば、東北地方など塩分摂取が多い農村地方では、脳出血による死亡が多くみられました。その死亡率は、減塩指導などの市民教育と、塩分排泄を促進し血圧を低下させる降圧利尿薬の普及によって激減しました。

最近では、わが国においても肥満をともなう高血圧が急増しています。このようなタイプの高血圧では、高脂血症や糖尿病を合併し、虚血性心疾患の発症が多くみられます。

つまり、わが国における心血管疾患の変化は、高血圧の質の変化によるものといえます。

ひとくちメモ 〈サイレントキラー〉高血圧は、無症状のうちに忍び寄り、脳卒中や心筋梗塞などを招きます。高血圧はまさしく「静かなる殺人者（サイレントキラー）」です。

■血圧レベルと脳卒中発症の頻度

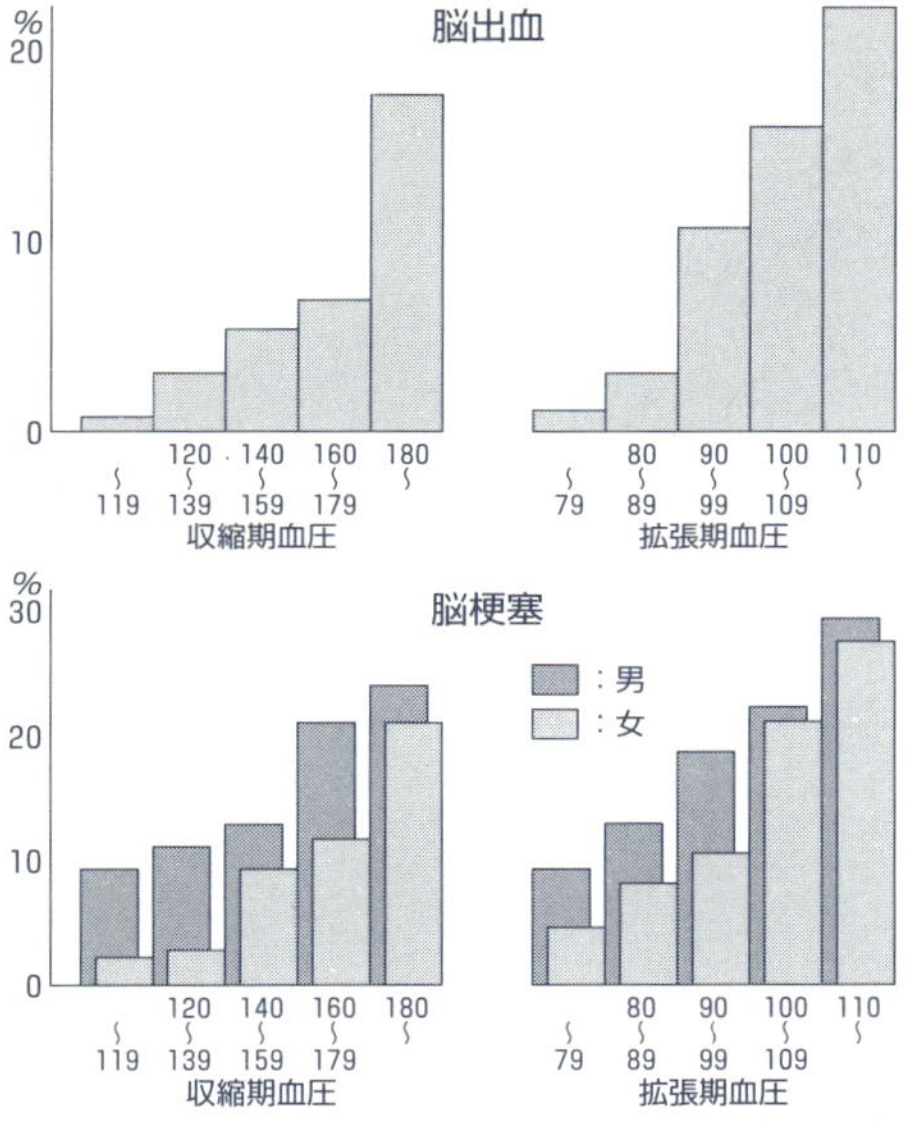

（久山町研究、1961年〜79年）

■心臓血管系疾患の発症率に及ぼす危険因子の影響

40歳男性1000人中、8年間で起こる確率
（アメリカ、フラミンガム研究）

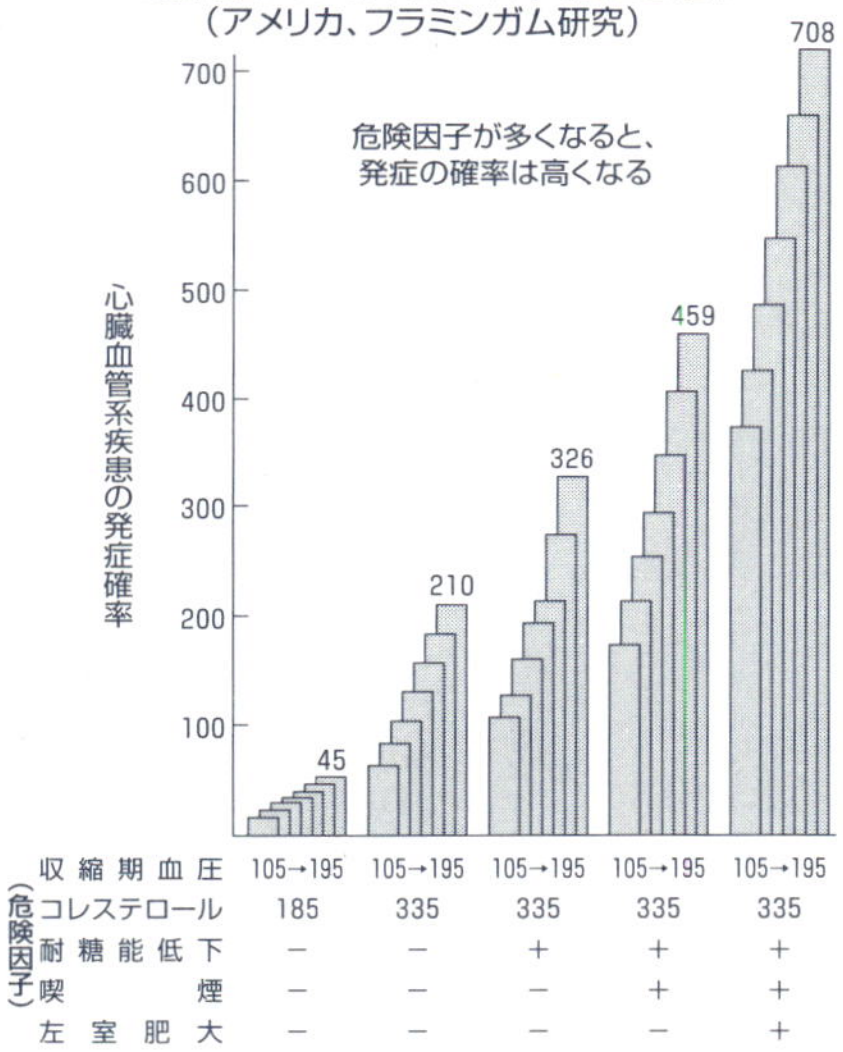

危険因子					
収縮期血圧	105→195	105→195	105→195	105→195	105→195
コレステロール	185	335	335	335	335
耐糖能低下	−	−	＋	＋	＋
喫煙	−	−	−	＋	＋
左室肥大	−	−	−	−	＋

45, 210, 326, 459, 708

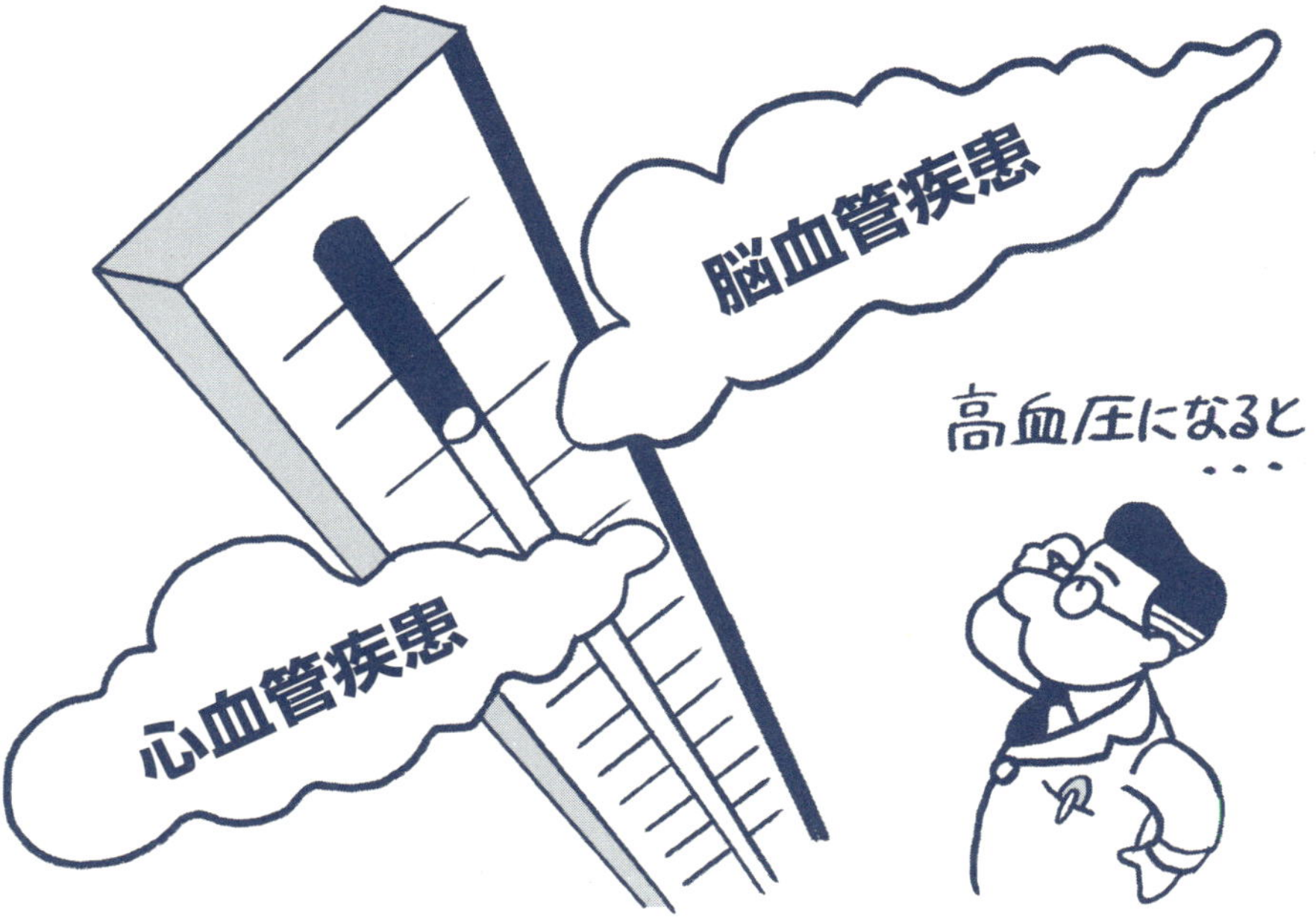

高血圧の治療法にはどんな方法がある？

体質の変化とともに治療法も変わる

日本人の薬好きはよく知られています。特に降圧薬についての信仰は厚く、その背景には、降圧薬の普及によって脳卒中による死亡率が半減したことがあります。

しかし、最近では高血圧の質も変化し、薬物治療の限界とともに、生活習慣改善の重要性が強調されるようになってきました。

高血圧治療の本来の目的は、血圧の正常化ではなく、合併症の予防と寿命の延長にあります。

現在まで高血圧治療に関する多くの臨床研究が行なわれ、脳血管疾患を中心とした心血管疾患に対する降圧薬治療の予防効果は確立されたものとなっています。

また、降圧薬治療による心血管疾患リスクの減少は、おもに脳出血を中心とした脳血管疾患の減少によるものとされます。

一方、虚血性心疾患の発症予防は、血圧コントロールのみでは不十分であることが知られ、その対策が高血圧治療における大きな課題となっています。

高血圧治療のそれぞれの心血管疾患に及ぼす効果の違いは、原因となる血管病変が疾患によって異なるためと考えられています。

脳出血は細動脈の血管壊死によって生じ、慢性的な内圧の上昇による血管への負担がその原因とされます。

一方、虚血性心疾患の原因となる粥状《じゅくじょう》硬化では、コレステロールや細胞成分の血管壁への沈着が、高血圧など危険因子によって促進されることによって生じます。高血圧は危険因子の一つにすぎず、むしろ高脂血症や糖尿病など、他の危険因子の影響が大きいと考えられています。

最近、わが国でも多くみられるようになった肥満をともなう高血圧では、虚血性心疾患リスクの上昇が問題であり、降圧薬治療単独の効果はそれほど期待できません。

過食、運動不足などの生活習慣を見直し、血圧上昇の要因を除去することが血圧コントロールのみならず、虚血性心疾患の予防においても効果的です。このため、最近発表された内外の高血圧治療ガイドラインでは、生活習慣改善の重要性が強調されています。

ひとくちメモ　**〈降圧薬は一生必要？〉**生活習慣に関連した高血圧では、生活習慣の改善によって血圧が正常化することも珍しくありません。それができずに、降圧薬が一生必要となるケースも多いのは確かです。

■初診時の治療計画

血圧測定、問診、身体所見、検査所見

二次性高血圧の鑑別
危険因子、臓器障害/心血管病の評価

正常（＜130/＜85）	正常高値（＜140/＜90）	低リスク群	中等リスク群	高リスク群	高血圧緊急症*
高血圧、心血管病の家族歴あれば	生活習慣修正	生活習慣修正	生活習慣修正	降圧薬開始 生活習慣修正	入院 降圧薬開始 （専門医へ紹介）
年1～2回 血圧測定	年1～2回 血圧測定	2か月以内に 血圧測定	1か月以内に 血圧測定	1～2週間以内に 血圧測定 （場合によっては専門医に紹介）	
		6か月後に ≧140/90ならば 降圧薬開始	3か月後に ≧140/90ならば 降圧薬開始		

＊血圧の著しい上昇により、臓器障害の発生が予想される病態。高血圧性脳症、高血圧性心疾患にともなう心不全、急性大動脈解離、重症高血圧をともなう急性心筋梗塞や不安定狭心症などが該当する。

（高血圧治療ガイドライン、2000）

■生活習慣の修正項目

1）食塩制限7g/日（このうち調味料などとして添加する食塩は4g/日）以下。
2）適正体重の維持*。
3）アルコール制限;エタノールで男性は20～30g/日（日本酒約1合）以下、女性は10～20g/日以下。
4）コレステロールや飽和脂肪酸の摂取を控える。
5）運動療法（有酸素運動）**。
6）禁煙。
　*標準体重（22×[身長（m）]^2）の+20%を超えない。
**心血管病のない高血圧患者が対象。

（高血圧治療ガイドライン、2000）

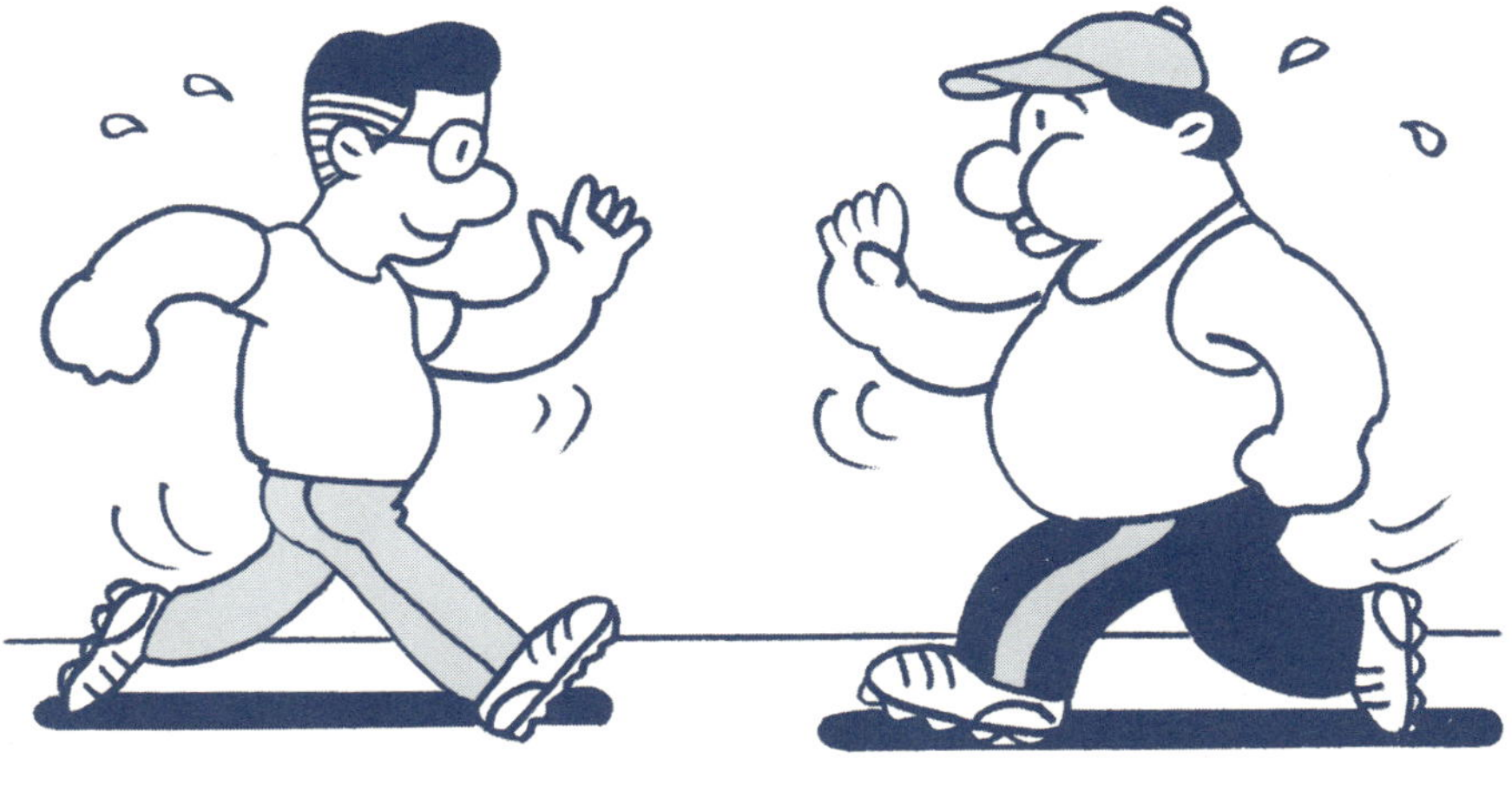

COLUMN

血圧測定の歴史

血管の圧が最初に測定されたのは、ちょうどニュートンが万有引力の法則を発見した1727年、英国の牧師ヘールズによってなされました。彼は馬の頚動脈に直接真鍮の管を突き刺し、それにガラスのチューブを接続しその管の中を吹き上げる動脈血の高さで血圧を測定したといわれています。この方法は実験としてはよいのですが、臨床の場で血圧を測るのに、いちいち頚動脈に管を差し込まれたのではたまったものではありません。そこで非観血的に測定する方法がいろいろ試みられました。

1896年にイタリアのリヴァ・ロッチによって、上腕にカフを巻き水銀圧力計に接続して、カフを加圧しながら手首のところで触れる動脈（橈骨動脈）の脈の消える寸前の圧を読み取り、収縮期血圧とする方法が完成され、今日の血圧計の原型となりました。また、現代では聴診器を用い、血管音を聴いて血圧を測定していますが、これは日露戦争の頃、ロシアのコロトコフによって観察され報告されたものです。すなわち上腕のカフを加圧し、動脈血の血流を一旦止めた後に徐々に圧力を減らしていくと、狭くなった動脈の中を血液が流れ始め、血流の渦による脈拍音が聴こえてきます。この時点の水銀中の目盛りが最高血圧（収縮期血圧）で、さらにカフの圧を緩め、動脈の圧迫が取れ、血管音が消える時点を最低血圧（拡張期血圧）としました。ちなみに、家庭用に普及している自動血圧計もこの原理を応用しており、マイクロフォンを用いて血管音を拾うものと、血管の振動をとらえるオシロメトリックという方法によるものがあります。

4章

動脈のしくみと動脈硬化

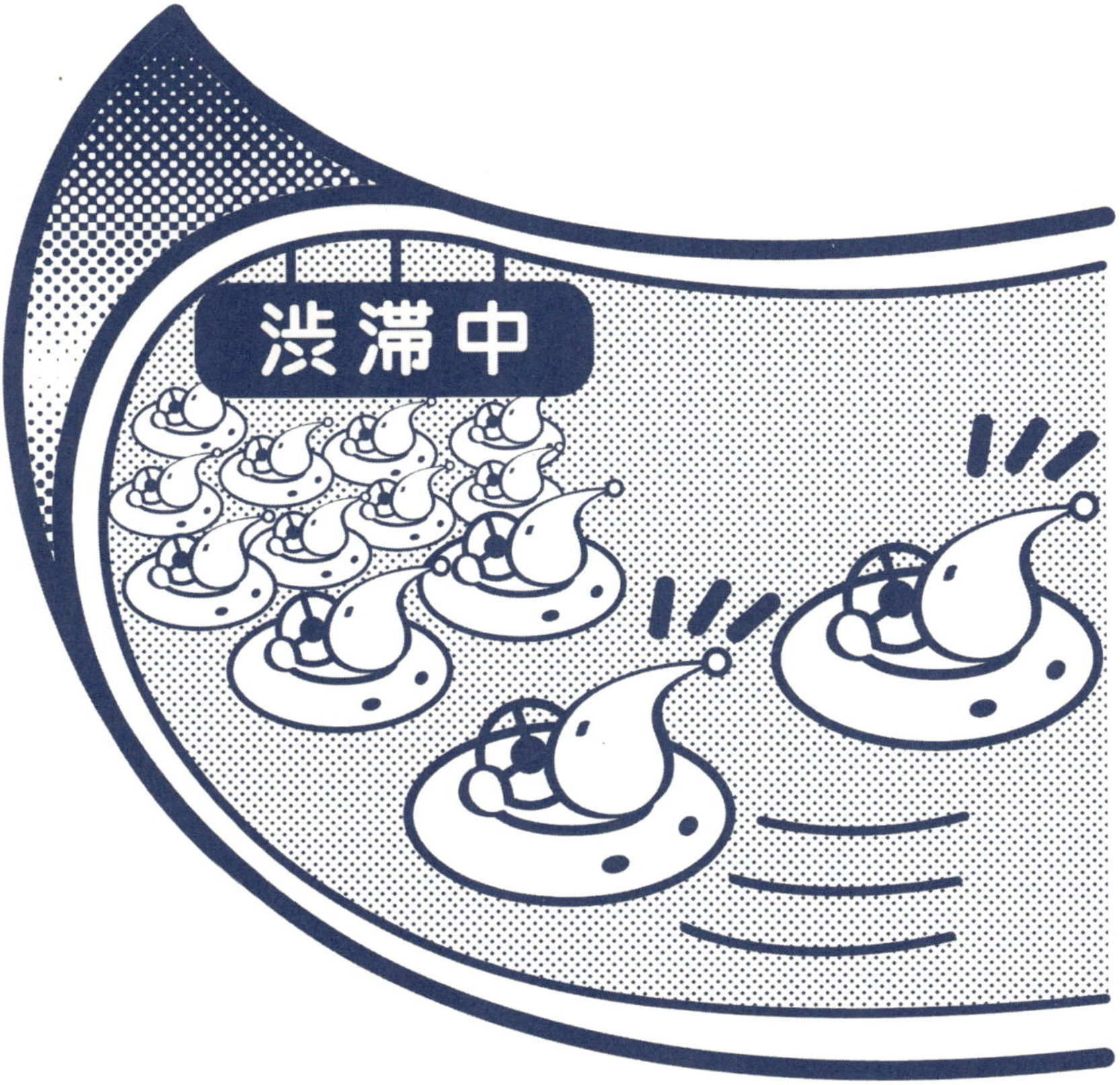

動脈の構造とその働き

弾性線維の働きで拍出のエネルギーを貯える

動脈は、内膜、中膜、外膜の三層からなる厚い壁の構造をしています。内膜は、胎生期にはほとんど認められず、年をとるとともにその厚さを増していきます。

内膜と中膜、中膜と外膜は、それぞれ、内弾性板、外弾性板と呼ばれる構造で仕切られ、また、内膜の内腔側は一層の内皮細胞によっておおわれています。

動脈の役割や構造は、部位によって大きく異なります。

大動脈のような太い動脈は弾性動脈と呼ばれ、壁の中に柔軟に伸び縮みする弾性線維を多く含み、その間に平滑筋細胞が存在します。

大動脈などの弾性動脈は、心臓から拍出される血液の圧をやわらげ、心臓からの拍出がない拡張期には補助ポンプとして機能します。

一方、末梢の細動脈などでは弾性線維は乏しくなり、平滑筋細胞を豊富に含みます。このため、これらの動脈は筋性動脈と呼ばれます。平滑筋細胞は、動脈をとりまくように円周状またはらせん状に走っていて、状況に応じて収縮あるいは弛緩し、血管の緊張を調節します。

この筋性動脈の緊張は、自律神経や血液中の液性因子などにより調節されています。末梢の細動脈は、交感神経α受容体の刺激やアンギオテンシンなどの血管収縮因子により収縮します。一方、交感神経β受容体の刺激やキニンなどの血管拡張因子は、細動脈の弛緩をもたらします。細動脈の収縮や弛緩によって生じる末梢循環抵抗の増減により、血圧や血流の体内分布などが調節されています。

血管内腔をおおう内皮細胞は、動静脈だけでなく毛細血管やリンパ管系にもみられ、広い意味での循環器系に共通する細胞です。

血管の内皮細胞は、従来、血管壁に血栓が付着することを防ぐための内張りと考えられていました。しかし、その後の研究で、内皮細胞が抗血栓性と血栓形成性の性質をあわせもつことや、内皮細胞から血管収縮因子のエンドセリン、血管拡張因子の一酸化窒素が放出されることが明らかとなりました。内皮細胞は、これらの相反した働きで循環器系の維持や調節に重要な役割をはたしています。

動脈硬化症では、これら動脈壁の構成要素の変性や増殖によって、血管の内腔狭窄や機能障害が生じ、さまざまなかたちで血流が障害されます。血流障害は局所の血液凝固を促進し、血管内腔に生じた血栓が、さらに血液循環を悪化させる結果となります。

ひとくちメモ

〈動脈硬化と血管構造〉 動脈硬化を起こした動脈では、内膜の肥厚とともに平滑筋細胞など細胞成分の減少がみられます。臓器としての機能を失い、単なる導管となることが動脈硬化といえます。

■動脈の構造

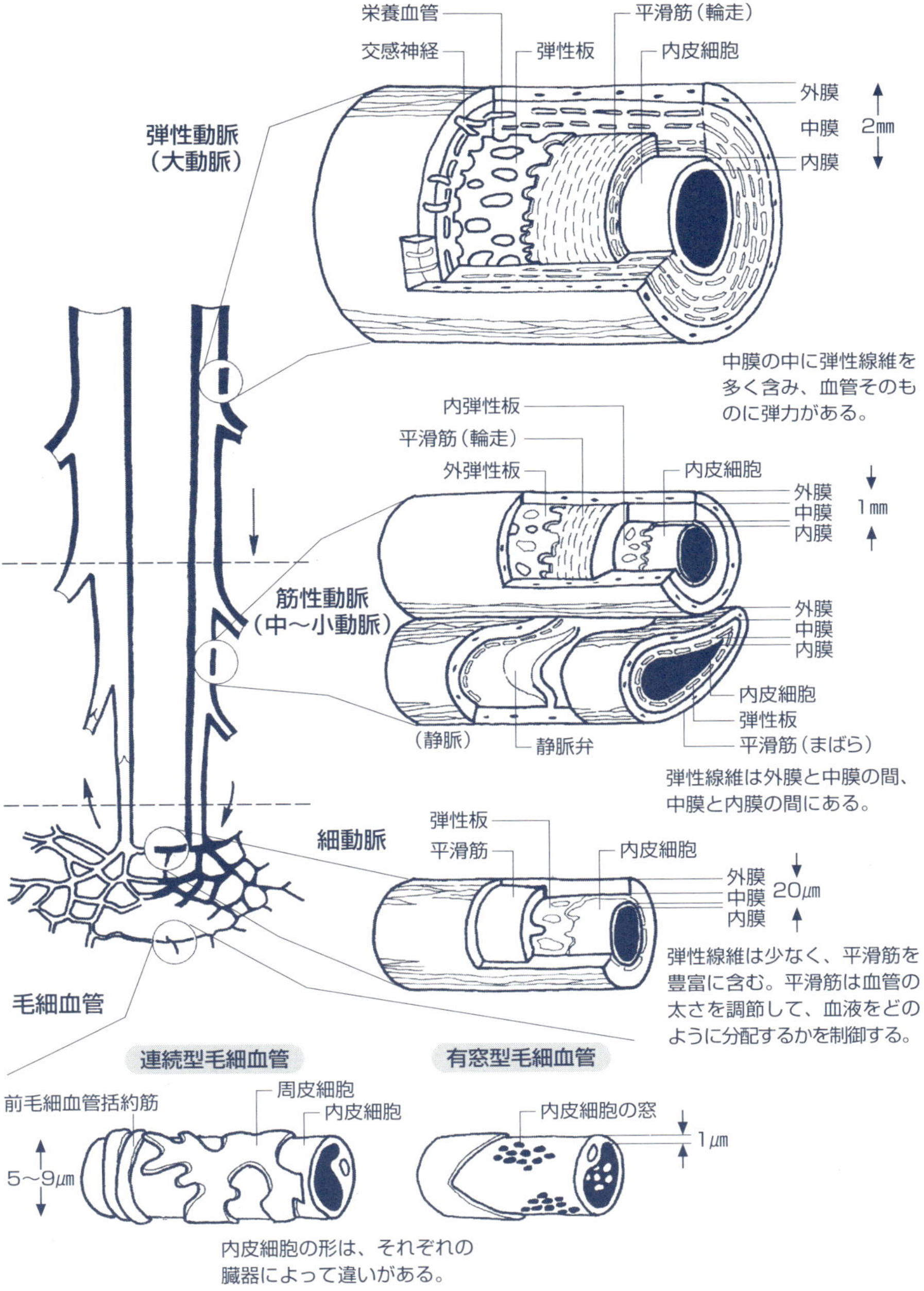

動脈硬化とはどういうものか

生活習慣の欧米化により粥状硬化が増える

動脈は年齢を重ねるとともに劣化し、硬く、しなやかさを失った状態になります。この状態を動脈硬化と呼びます。

動脈硬化は、誰にでもみられ、年齢とともに確実に進行する現象で、それ自体は老化にともなう生理的な変化といえます。

しかし、動脈硬化がある程度まで進行し、狭窄病変や血管閉塞による血流障害が生じると、虚血性心疾患や脳血管障害などの動脈硬化症が発症します。

動脈硬化は、病理学的には粥状《じゅくじょう》硬化、メッケンベルグ型中膜硬化、細動脈硬化に分類されます。

大動脈から中型の動脈に生じる粥状硬化では、内膜内に粥腫《じゅくしゅ》（プラーク）と呼ばれるコレステロール、石灰、炎症細胞などを含む柔らかい組織がみられます。この粥腫が血管内腔で破裂すると、血栓が形成されたり内腔の潰瘍化が生じたりします。冠状動脈や脳動脈で破裂が起こると、心筋梗塞や脳梗塞を生じます。

メッケンベルグ型中膜硬化は中膜にみられる石灰沈着で、高齢者の下肢動脈に多くみられます。その成因や病態についての詳細は不明ですが、最近では糖尿病との関連が指摘されています。

細動脈硬化は小型動脈にみられ、線維成分の増殖によって血管内膜が全周的に厚くなって血管内腔が狭くなります。加齢や高血圧との関連が知られ、脳出血の原因となることも多いタイプの動脈硬化です。

従来、わが国の心血管疾患が欧米と異なる点として、脳出血が多く、虚血性心疾患が少ないことが指摘されていました。

さまざまな血管病変が脳出血の原因となりますが、ほとんどの場合、細動脈硬化によって変性、壊死を起こした脳内細動脈の破綻により生じます。かつてのわが国では、食塩摂取量が多く、特にこの傾向が強い東北地方の農山村で高血圧性脳出血の多発がみられました。しかし、ここ数十年、食生活の改善や高血圧治療の普及により、脳出血の発生は著しく減少してきました。

しかし一方で、粥状硬化による虚血性心疾患は確実に増加を続けています。また、脳血管障害についても、脳出血は減少したものの、脳梗塞はむしろ増加していることが知られています。

これらの事実は、生活習慣と動脈硬化の密接な関連のみならず、動脈硬化予防における生活習慣修正の重要性を強く示唆します。

> **ひとくちメモ**　**〈古くなったゴムホース〉** 劣化した硬いゴムホースでは、容易にひび割れが生じます。劣化したゴムホースからは水が漏れたりガスが漏れたりしますが、これが動脈に起こると脳出血などの大惨事に至ります。

■動脈硬化の分布

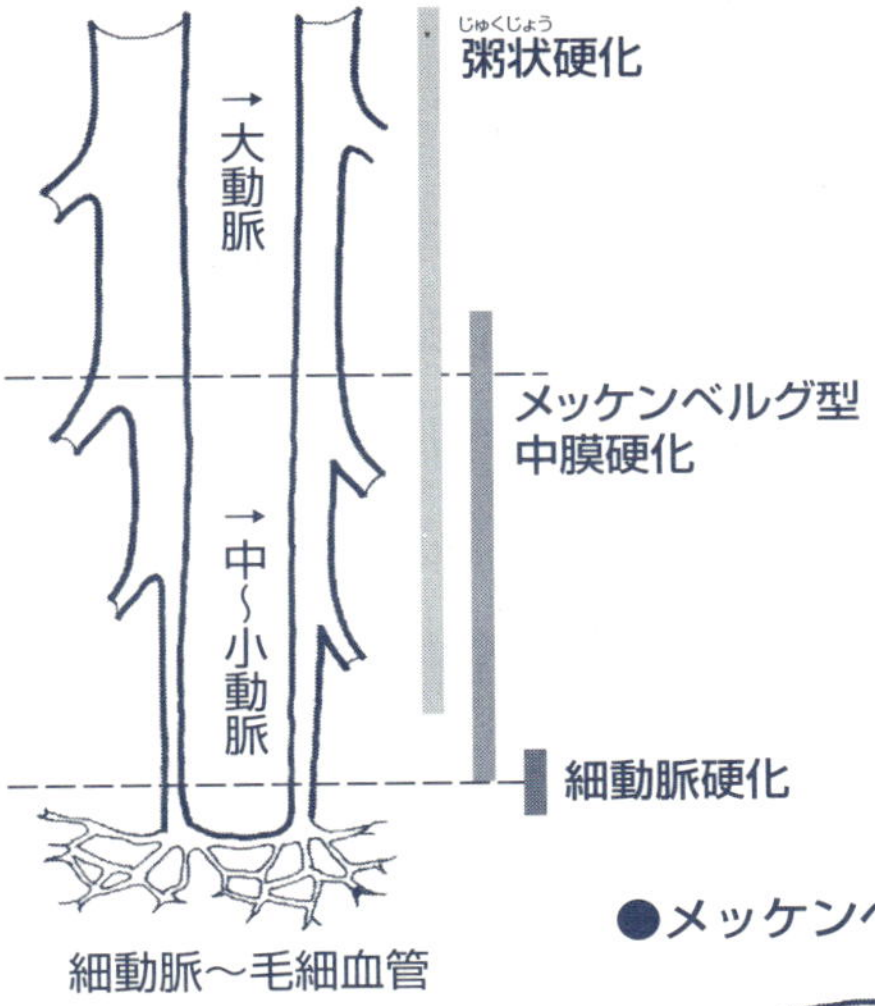

●粥状硬化《じゅくじょう》

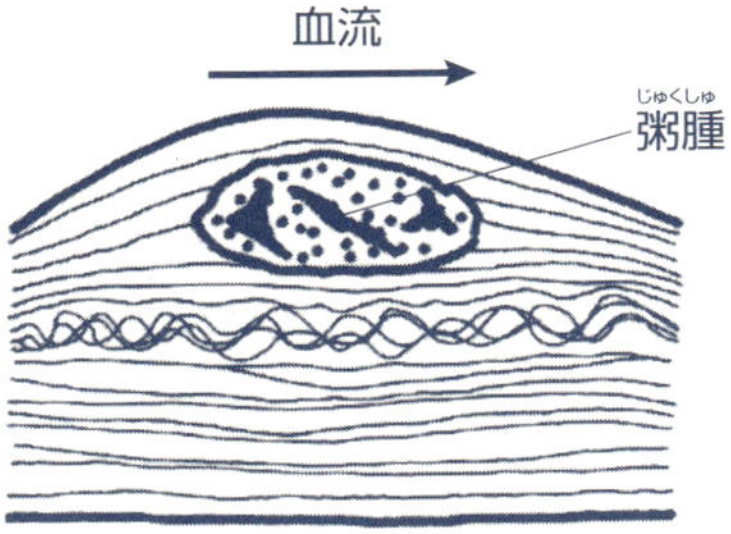

コレステロール、石灰、炎症細胞などが内膜内に貯まる。数センチの大きさになることも。

●メッケンベルグ型中膜硬化

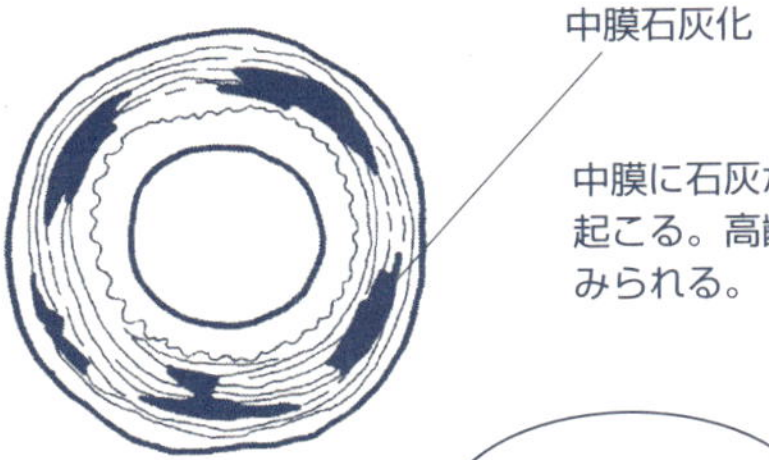

中膜に石灰が沈着して起こる。高齢者に多くみられる。

●細動脈硬化

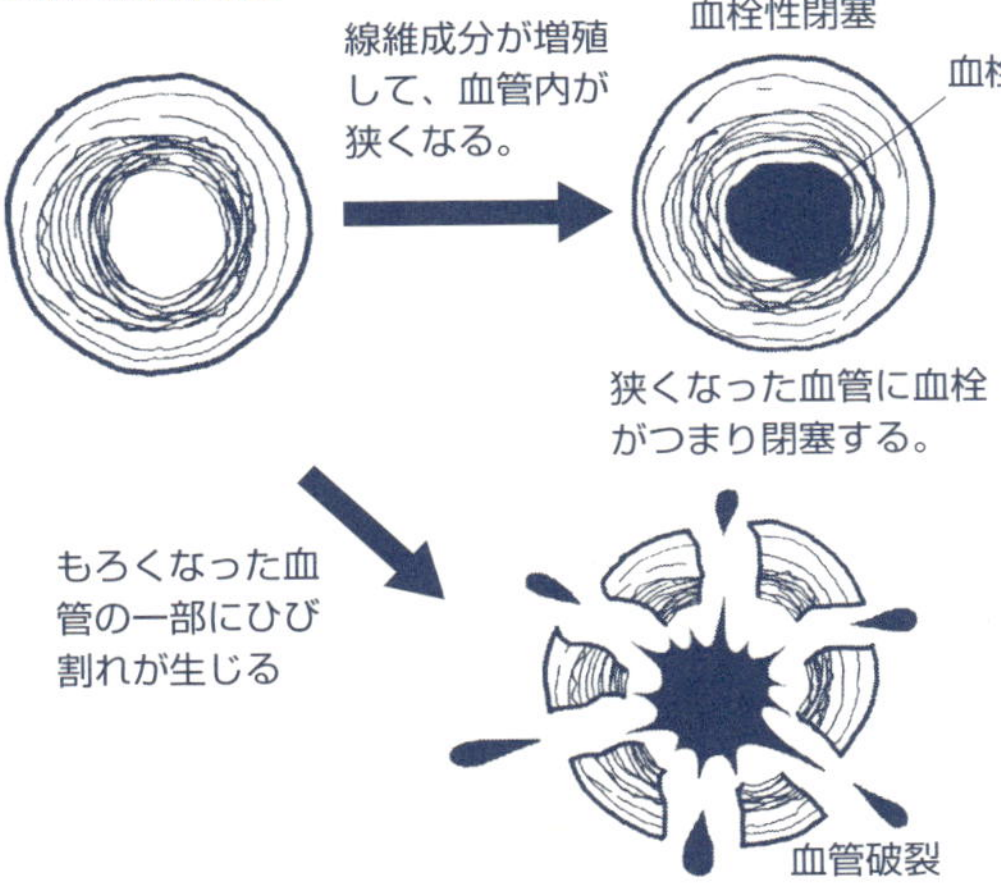

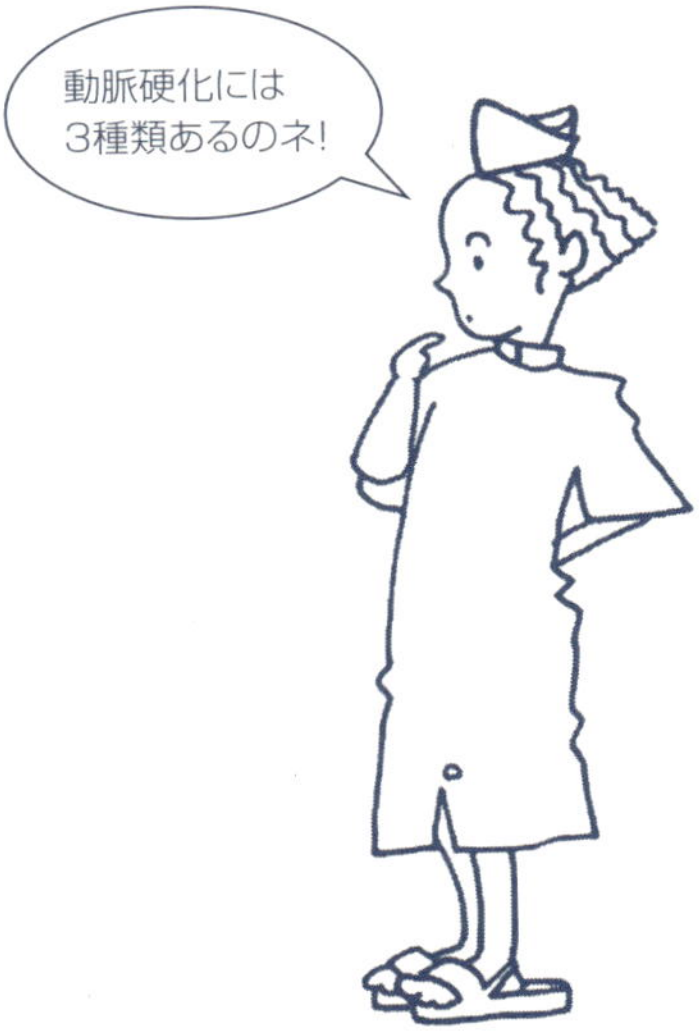

動脈硬化によって起きる病気は？

狭心症、心筋梗塞、脳血管障害の引き金に

動脈硬化によって起こる代表的な疾患として、虚血性心疾患や脳血管障害があります。

狭心症や心筋梗塞など虚血性心疾患は、心臓に血液を供給する冠状動脈に動脈硬化による狭窄が生じ、心筋への血流が不足あるいは途絶えることによって生じます。

虚血性心疾患の主な原因は、コレステロールなどが動脈壁に蓄積する粥状硬化です。

最近では、動脈硬化と冠れん縮性狭心症との関連が注目されています。

冠れん縮性狭心症とは、ふだんは狭窄病変がみられず、一時的に冠状動脈がけいれんすることによって発作が起きる狭心症で、従来、動脈硬化とは無関係な病態と考えられていました。

しかし、冠状動脈れん縮と動脈硬化危険因子、あるいは内皮細胞障害との関連などが明らかにされるにつれ、冠れん縮性狭心症も、動脈硬化を原因として生じると考えられるようになっています。

脳血管障害には脳梗塞、脳出血、クモ膜下出血があり、それぞれ原因となる動脈硬化の病型は多少異なります。

脳梗塞には頭蓋内外の太い動脈の閉塞が原因で起こるタイプと、脳内の穿通枝動脈と呼ばれる細い動脈が閉塞するタイプ（ラクナ型梗塞）があります。

前者は粥状硬化、後者は細動脈硬化が主な原因と考えられています。

脳出血は高血圧による細動脈の血管壊死が原因となり、クモ膜下出血は比較的太い動脈に起こる脳動脈瘤が原因となります。

細動脈壊死や脳動脈瘤のすべての要因が動脈硬化とも言い切れませんが、高血圧などが、いずれの病型においても重要な要因となります。

動脈硬化は大動脈や四肢の動脈にも生じ、さまざまな障害をきたします。大動脈の硬化によってその弾力性が低下すると、血圧の上昇がみられます。このタイプの高血圧は、高齢者に多くみられ、拡張期血圧は正常か、あるいは低下することが特徴です。

大動脈がこぶのように太くなり、最終的には破裂する大動脈瘤も、多くは動脈硬化が原因です。

また、末梢動脈の動脈硬化では、手足の冷感や痛み、場合によっては足先などに壊死を生じる閉塞性動脈硬化症が起こります。

ひとくちメモ **〈血栓の働き〉** 血栓の本来の働きは、傷ついた血管壁の補修です。血管病の原因とされる血栓ですが、血管構造を保つうえで必須のものです。

■虚血性心疾患が起きるメカニズム

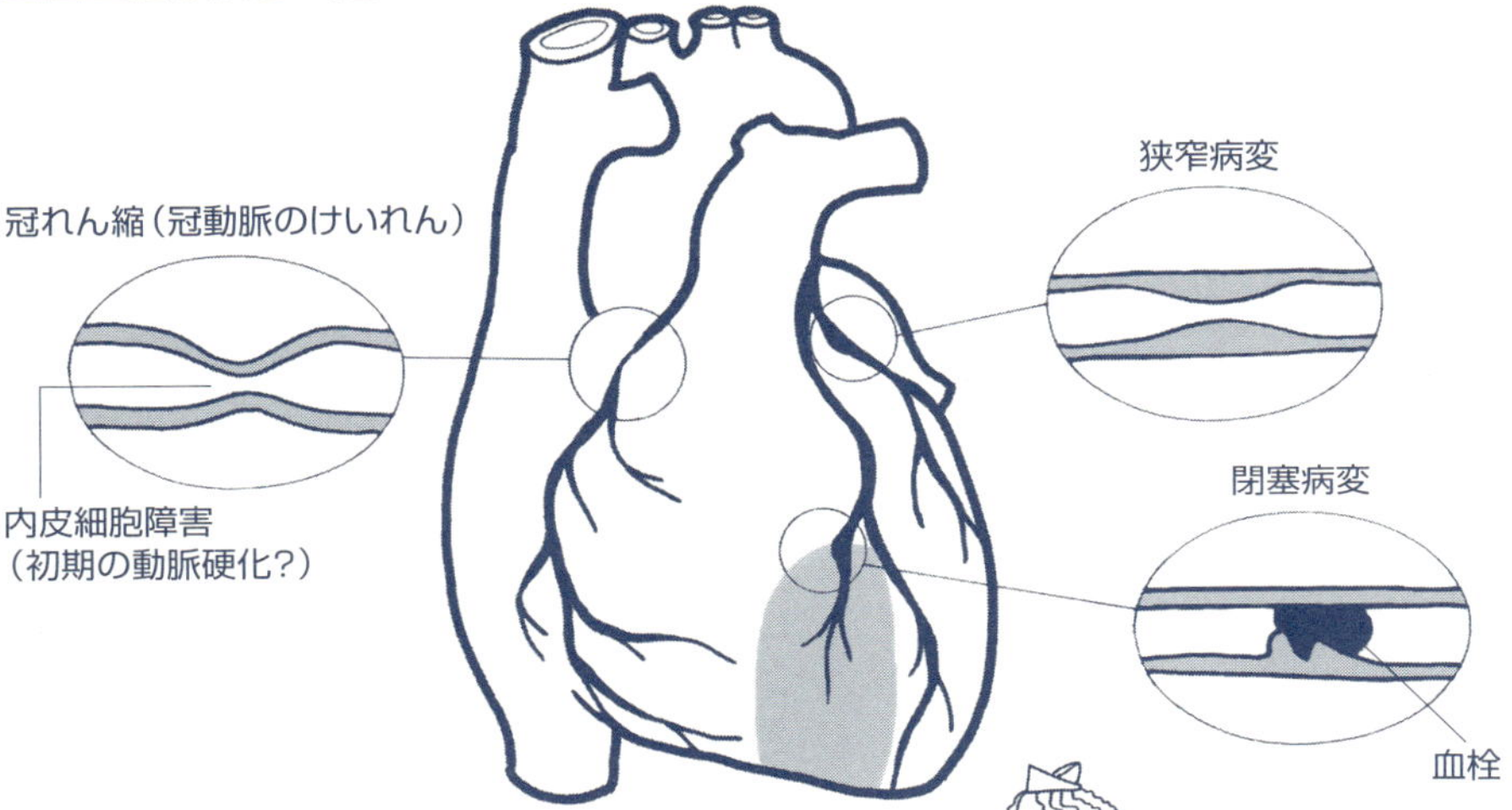

冠状動脈の動脈硬化性狭窄、血栓性閉塞、れん縮（けいれん）などにより、血流の低下や途絶が生じると、心筋虚血による機能障害や壊死などが生じる。

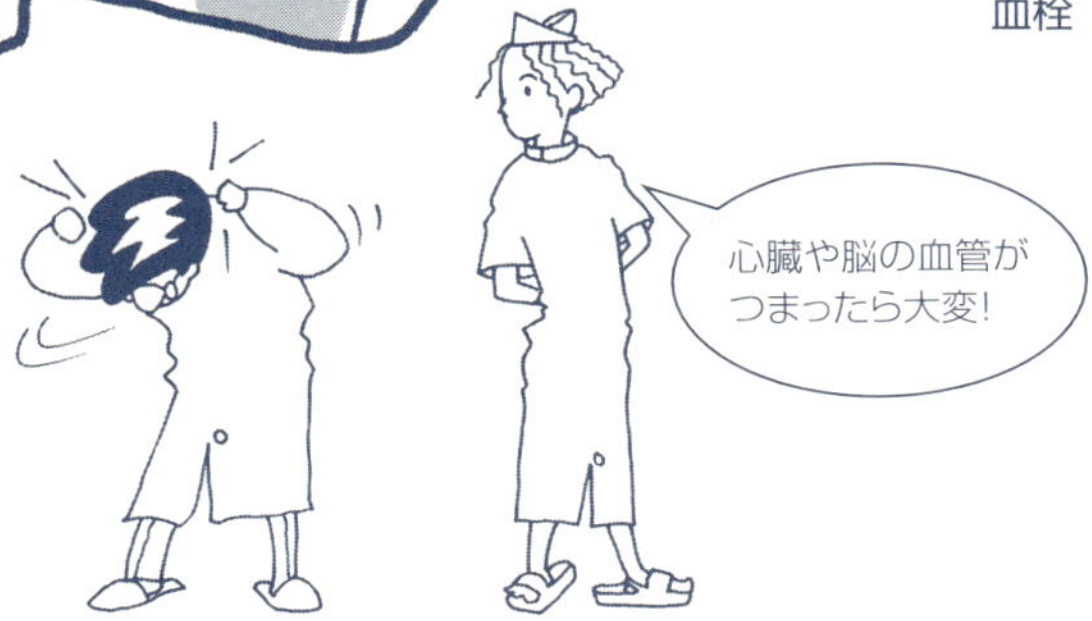

■脳血管障害の分類

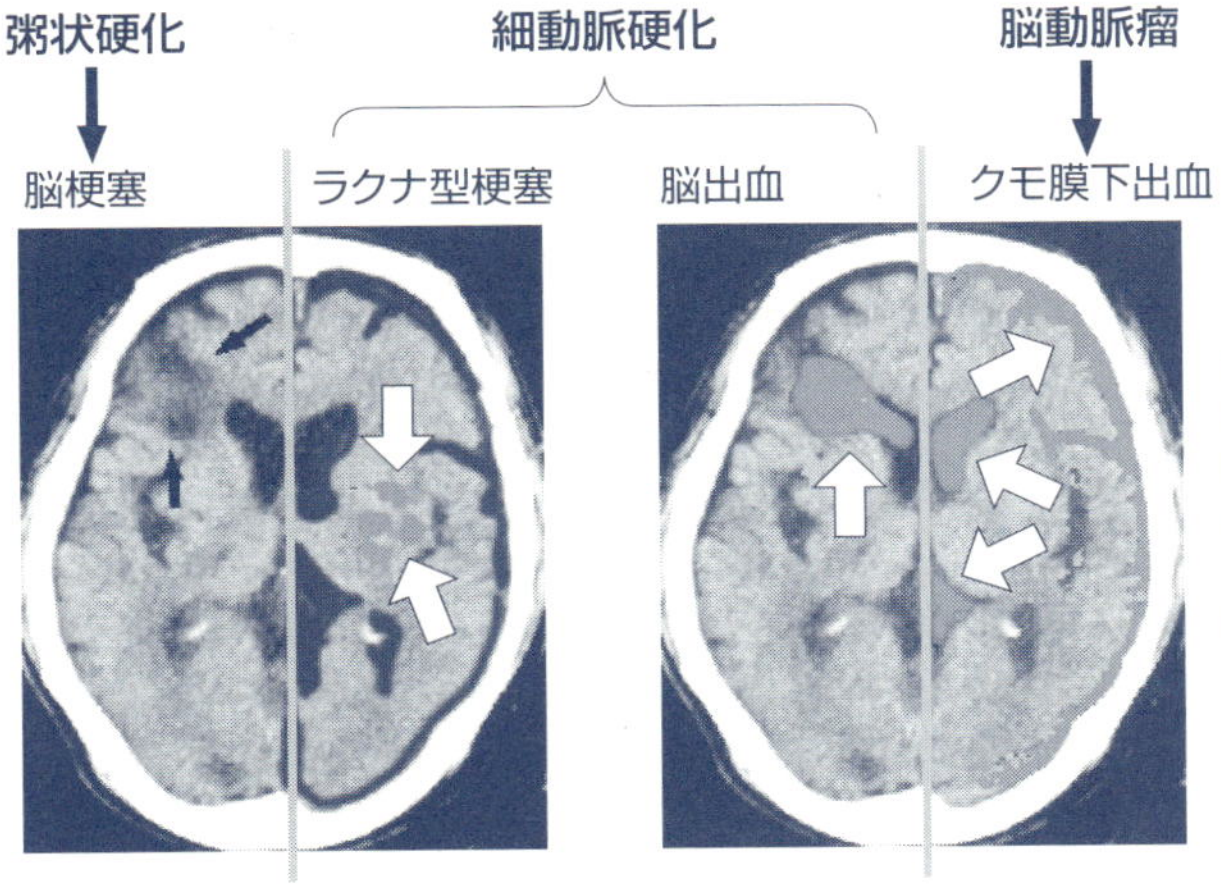

脳梗塞には、比較的太い動脈の閉塞によって生じるタイプと、脳内の細動脈の閉塞によって生じるタイプがある。後者は小さな梗塞巣が多数見られ、ラクナ型梗塞とも呼ばれる。

なぜ動脈硬化が起きるのか

遺伝因子と生活習慣によって発症

動脈硬化は血管の老化現象であり、年をとるにつれて誰にでも認められます。

しかし、すべての人が動脈硬化症を発症するわけではありません。これは、動脈の老化と全身の老化のバランスによって生じます。

つまり、血管の老化が他の臓器や組織の老化に比べて早ければ動脈硬化症を発症し、遅ければ生理的な変化としての動脈硬化で一生を終えると考えることもできます。

動脈の老化の程度、すなわち血管年齢は危険因子の有無や程度によって決まります。

危険因子とは動脈硬化を促進させる因子で、年齢、性別（男性）、動脈硬化症の家族歴、喫煙、高コレステロール血症、高血圧、肥満、運動不足、糖尿病などが知られています。

これらの危険因子を多くもつほど血管の老化が早まり、若いうちから虚血性心疾患や脳血管障害などを発症して、命を落とす危険が高くなります。

危険因子には、年齢や性別、遺伝因子などのように修正できないものと、生活習慣の改善や薬物治療によって修正可能なものがあります。

修正可能な危険因子のうち、喫煙、高コレステロール血症、高血圧は三大危険因子として知られています。

虚血性心疾患が多いアメリカでは、一九六〇年代から喫煙、高コレステロール血症、高血圧に対する国家規模のキャンペーンが行なわれ、一九九〇年代までに心筋梗塞による死亡率は半減しました。

一方、わが国における心疾患による死亡率は、一九六〇年代後半から増加の一途をたどっています。これは、経済の高度成長とともに、社会構造や生活習慣が欧米化してきたことが原因と考えられます。

日本人の血液を調査した研究では、若年層における血中総コレステロール値はアメリカのそれを上回っていることが報告されています。わが国における虚血性心疾患が、今後さらに増加することを示唆する結果です。

動脈硬化は動脈壁にすでに生じた変化であり、それ自体を治療することはできません。さらに動脈硬化の特徴は、知らない間に進行し、ある程度進行した時点で初めて重篤な症状が出現することにあります。

このため、動脈硬化症では、その予防が非常に重要なこととなります。

ひとくちメモ

〈動脈硬化症の治療〉医学が進歩した現在においても、動脈硬化に対する治療法はありません。動脈硬化症の治療は、動脈硬化を促進させる要因（危険因子）を除去し、進展を予防しているにすぎません。

■動脈硬化症の危険因子

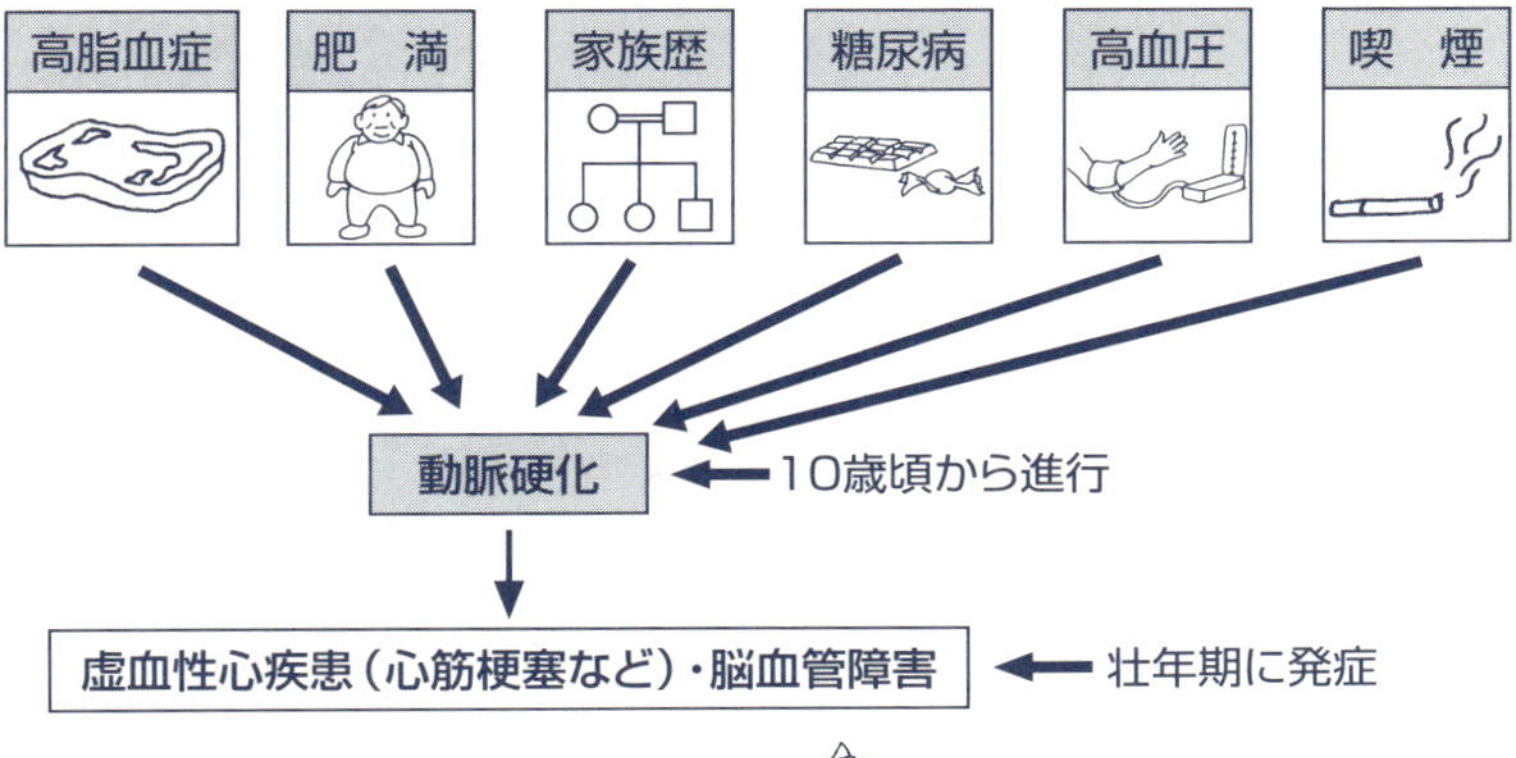

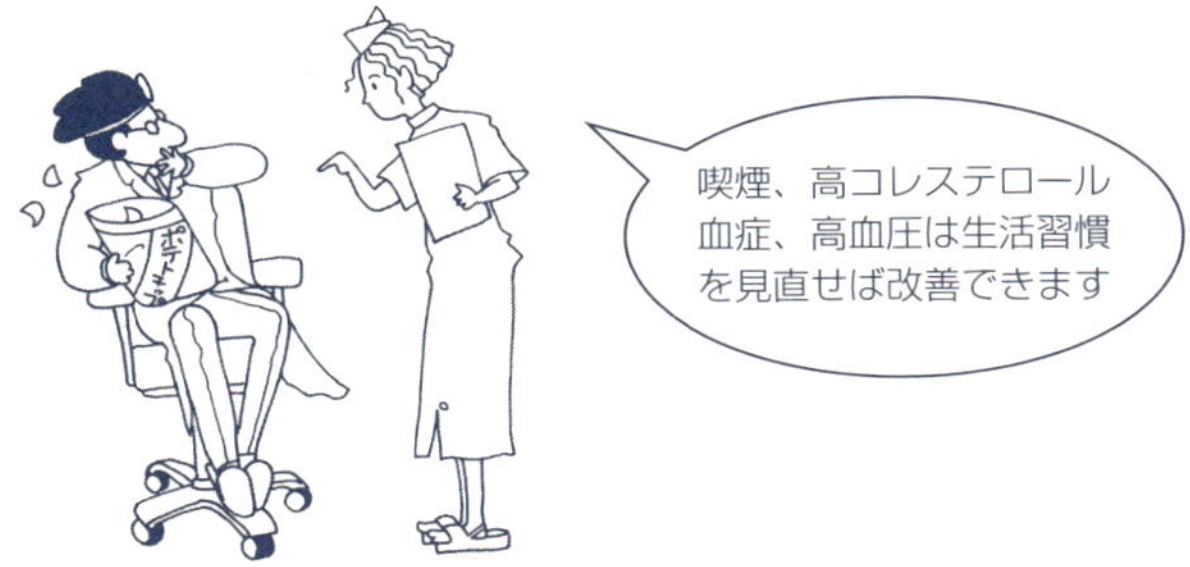
喫煙、高コレステロール血症、高血圧は生活習慣を見直せば改善できます

コレステロール値でアメリカを上回った日本

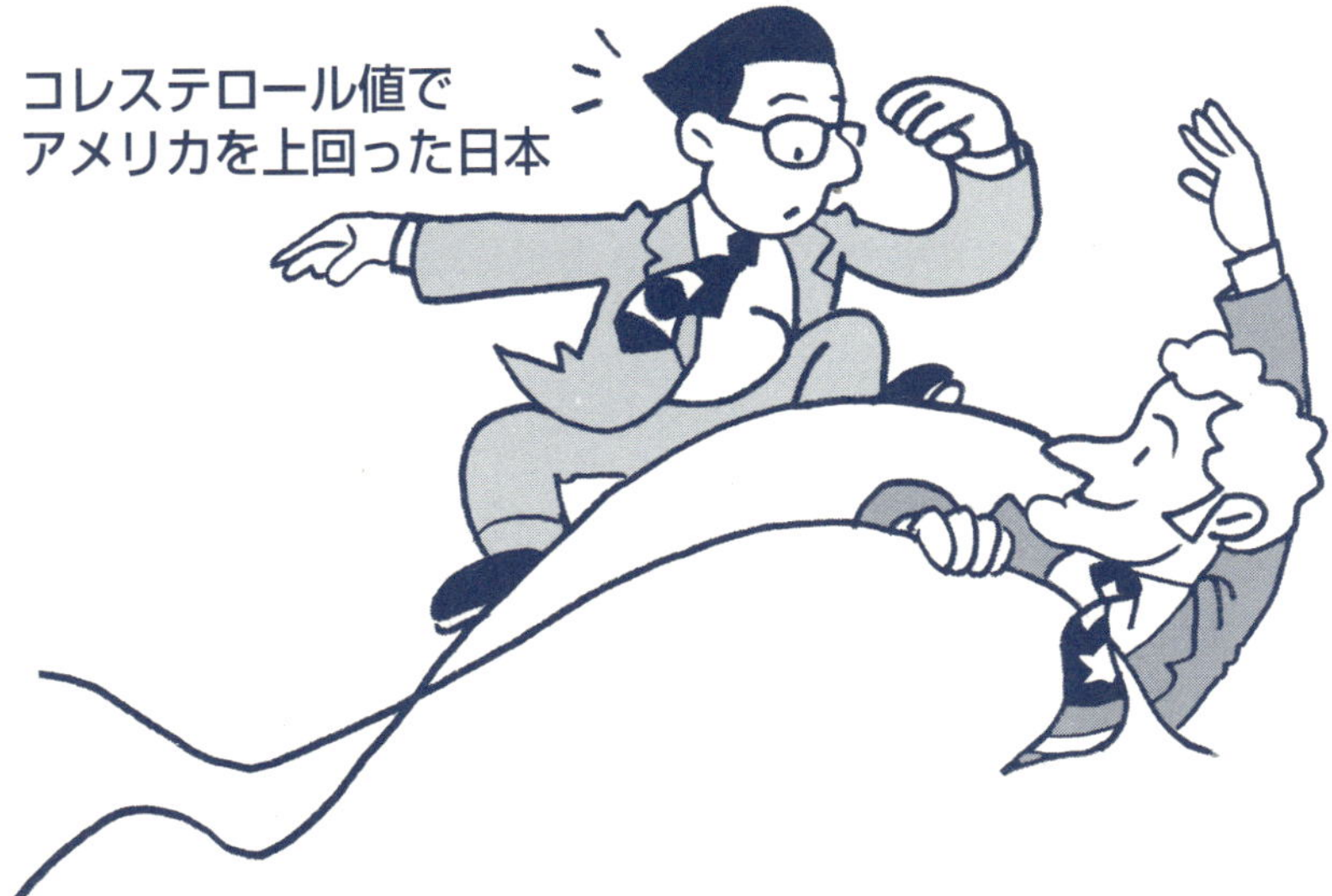

コレステロールと動脈硬化の関係は？

悪玉コレステロールが血管壁に沈着

三大栄養素の一つである脂質は、その化学構造により、脂肪酸、中性脂肪、リン脂質、コレステロールに分類されます。これらのうち、コレステロールは、動脈硬化との密接な関連が知られています。

疎水性の物質である中性脂肪やコレステロールなどの脂質は、そのままでは血液となじむことができません。そのため、小さなタンパク質が脂質の表面を覆い、全体としては親水性のリポタンパクとして血液中を流れます。

これはちょうど、油の粒子の周りを卵のタンパクで取り囲むことで水となじむマヨネーズと似た構造をもちます。

リポタンパクは、中性脂肪とコレステロールの含有比率による比重の違いによっていくつかに分類されます。

このうち、粥状動脈硬化の進展には、コレステロールを多く含むLDLが重要な役割を演じます。

LDLは、正常な血管壁に侵入することはありませんが、内皮細胞の障害やLDLの変性が生じると、直接、あるいは体内の異物を食べるマクロファージ（血液中の単球が組織内で成熟したもの）を介して血管壁に入り込みます。

マクロファージは、処理しきれないほど大量のLDLを取り込むと泡沫細胞（コレステロールを含んだ泡状の細胞）となり、やがて崩壊します。泡沫細胞の死骸とその細胞内から放出されたコレステロールは、動脈壁内の粥腫《じゅくしゅ》となります。

その周囲には、血管平滑筋などの増殖がみられ、血管壁はさらに厚くなります。

一方、HDLには、血管壁に沈着したコレステロールを血液中に引き抜き、動脈硬化の進展を予防する効果があります。

このため、動脈硬化を進展させるLDLは悪玉コレステロール、HDLは善玉コレステロールとも呼ばれます。

一九八〇年代にはスタチン系（HMG CoA還元酵素阻害剤）と呼ばれる薬剤が登場しました。スタチン系の薬剤は、肝臓でのコレステロール生合成を抑えることにより、血中LDLコレステロールを低下させます。

一九九〇年代に行なわれた欧米の大規模臨床試験で、その薬剤を用いたコレステロール低下療法による死亡率の減少が実証されました。

コレステロールと動脈硬化との因果関係が再認識されるとともに、コレステロール低下療法が虚血性心疾患の有力な治療法として広く行なわれるようになっています。

ひとくちメモ

〈大食いのマクロファージ〉血管壁内にしみこんだコレステロールは、異物としてマクロファージに貪食されます。マクロファージは、コレステロールを多く含む泡沫細胞となり、さらに自らが破裂するまで貪食を続けます。

■高脂血症とは

●総コレステロール　220 mg/dl 以上

コレステロールは細胞膜を作る材料として体の各部に含まれている。また、性ホルモンなどの材料にもなるので、体にとって必要なもの。

●中性脂肪　150 mg/dl 以上

中性脂肪は体の中のエネルギー源として使われる。

●HDLコレステロール　40 mg/dl 未満

HDLコレステロールは、善玉コレステロールとも呼ばれ、低い場合に動脈硬化が発症しやすいことが知られている。

●LDLコレステロール　140 mg/dl 以上

LDLコレステロールは、悪玉コレステロールとも呼ばれ、高すぎる場合に動脈硬化が発症しやすいことが知られている。

＊上記のうち1つでも該当すれば高脂血症と診断される。

■動脈硬化形成のメカニズム（障害反応仮説）

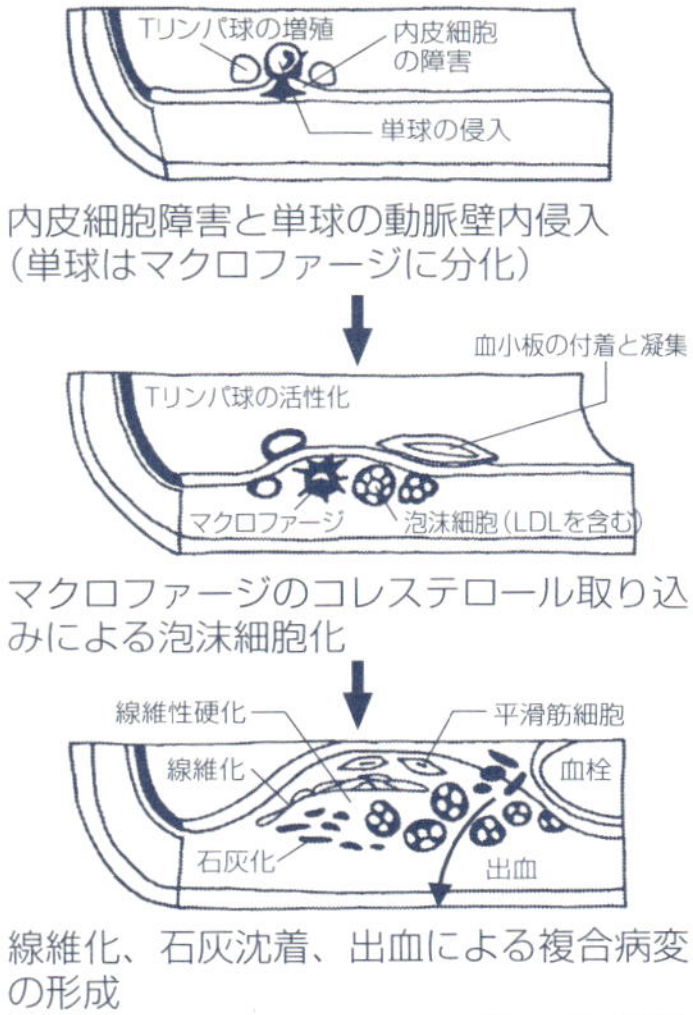

(Ross R, 1976)

善玉コレステロール
血管壁から
悪玉コレステロールを
引っぱがせ！

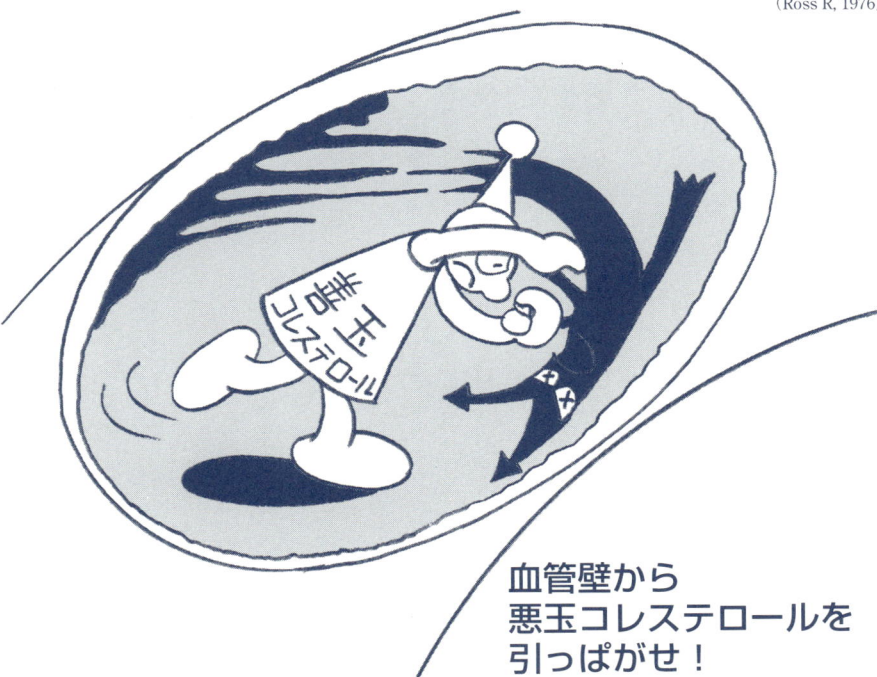

喫煙と動脈硬化の関係は？

1日10本の喫煙で死亡率は2ケタアップ

アメリカの代表的な疫学研究であるフラミンガム研究では、一日一〇本の喫煙ごとに、心血管疾患による死亡率が、男性では一八％、女性では三一％上昇することが報告されています。さらに喫煙は他の危険因子によるリスクを倍増させます。

喫煙による動脈硬化の進展には、タバコの煙に含まれるニコチンと一酸化炭素の影響が考えられています。

タバコを吸うと、ニコチンのもつ交感神経亢進作用によって、心拍数や血圧が上昇します。さらに、ニコチンは血小板の活性化、凝固因子の増加などによって、血液凝固系を亢進させます。

一酸化炭素は、血液中のヘモグロビンと強力に結合することで、その酸素運搬能を低下させ、局所的な組織の低酸素血症をもたらします。

高血圧、低酸素血症、血小板の活性化などにより血管の内皮細胞が障害される一方、血液凝固系の亢進は、動脈内腔での血栓形成を促進します。

さらに、喫煙は脂質代謝にも悪影響を及ぼします。特に、喫煙によるＬＤＬコレステロールの変性が注目されています。

喫煙者のＬＤＬ粒子は、非喫煙者に比べマクロファージに取り込まれやすいことが知られており、これは、喫煙によって促進されるＬＤＬの酸化が原因とされます。

また、喫煙者ではＨＤＬコレステロールが低下します。

このように喫煙は、さまざまなメカニズムを介して、動脈硬化を進行させると考えられています。

喫煙は自らの意志でコントロールできる唯一の危険因子で、禁煙後わずか三年で心血管疾患リスクは非喫煙者と同等のレベルまで低下します。

アメリカのデータを用いたシミュレーションモデルでは、三五歳の喫煙者が禁煙したことによって期待される余命の延長は、男性では〇・八年、女性では〇・七年、さらに、他の危険因子を一つでも持つ場合には、男性二・三年、女性二・八年と報告されています。

同じモデルによって算出されたコレステロール低下療法、降圧療法、減量などによって期待される余命延長が〇・四～一・一年であることを考えれば、その効果は大きいといえます。

ひとくちメモ

〈日本人の喫煙率〉 喫煙は他の危険因子によるリスクを倍増させます。高い喫煙率にも関わらず、動脈硬化性疾患が比較的少ないわが国においても、今後、高脂血症や糖尿病の増加により、喫煙の悪影響が顕著になることが予測されます。

■喫煙の動脈硬化発症メカニズム

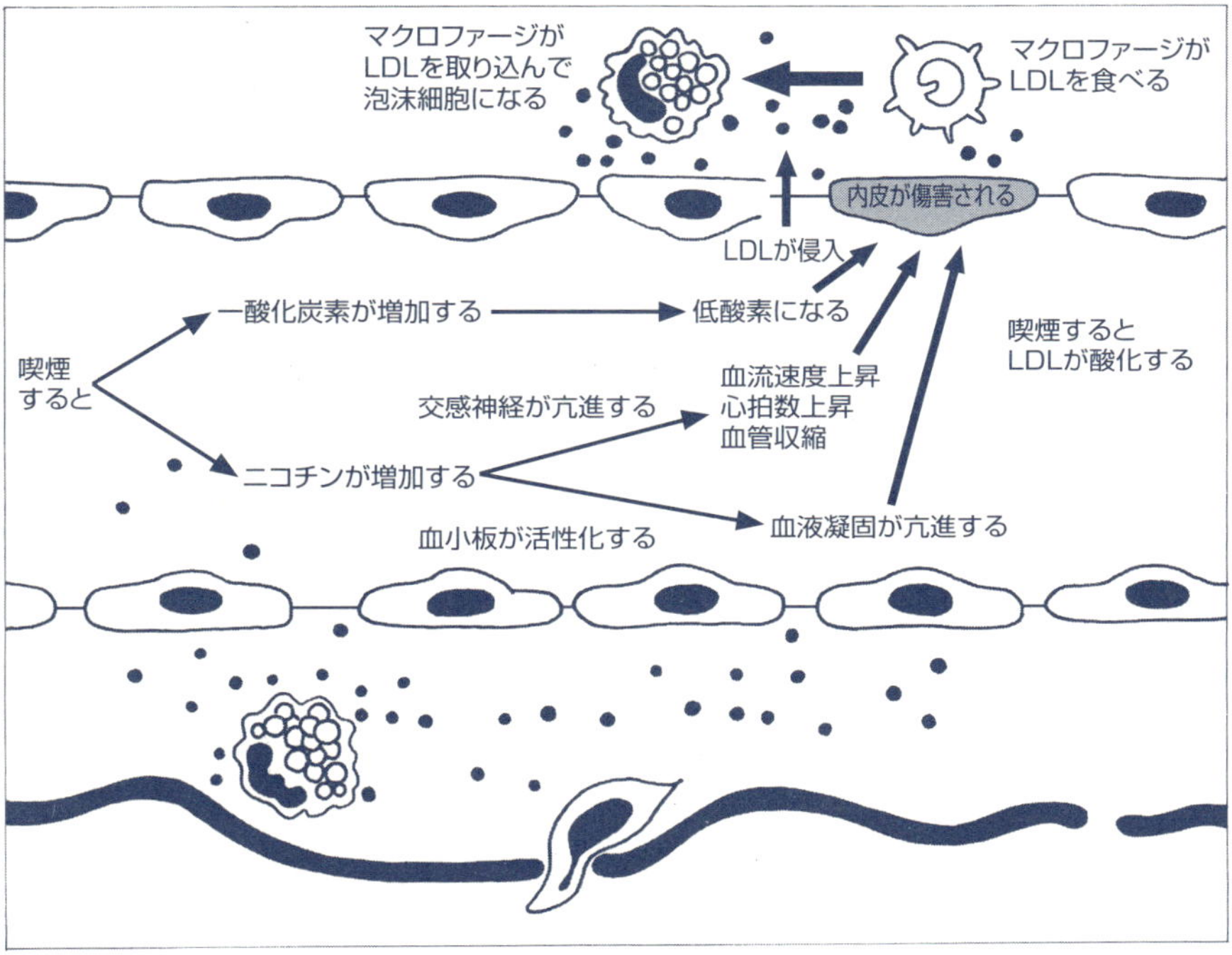

■喫煙による血液粘度の上昇

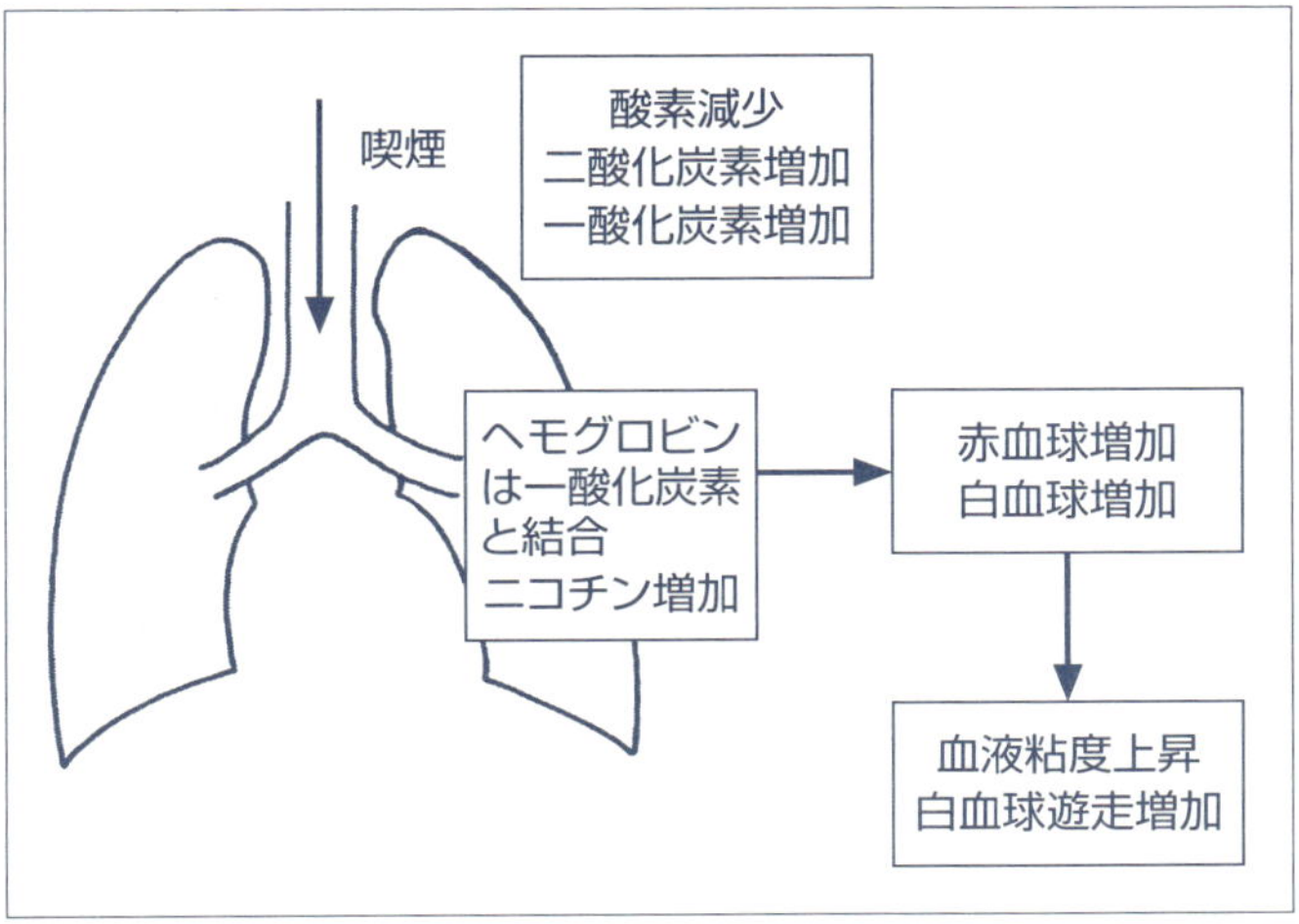

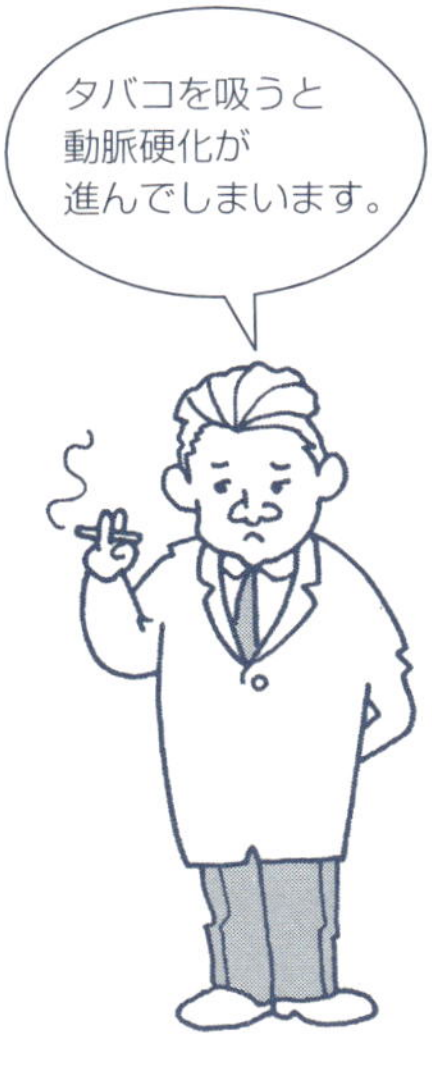

タバコを吸うと
動脈硬化が
進んでしまいます。

高血圧と動脈硬化の関係は？

タマゴが先かニワトリが先かの関係

高血圧は動脈硬化の代表的な危険因子であり、一方、動脈硬化の進展によって血圧は上昇します。高血圧と動脈硬化の間にはちょうど、「タマゴが先かニワトリが先か」と似た関係があります。

高血圧との因果関係が知られている動脈硬化には、脳や腎臓などの細い動脈に生じる細動脈硬化があります。細動脈硬化では、高血圧による力学的刺激により、内膜の線維性肥厚、平滑筋細胞肥大による中膜の肥厚、血管内腔の狭小化、血管壊死などがみられます。

細動脈硬化により生じる疾患として、小さな脳梗塞が多発するラクナ型脳梗塞、脳出血、あるいは腎硬化症などが代表的です。また、小動脈の狭小化によって生じた循環抵抗の増大は、血圧をさらに上昇させる結果となります。

高血圧は、虚血性心疾患や脳梗塞の原因となる粥状硬化の進行にも関与します。血管壁にかかる機械的なストレスは、内皮細胞を傷つけ、血管壁内で起こるさまざまな反応のきっかけとなります。さらに、高い圧によってコレステロールの血管壁内侵入が促進される可能性も考えられています。

心血管疾患の既往のない約四二万人を平均一〇年間にわたって追跡した欧米の調査では、拡張期血圧の上昇にしたがい心筋梗塞の発症率は増加し、拡張期血圧が最も高い一／五の群（平均拡張期血圧一〇五㎜Hg）での心筋梗塞発症率は、最も低い群（七六㎜Hg）の五～六倍であったと報告されています。拡張期血圧が七・五㎜Hg上昇するごとに、心筋梗塞発生率は二九％上昇する計算になります。

一方、降圧薬治療による心筋梗塞発症リスクの低下は、疫学的研究の結果から期待されるほどではないことも知られています。降圧薬治療についての代表的な介入試験の結果をまとめた研究では、五～六㎜Hgの血圧低下による心筋梗塞リスクの低下は一四％にすぎなかったと報告されています。

高血圧との強い因果関係が知られている細動脈硬化に対し、粥状硬化では、高血圧はその促進因子と考えられています。つまり、粥状硬化症における高血圧治療は、原因の除去ではなく、リスクの軽減にすぎません。降圧薬によって生じる脂質代謝への悪影響や、過度な降圧による悪影響などが、高血圧治療による心血管リスク減少効果を減じたものとされていますが、生活習慣の修正を含む、より包括的な治療の必要性を示唆する結果と考えられます。

ひとくちメモ

〈リンゴと脳卒中〉 カリウムの摂取は、ナトリウムの排泄を促し、血圧を低下させます。リンゴ農家の多い青森などでは、塩分摂取にも関わらず、例外的に脳卒中の発生が少ないことが知られていました。果物に多く含まれるカリウムによる降圧効果がその一因とされます。

■高血圧および降圧治療と心疾患リスク

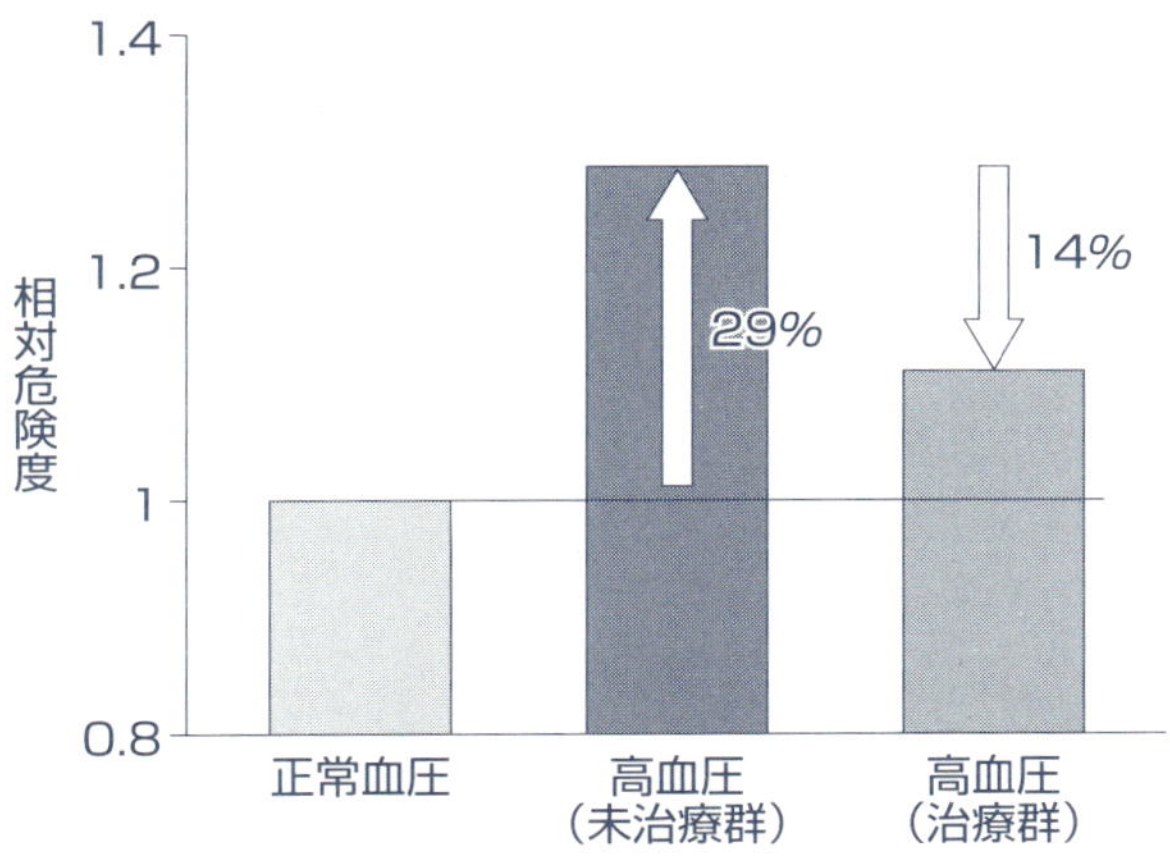

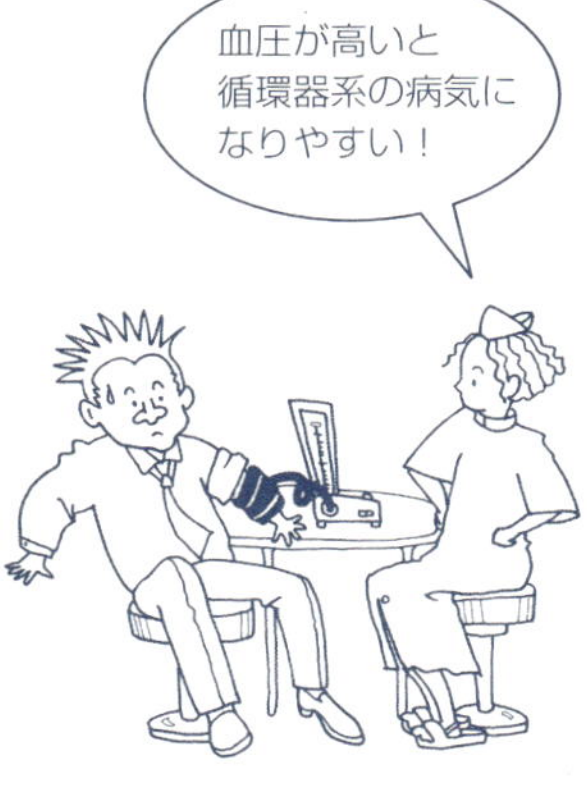

血圧が高いと循環器系の病気になりやすい！

拡張期血圧が7.5mmHg上昇すると、心疾患リスクは29%上昇する。一方、降圧治療により拡張期血圧が5～6mmHg低下した場合のリスク減少は14%にすぎない。

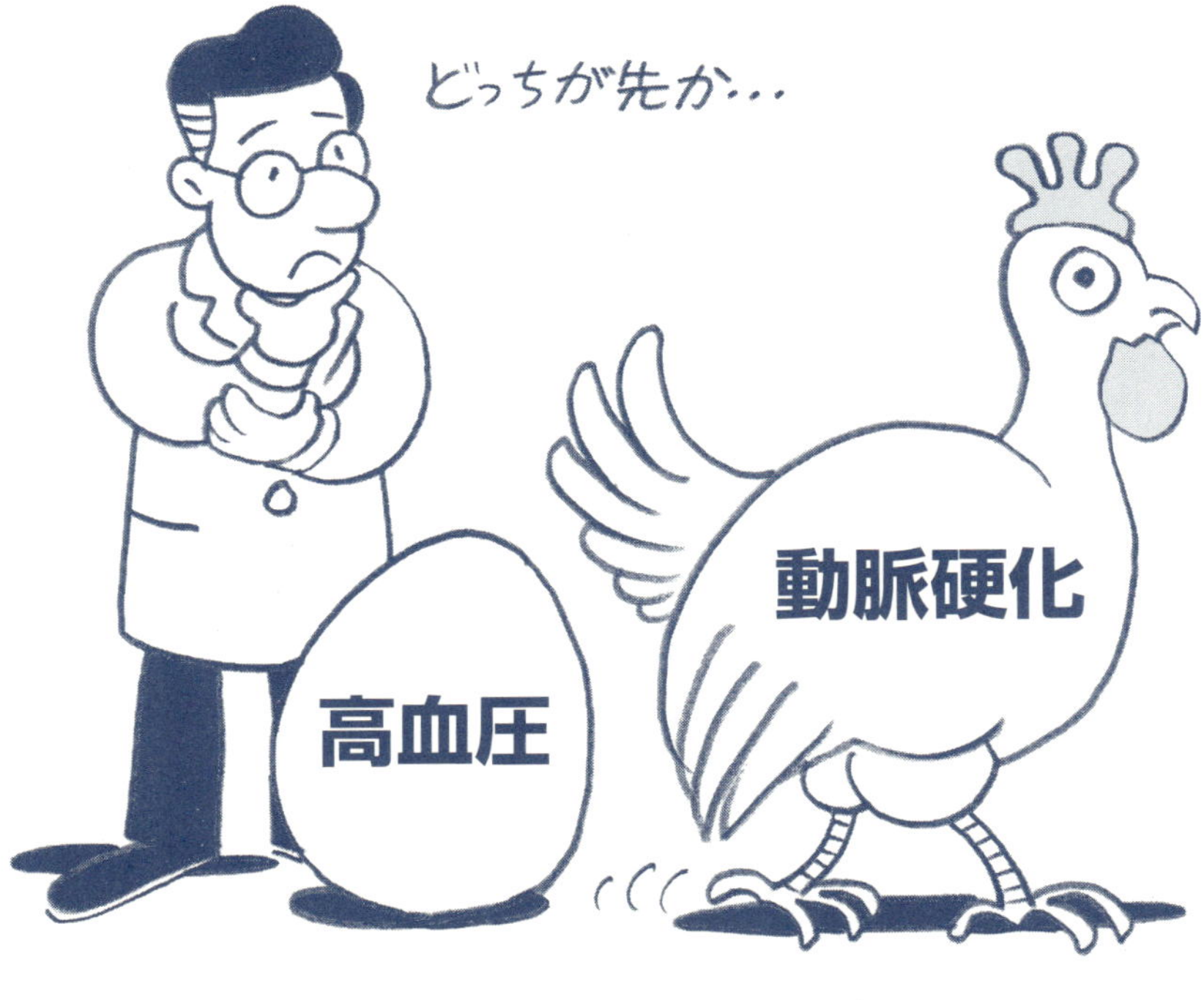

どっちが先か…
高血圧
動脈硬化

糖尿病と動脈硬化の関係は？

両者の関係は単純ではない

糖尿病では、膵臓から分泌されるインスリンと呼ばれるホルモンの作用が相対的に不足し、結果として血糖の上昇や尿糖がみられます。

インスリンの相対的な不足の原因として、インスリン分泌の低下とインスリン作用の低下の二つがあります。

若年者に多くみられる1型糖尿病は、原因不明のインスリン分泌低下により血糖が上昇します。

インスリン作用の低下はインスリン抵抗性とも呼ばれ、糖尿病の九五%以上を占める2型糖尿病の原因です。2型糖尿病は、過食や運動不足などとの関連が濃厚な、いわゆる生活習慣病として急増しているタイプの糖尿病です。

糖尿病の合併症として、細い血管や末梢神経の障害で生じる細小血管障害と、動脈硬化による大血管障害が知られています。

細小血管障害には網膜症、腎症、神経症があり、糖尿病の三大合併症と呼ばれます。これらは、糖尿病の罹患期間や程度に比例して進行することが知られ、厳密な血糖調節による、その進行抑止効果が実証されています。

糖尿病例の虚血性心疾患や脳血管障害の発症率は非糖尿病例の二～三倍に上り、糖尿病患者の死因の七〇～八〇%を動脈硬化症、つまり大血管障害が占めるとされています。

一方、大血管障害と糖尿病の罹患期間や重症度は、必ずしも直線的な関係を示さないことが知られています。

発症早期の軽症糖尿病で重症の動脈硬化症がみられることも多く、逆に長い間、高血糖状態のまま放置されていた糖尿病症例の動脈硬化が、それほど進展していないこともよく見られます。

一九八八年、リーベン博士により「シンドロームX」が提唱されました。

この概念では、「インスリン抵抗性では、糖尿病の発症前から高インスリン血症、耐糖能異常（食後高血糖）、高中性脂肪・低HDLコレステロール血症、高血圧がみられ、これらが相乗的に動脈硬化を進展させる」とされます。同様の概念として、「死の四重奏」、「内臓脂肪症候群」などがあります。

最近では、糖尿病にみられる大血管障害の原因を、高血糖（糖尿病）ではなく、インスリン抵抗性に求める考えが広く認められるようになりました。さらに、インスリン抵抗性の改善を目的とした食事療法や運動療法の重要性が強調されています。

ひとくちメモ　**〈糖尿病性大血管障害〉** 糖尿病例では、動脈硬化による虚血性心疾患や脳血管障害が多くみられます。これらは、細小血管障害に対して、大血管障害と呼ばれますが、非糖尿病例にみられる動脈硬化症と同一のものです。

■糖尿病の新しい診断基準（日本糖尿病学会、1999）

① 1回の検査で糖尿病と診断してよい場合

- 任意の時刻における血糖値（静脈血漿グルコース濃度）が200mg/dℓ以上
- 空腹時血糖値が126mg/dℓ以上
- 75gブドウ糖負荷試験（OGTT）後2時間血糖値が200mg/dℓ以上

上記のいずれか（1回の検査では糖尿病型とする）に加えて、

1.糖尿病の典型的症状の存在（口渇、多飲、多尿、体重減少）
2.HbA1cが6.5以上（学会基準4.3〜5.8%）
3.確実な糖尿病網膜症の存在

注：疫学的には、1回検査で糖尿病としてよいが、できるだけOGTT後2時間値を用いる。
HbA1cは6.4%以上でも糖尿病を否定できない。

②左記の基準を満たさない場合（下記境界型を含む）、また糖尿病が疑われる場合、OGTTを施行し、正常型・境界型・糖尿型の判定を行なう。

- 糖尿型：空腹時血糖値が126mg/dℓ以上、またはOGTT後2時間血糖値が200mg/dℓ以上
- 正常型：空腹時血糖値が109mg/dℓ以下、および（かつ）OGTT後2時間血糖値が139mg/dℓ
- 境界型：糖尿型にも正常型にも属さないもの

注：随時血糖値200mg/dℓを含めて、1回の検査では型分類にとどめ、持続的（2回以上）高血糖を確認して糖尿病と診断する。
・境界型はADAとWHOのIFG-IGTと合致する。
・正常型あっても、OGTT後1時間値180mg/dℓ以上の場合、境界型に準じた取り扱いが必要である（経過観察を要する）。
・2回の検査は同一のものでなくともよい。
・空腹時血糖値とは、食後10時間以上経過した場合をいう。

■糖尿病に見られる動脈硬化症進展のメカニズム

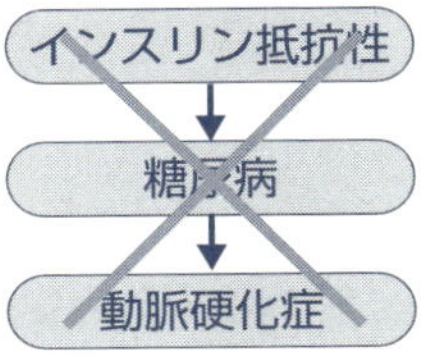

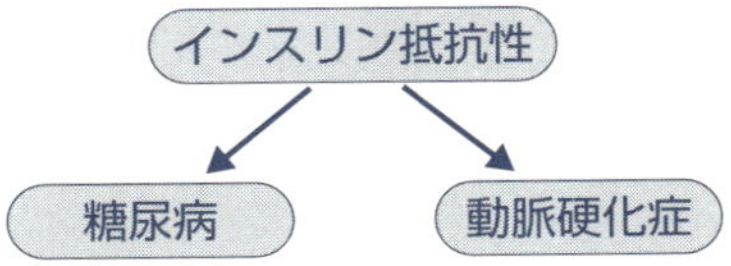

糖尿病でみられる動脈硬化は、糖尿病（高血糖）によるものではなく、インスリン抵抗性によるものと考えられるようになってきた。

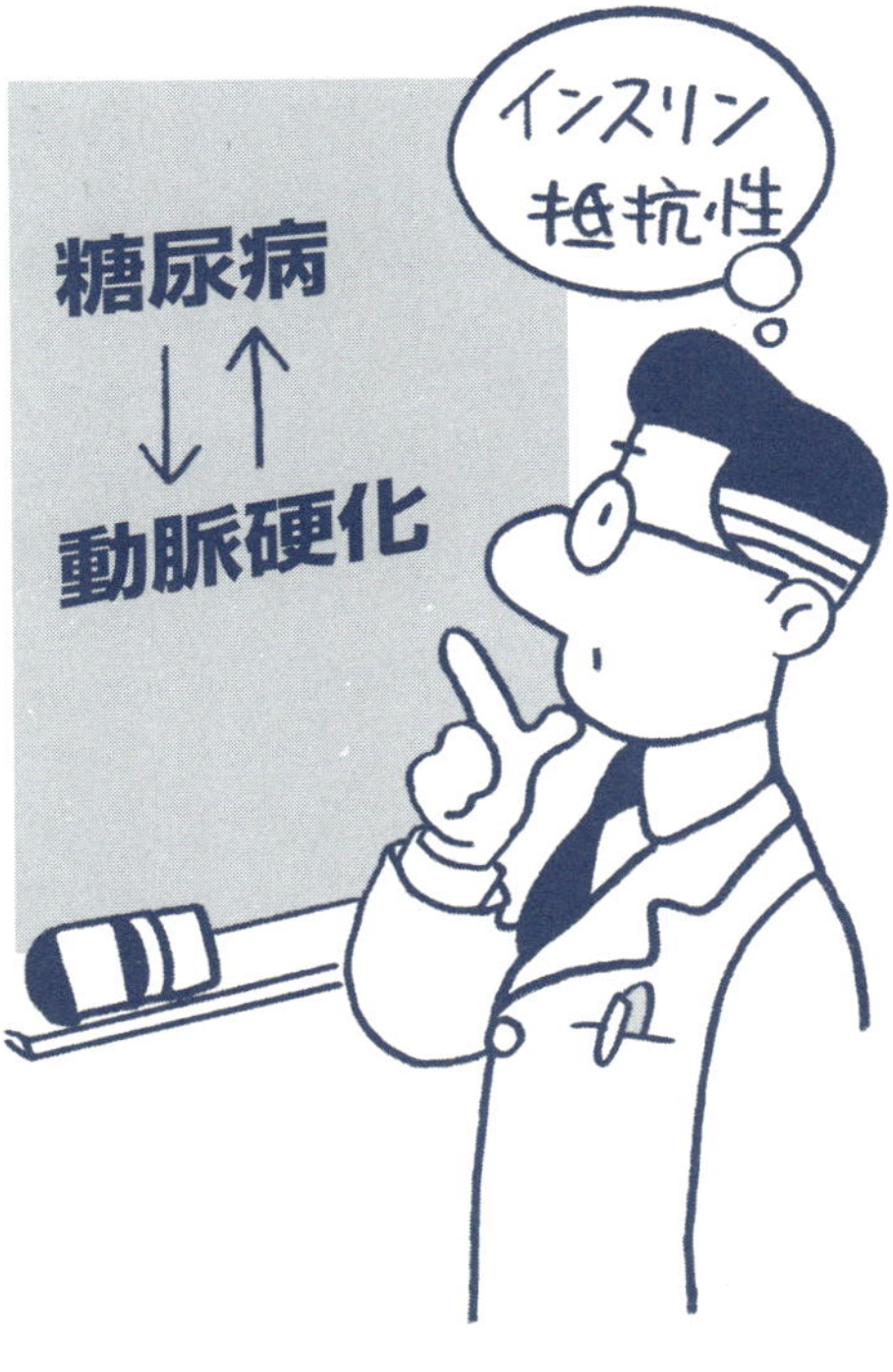

COLUMN

冠状動脈造影法の限界

冠状動脈造影検査は、現在のところ、最も信頼性の高い虚血性心疾患の診断法と位置づけられています。しかし、最近では、その方法論に基づく数多くの問題点も指摘されるようになりました。

冠状動脈造影では、冠状動脈に造影剤を充たし、平面上に投射します。すなわち、立体的な構造をもつ冠状動脈の内腔を一方向から観察しているにすぎません。通常、数方向からの造影が行なわれますが（図1A）、実際の冠状動脈病変の断面はさまざまな形態を示し、図1Bに示すような病変では、狭窄度を評価することができません。

また、造影上の狭窄度は、病変付近の血管内腔径を基準に行なわれます。強い狭窄病変の付近には、ある程度の内腔狭窄が存在するため、多くの場合、造影上の狭窄度は過小評価されます。さらに、初期の動脈硬化病変では、内膜肥厚が生じても、外径を増すことで内腔を保つ代償機序が働くため（図2）、造影上の内腔狭窄がなくとも、ある程度の動脈硬化性狭窄病変が存在することもあります。

これらの欠点を補うべく、最近では、狭窄病変まで特殊なカテーテルを進め、血管の断面像を超音波で映し出す血管内超音波検査などが行なわれるようになっています。

図1A

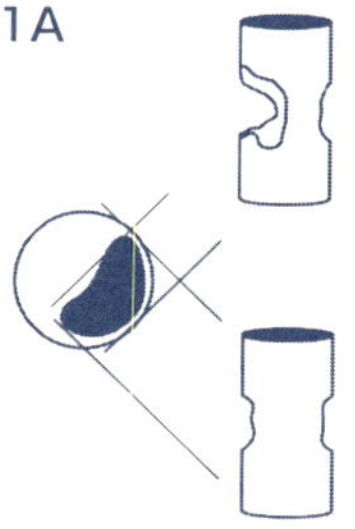

図1B

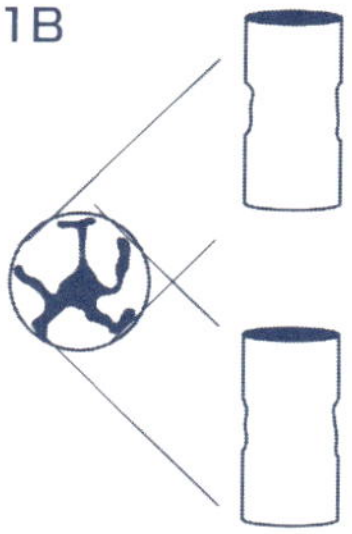

図2

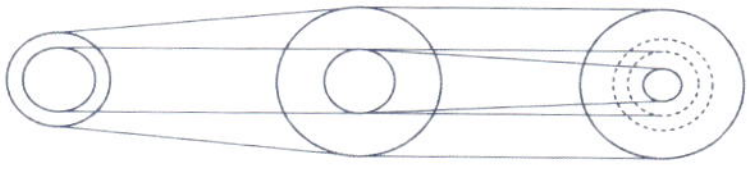

狭窄度（断面）	0%	40%	75%
内腔面積	100%	100%	50%

5章

冠状循環のしくみと虚血性心疾患

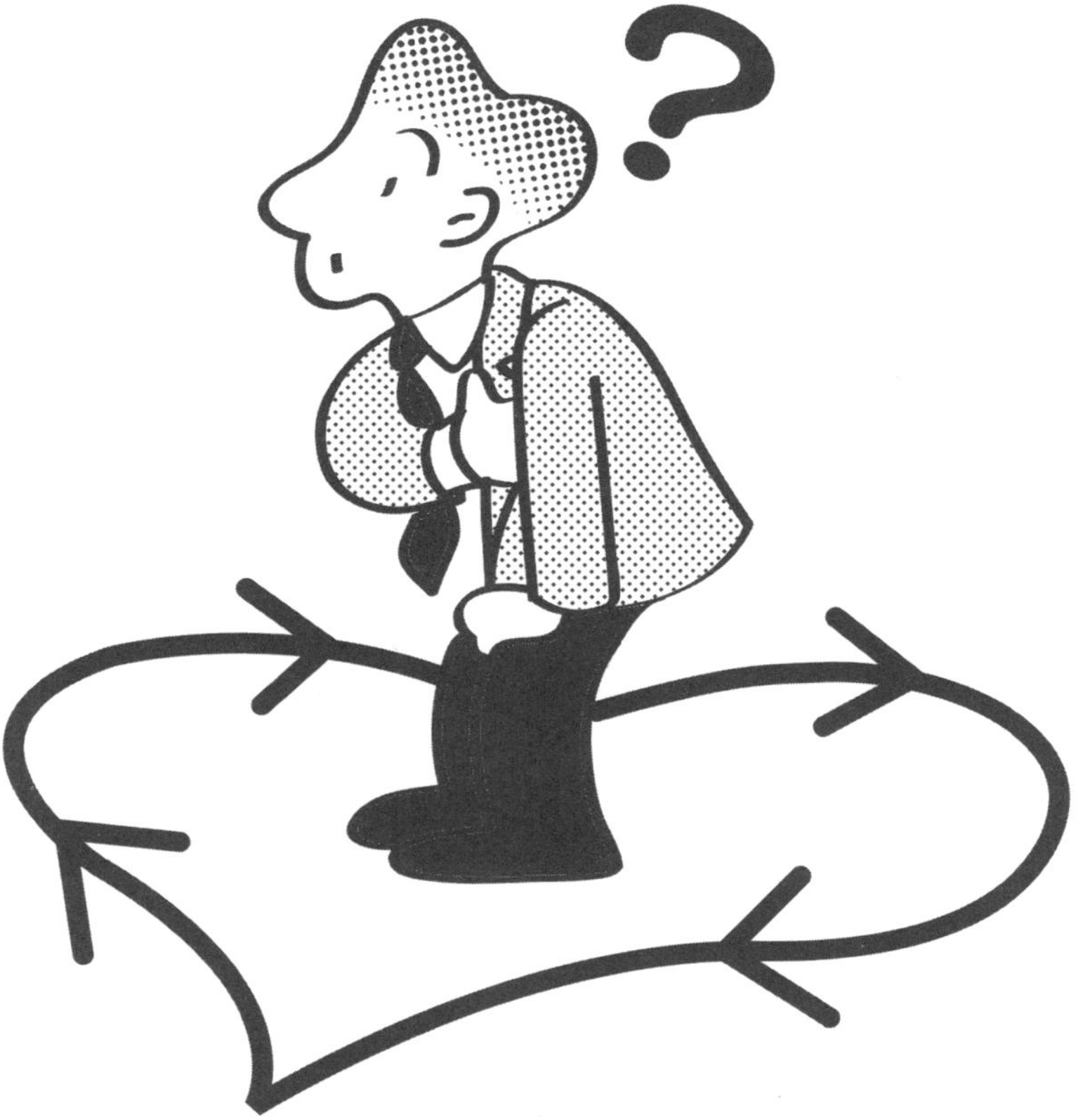

冠状循環の構造とその働き

血圧が変化しても血流量は一定に保たれる

心臓の重量は、二〇〇～三〇〇グラムで体重の〇・五%以下ですが、心臓への血流量は心拍出量の五～一〇%を占めます。

心臓への血液は、全体を包み込むように走行する冠状動脈から供給されます。

冠状動脈は、大動脈から分かれる最初の動脈で、大動脈弁のすぐ上の冠状動脈洞と呼ばれる部位から、左右一本ずつ枝分かれします。

左側の冠状動脈はすぐに大きく二本に分かれ、右一本、左二本、合計三本の冠状動脈がほぼ均等に心臓を還流することになります。

冠状動脈は、心臓の表面をいくつも枝分かれしながら心臓の先端に向かって走行します。細くなった血管は、心臓の表面から心筋に入り、心筋の外側から内側に向かって無数の毛細血管となります。そして、心筋細胞とやり取りを終えた毛細血管は互いに合流し、心臓表面を走る静脈系を通じて冠状静脈洞から右心房に入ります。

冠状循環には、体循環とは異なる、いくつかの特徴があります。

通常の動脈では、血流の多くが心臓の収縮期に送り出されますが、冠状動脈では、拡張期に多くの血液が流れます。

特に、左心室の内側では、収縮期に左心室内圧が大動脈圧よりも高くなるため、血流のほとんどが拡張期にみられます。

大量の酸素を必要とする心臓では、常に限界に近いレベルで酸素の取り込みが行なわれています。この効率的な酸素の取り込みは、毛細血管網の発達や、心筋細胞に豊富に含まれるミオグロビンの働きなどによるものです。

ちなみに、このミオグロビンは、心筋や骨格筋などの筋肉に含まれるタンパク質で、血液から酸素を効率よく取り込み、かつ蓄積することができます。

冠状循環には血圧が一定の範囲で増減しても、血流量がほぼ同じに保たれる自動調節能があります。脳循環にもみられるこのしくみは、血圧の低下に対する生体の防御機構と考えられています。

冠状循環では、効率的な酸素の取り込みや、血流の自動調節機能によりある程度までの内腔狭窄が生じても、組織への血流や酸素供給は保たれます。

しかし、冠状動脈の狭窄が一定以上となると、末梢への血流量は急激に低下し、組織の酸素不足をきたします。その結果、特有の胸部症状や心筋の機能障害などが生じます。

ひとくちメモ

〈心筋の循環〉 心筋への酸素供給の一部は、心内腔から直接行なわれています。しかし、大量の酸素を必要とする心筋では、それだけで機能を維持することはできず、冠状動脈からの血流が絶たれると容易に壊死に陥ります。

■冠状動脈の走行と血流パターン

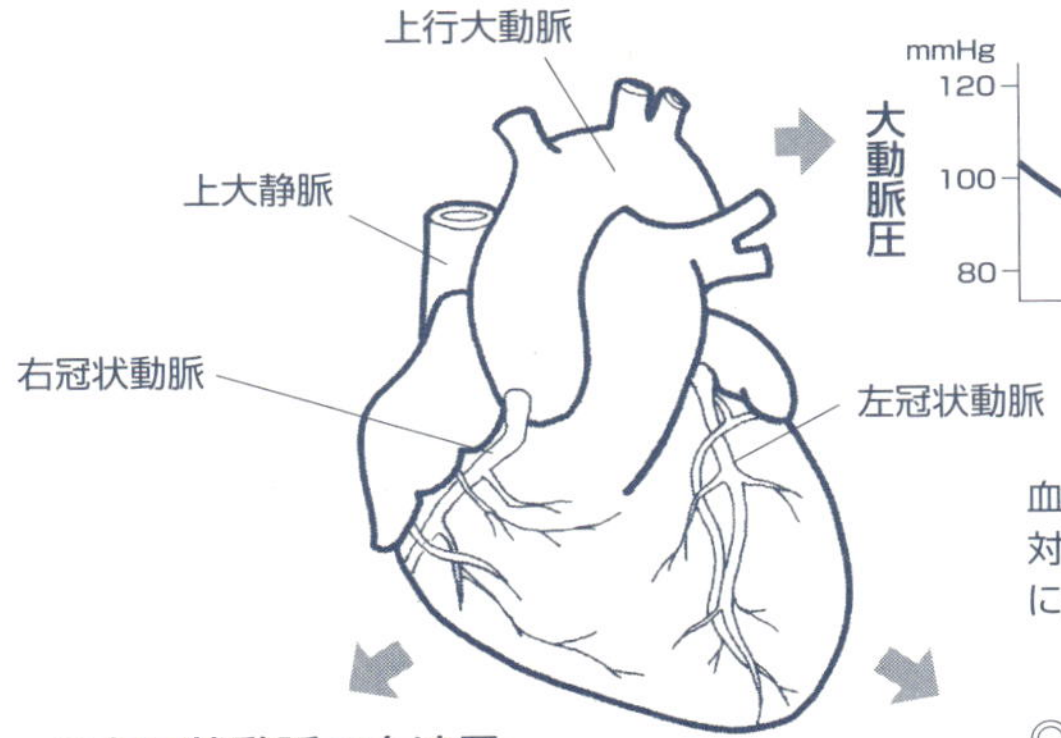

◎拍動に伴う大動脈の圧の変化

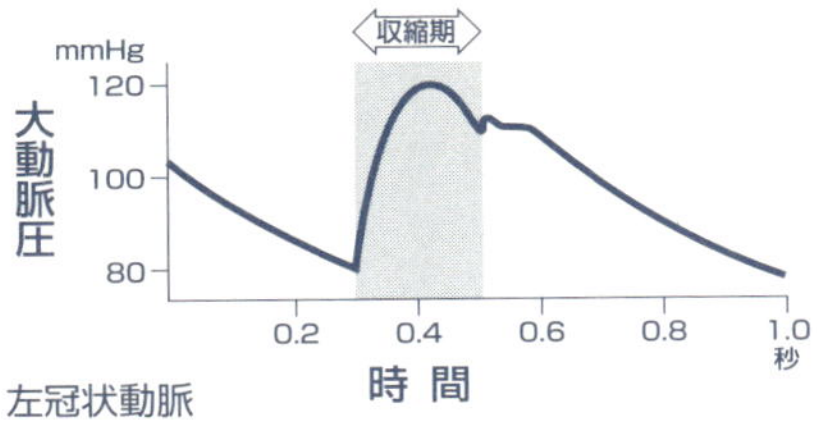

血流の多くが収縮期に流れる体循環に対し、冠状循環では、その多くが拡張期に流れる。

◎右冠状動脈の血流量

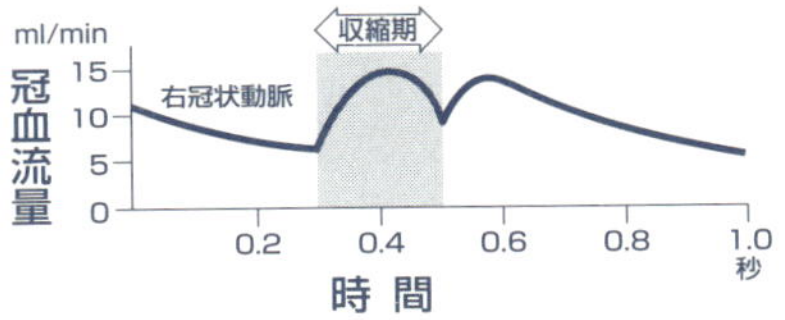

◎左冠状動脈の血流量

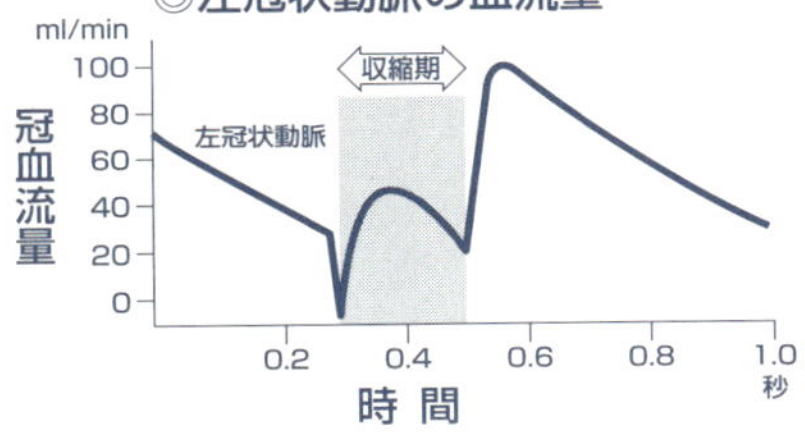

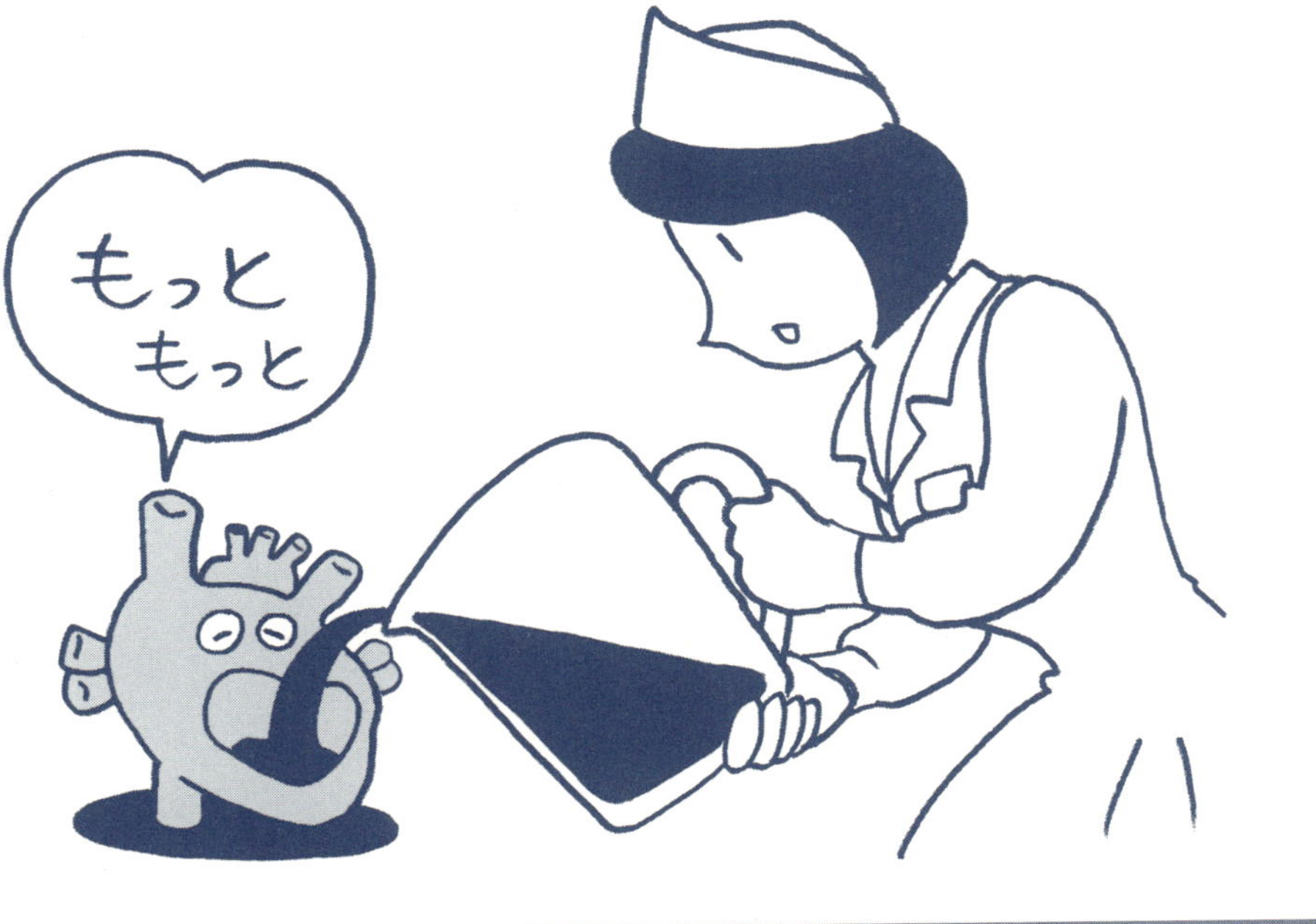

狭心症はどうして起きるのか

冠状動脈に血液が流れにくくなった状態

狭心症は、冠状動脈の異常により一時的に心筋への血液供給が不足して、胸痛発作など特有の症状を呈する症候群です。

典型的な狭心症の発作では、前胸部を強く圧迫されるような痛みと表現されますが、実際の症状は多彩で、灼熱感、息切れ、違和感、不安感などと表現されることもあります。症状を感じる部位も左肩、下顎、上腹部とさまざまで、肩こり、虫歯による歯痛、胃潰瘍や胆石などと診断されることもあります。

発作は、突然起こり、数分以内におさまることが特徴で、ニトログリセリン舌下によって改善します。

発作時の心電図では、ST部分（T波直前の部分）の低下が特徴です。非発作時の心電図は原則として正常で、血流の増加する運動時などにこの変化がみられます。このため、狭心症が疑われる場合、発作を誘発する運動負荷心電図検査などが行なわれます。

後述の冠れん縮性狭心症では、発作時にST上昇がみられることがあり、この場合、異型狭心症とも呼ばれます。

冠状動脈の血流低下が起きる原因として、器質的狭窄と血管れん縮があります。器質的狭窄とは、動脈硬化などで動脈壁の厚さが増し、血管内腔が狭くなることを指します。一定以上の器質的狭窄がある場合、労作《ろうさ》（体を動かしたり精神的に興奮するなど）によって狭心痛が生じる労作性狭心症がみられます。

一方、冠状動脈が一時的にけいれんし（スパスム）内腔が狭くなることをれん縮と呼びます。

冠れん縮性狭心症の発作は、安静時や睡眠中などに突然起こることが特徴です。れん縮は運動、寒冷刺激、過呼吸、飲酒などによっても誘発されることが知られています。

また狭心症は、症状の出現パターンや経過から、安定型と不安定型に分類されます。安定型狭心症とは、一定以上の身体活動を行なうと発作が起こり、安静時にはおさまるものを指します。

一方、狭心痛の程度や頻度が増悪したり、安静時にも発作がみられる場合、不安定狭心症と呼ばれます。

特に、不安定狭心症は、心筋梗塞へ移行することが多い危険な狭心症と考えられていましたが、最近では、不安定狭心症の一部と心筋梗塞は同じ病態によって生じることが明らかとなり、これらを急性冠症候群として包括する概念が提唱されています（次項参照）。

ひとくちメモ

〈狭心痛の成因〉 狭心痛は、心筋の相対的な血流不足によって生じます。心臓に分布する交感神経の興奮によって痛みを感じるとされますが、その発生メカニズムの詳細はよくわかっていません。

■労作《ろうさ》性狭心症

冠動脈の動脈硬化によって起こる

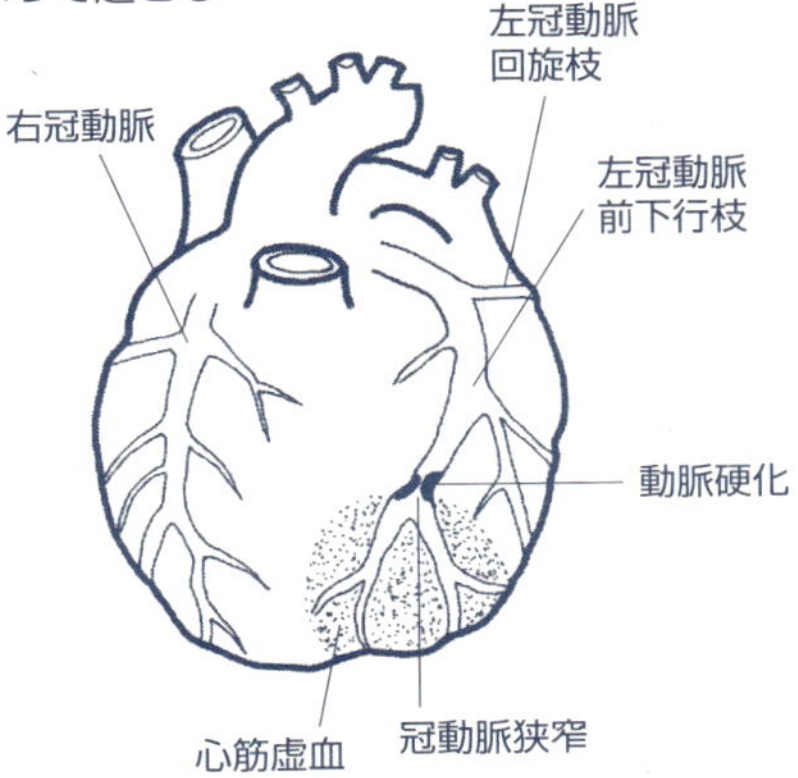

■冠れん縮性狭心症

冠動脈がけいれんして起こる

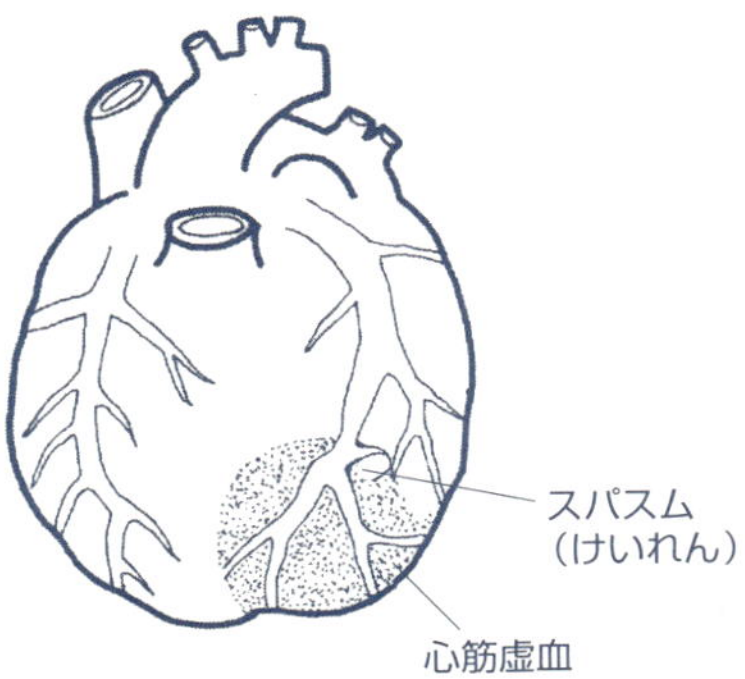

■狭心症の心電図変化

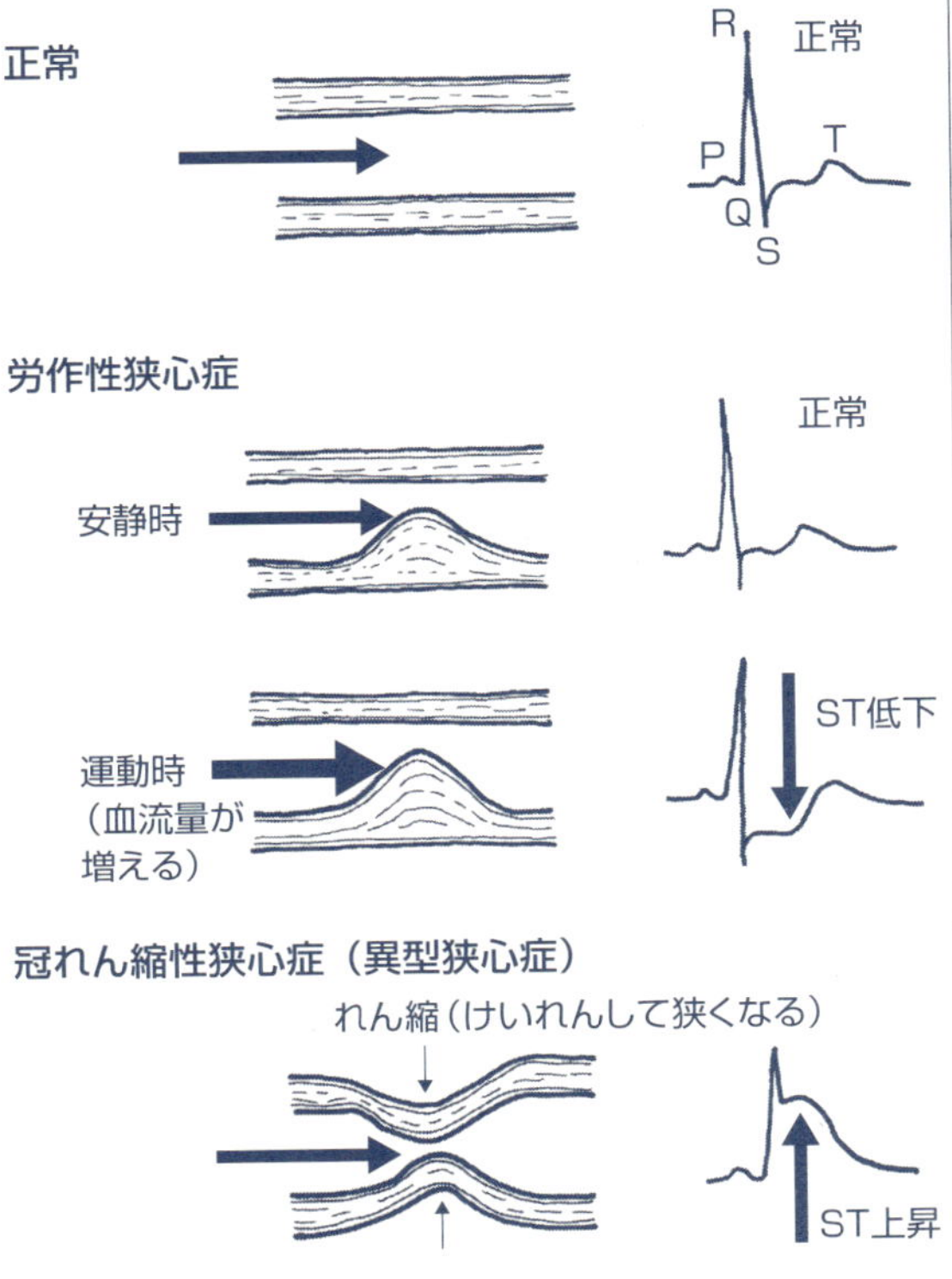

■狭心症の発作が起きやすいのはこんなとき

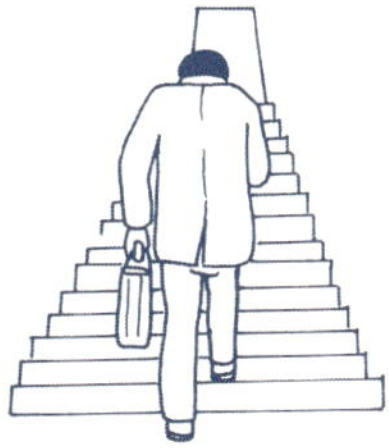

○階段を上り下りしているとき

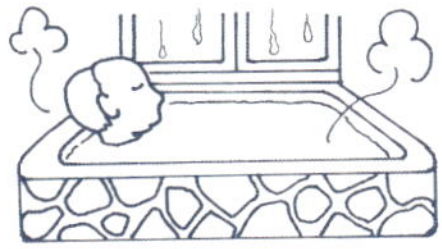

○入浴しているとき

⬅狭心症非発作時の心電図は正常であるが、労作などにより酸素需要が増加すると血流不足が生じ心電図変化が生じる。冠れん縮性狭心症では、ST上昇がみられることもあり、特に異型狭心症と呼ばれる。

心筋梗塞はどうして起きるのか

冠状動脈が詰まり、心筋が壊死する状態

狭心症は、冠状動脈の流れが悪くなる病態ですが、心筋梗塞は、冠状動脈の血流が途絶えてしまう状態です。病理学的には心筋細胞の構造が崩壊して機能しなくなる心筋壊死のことを指します。

胸痛などの自覚症状、心電図変化、心筋逸脱酵素の上昇のうち、二項目以上が認められた場合に心筋梗塞と診断されます。

自覚症状は、一般に狭心症に比べて程度が強く、症状の持続が三〇分以上と長いことが特徴です。その程度や表現はさまざまで、特に高齢者や糖尿病患者などでは、典型的な症状を示さないことも多く、ときに無症状であることも知られています。

心電図では特有の心筋梗塞曲線が発症直後からみられ、心筋梗塞の経過とともに経時的に変化します。さらに、心電図検査では変化を生じた誘導部位によって心筋梗塞の部位が推定できます。

心筋逸脱酵素の上昇は、心筋細胞の壊死に伴って心筋細胞内に存在するタンパク質が血液中に流出することによって生じます。

従来、心筋梗塞の原因となる冠状動脈の閉塞は、狭窄病変が次第にその程度を増すことで生じると考えられていました。

しかし、心筋梗塞の危険は発症前の狭窄の程度と関連しないこと、血栓溶解療法によって閉塞が取り除かれた冠状動脈病変の狭窄度が高度ではないことなどが明らかとなり、最近では、動脈硬化病変の粥腫（プラーク、コレステロールや細胞成分を含む柔らかい部分）の破裂によって生じる急激な血栓形成が、血流途絶の主な原因と考えられるようになってきました。

一九九二年、スペイン人の病理学者フュスター博士は、急性冠症候群という概念を提唱しました。

これは、急性の心筋虚血発作の多くには粥腫破裂が関与し、さらに粥腫の大きさ、血栓の量、時間経過などによって一過性の虚血から広範な心筋壊死までさまざまな病態が生じるとするもので、不安定狭心症と急性心筋梗塞を同一の原因による連続した病態と考えるものです。

つまり、症状や心筋壊死から狭心症と心筋梗塞を区別していた従来の考え方とは異なり、冠状動脈に生じた変化から虚血性心疾患を分類するもので、最近では、この概念に基づいた診断や治療が行なわれるようになってきました。

ひとくちメモ **〈無症状の心筋梗塞〉**糖尿病例や高齢者では、明らかな症状をともなわない心筋梗塞がみられます。糖尿病や加齢にともなう末梢神経障害がその一因とされます。

■急性心筋梗塞の診断（WHO）

◎虚血性胸痛
◎心電図の変化
◎心筋逸脱酵素の上昇
（心筋細胞の壊死に伴い、心筋細胞内にあるタンパク質が血液中に流出する）
2項目以上が認められた場合、心筋梗塞と診断。

■心筋梗塞の心電図経過

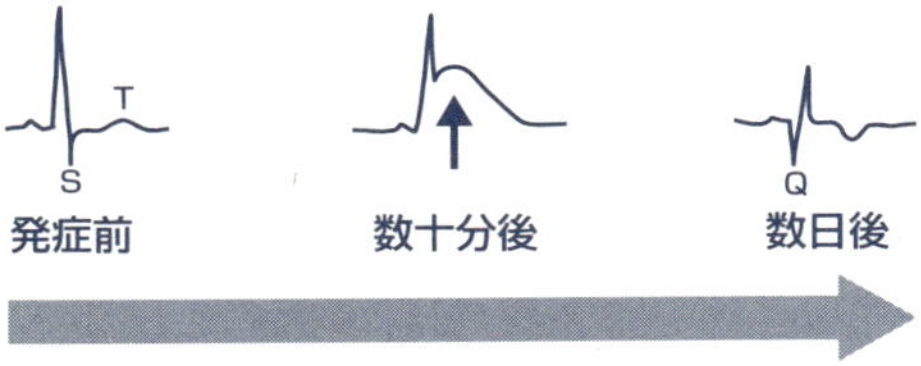

発症直後には、ST上昇（↑）がみられ、その後STの正常化とともにQ波がみられるようになる。

■急性冠症候群の病態

急性冠症候群とは、粥腫（プラーク）の破裂が原因で生じる病態で、粥腫の大きさや、形成される血栓の量によって臨床像が異なる。

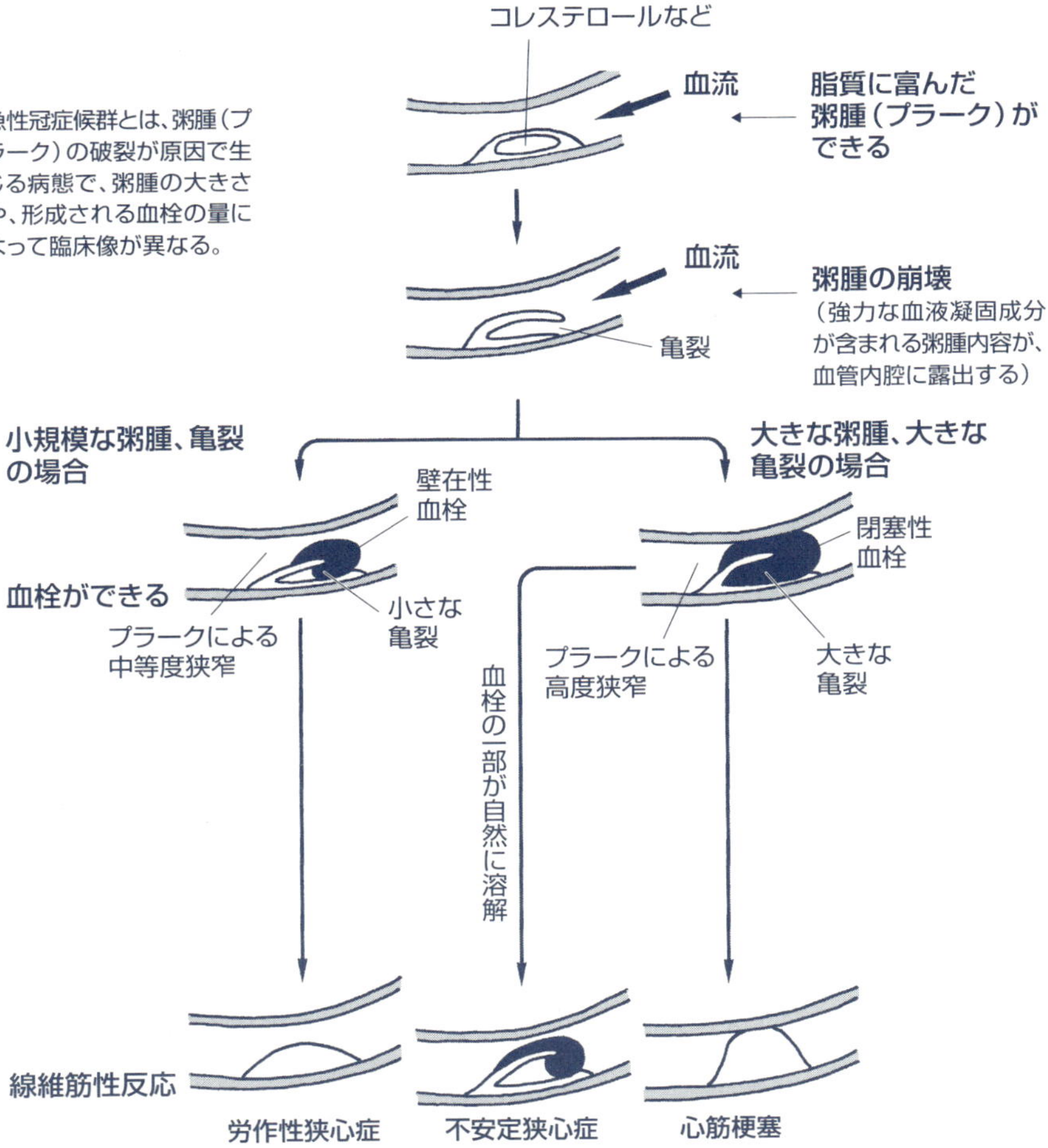

心筋梗塞の合併症

不整脈、心不全、心破裂などさまざま

心筋梗塞は死亡率の高い疾患として知られ、心筋梗塞による死亡の多くは急性期、特に発症後一時間以内に生じる致死性不整脈によるものです。不整脈以外にも、心不全、心破裂、心室中隔穿孔、僧帽弁閉鎖不全、急性心膜炎などさまざまな合併症が知られ、これらの有無により、発症後の経過は大きく左右されます。

一九六〇年代に冠動脈疾患集中治療室（CCU）と呼ばれる特別な病室で心電図や血行動態を監視するシステムが確立し、さらに一九八〇年代には閉塞した冠状動脈の血流を再開させる再灌流療法が広く行なわれるようになりました。これらの結果、約四〇年前には三〇％前後であった院内死亡率は、最近では一〇％以下となっています。

しかし、急性心筋梗塞の致命率は三〇～五〇％といまだに高く、その三分の二は病院に到着する前の不整脈死とされています。したがって、今後に残された課題は、街中や家庭で生じた不整脈例を、いかに救命するかにあります。

心筋梗塞が多いアメリカでは、救急医療システムの整備のみならず、地域社会でのさまざまな啓蒙活動が行なわれ、一定の効果をあげています。

急激に心機能が低下する心筋梗塞では、心不全の合併が多くみられます。一定以上の範囲が障害された場合、急性左心不全からショック状態に陥ります。

また、発症から数日後には、心破裂（梗塞部位の心筋に亀裂が入り、心嚢への出血をきたす）、心室中隔穿孔（心室を隔てる壁に亀裂が生じ、左右の心室が交通する）、乳頭筋の虚血によって生じる急性僧帽弁閉鎖不全など、機械的な合併症によって心不全が進行することもあります。

このような場合には、循環補助装置や外科的な処置が必要となります。

心筋梗塞急性期の急性心膜炎は、一五～二五％程度みられます。急性心膜炎では、胸痛、心嚢液貯留、心雑音、心電図変化などがみられ、それ自体は自然に軽快しますが、狭心痛、切迫心破裂などと似ている点に注意が必要です。

また、発症後二週間前後に、発熱、心膜炎、胸膜炎、関節痛などがみられることがあり、心筋梗塞後症候群（ドレスラー症候群）と呼ばれます。

壊死心筋に対する免疫反応が原因と考えられていますが、心筋梗塞の治療にアスピリンが広く使用されるようになってから、ほとんどみられなくなっています。

ひとくちメモ

〈致死性不整脈への対処〉心室細動では、直流電気ショックによる除細動を直ちに行なう必要があります。前胸部をこぶしで強打すると、除細動できることがあります。除細動できる可能性は低いものの、試してみるべき方法です。

■心筋梗塞による死亡率の推移

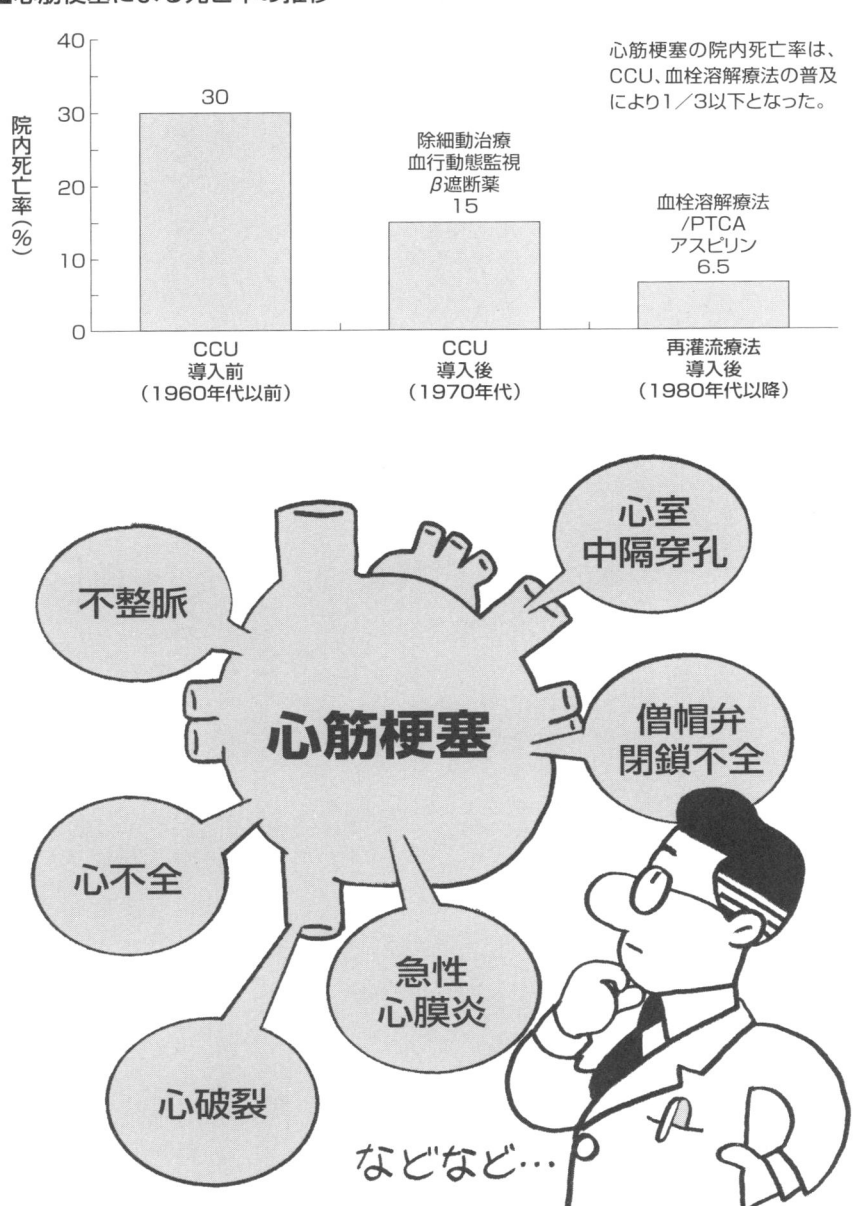

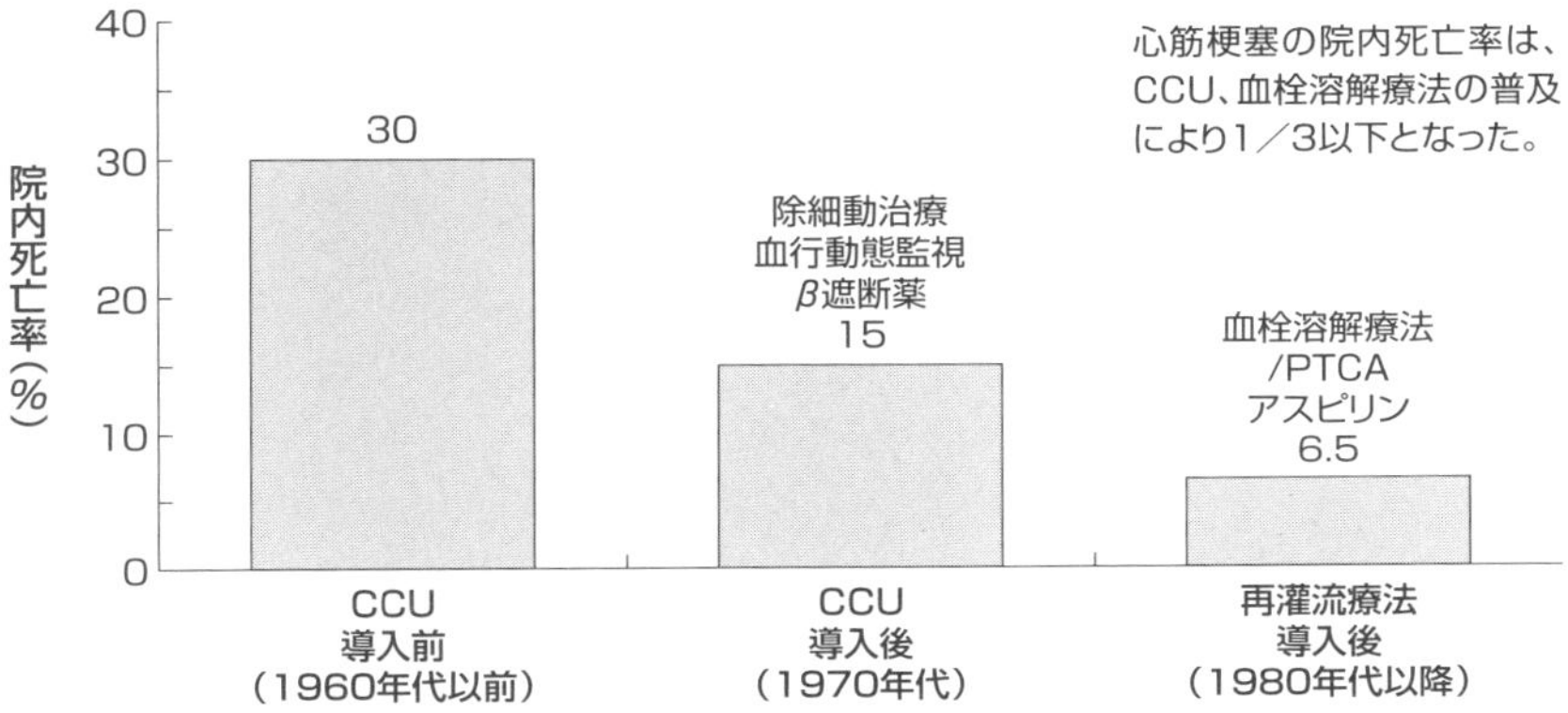

心筋梗塞の治療法は？

詰まった血管を再開させるさまざまな方法

冠状動脈の血流が途絶すると、心筋細胞の壊死が急速に進行し、不可逆性の心筋障害、すなわち心筋梗塞が生じます。途絶した冠状動脈の血流を、薬剤やバルーンカテーテルを用いて再開し、心筋の障害を最小限に抑える再灌流療法が広く行なわれるようになりました。

心筋梗塞の発症に、冠状動脈の血栓が関与することは古くから知られていました。一九六〇年頃に実用化された冠状動脈造影で、この事実が臨床的にも確認され、さらに、ストレプトキナーゼ（血栓を溶かす薬剤）を末梢静脈から投与する試みが散発的に行なわれるようになりました。しかし、この方法では、出血性合併症が高頻度に発生し、一般的な治療として普及するには至りませんでした。

一九七九年、ドイツのレントロップ博士が冠状動脈造影中にカテーテルを通じて少量のストレプトキナーゼを局所注入する方法を提唱しました。この方法は、それまで問題となっていた出血性合併症の危険を最小限に抑え、かつ効果的に心筋への再灌流が得られる治療法として広く行なわれるようになりました。

さらに、一九八〇年代後半には、組織プラスミノーゲン活性化因子（t-PA）と呼ばれる新しい血栓溶解薬が実用化されました。この薬剤は、生体に備わった生理的な血栓溶解系（線溶系）を活性化することで効果を発揮するため、血栓が存在しない部位での効果は弱く、全身の出血傾向を助長せずに局所の血栓を効率よく溶解する特徴があります。

t-PAの登場によって、末梢静脈からの再灌流療法が現実的なものとなり、発症直後からの治療が可能となっています。

また、一部の専門施設では、血栓溶解薬を用いず冠状動脈の閉塞部位で細いバルーン（風船）を膨らませて血流の再開をはかる経皮的冠状動脈形成術（PTCA）が行なわれています。

この方法は、出血性合併症の危険が少なく、確実な効果が得られる特徴がありますが、血流再開までの時間が長くなること、特殊な技術を要することなどの欠点もあり、経験を積んだ術者がタイミングよく施行できる場合にのみ選択すべき治療法とされています。

再灌流療法の効果は、血流再開までの時間が短いほど大きく、逆に、発症からある程度の時間が経過した例での効果は期待できません。このため、原則的に、発症から一二時間以内の例に限って行なわれます。

ひとくち
メモ

〈尿から抽出された血栓溶解薬〉 わが国で開発された血栓溶解薬として、ウロキナーゼがあります。この薬は、人の尿に含まれる成分で、実際の製品も健康な成人の尿から抽出されています。

■血栓溶解薬による血流再開

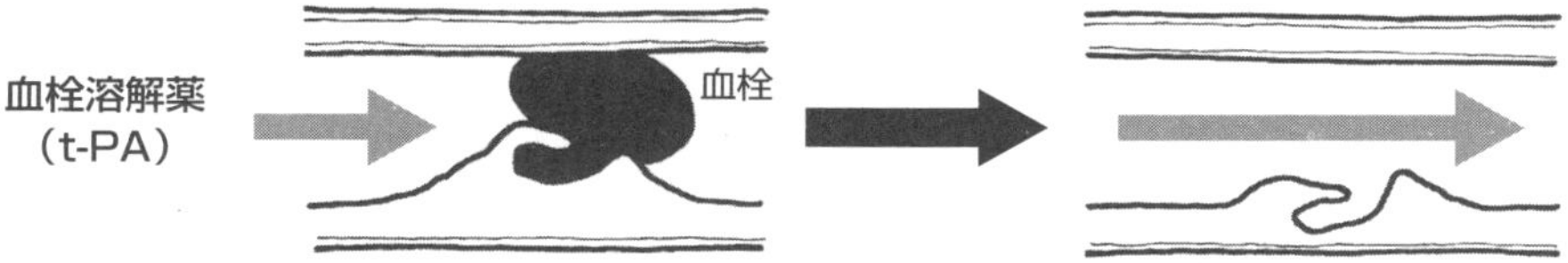

血栓溶解薬を静脈から注入して血栓を溶かす。

血栓が薬によって溶け出し、血流が再開する。

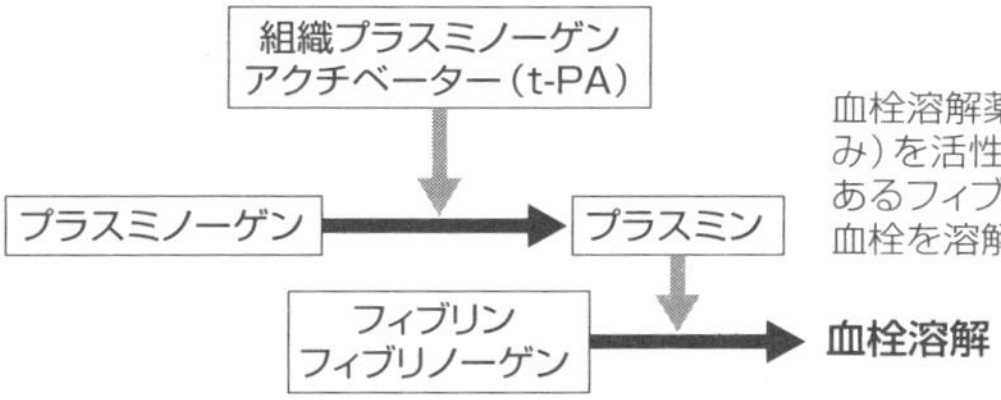

血栓溶解薬は、線溶系(血栓を溶解するしくみ)を活性化することにより、血栓の成分であるフィブリン、フィブリノーゲンを分解し、血栓を溶解する。

■血栓溶解薬の投与方法

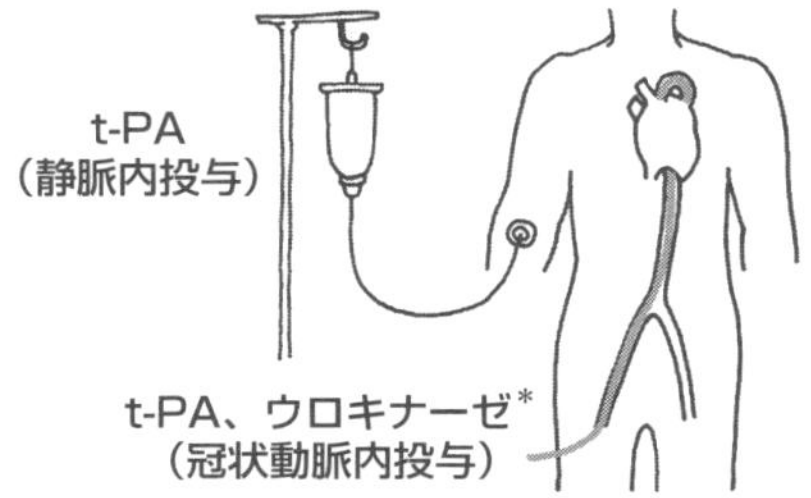

＊血栓溶解薬の投与の方法としては、腕の静脈から投与する場合とカテーテルを通じて局所注入する場合があるが、最近では静脈からの注入が一般的となっている。

＊わが国ではストレプトキナーゼと同様の薬効をもつウロキナーゼが用いられる。

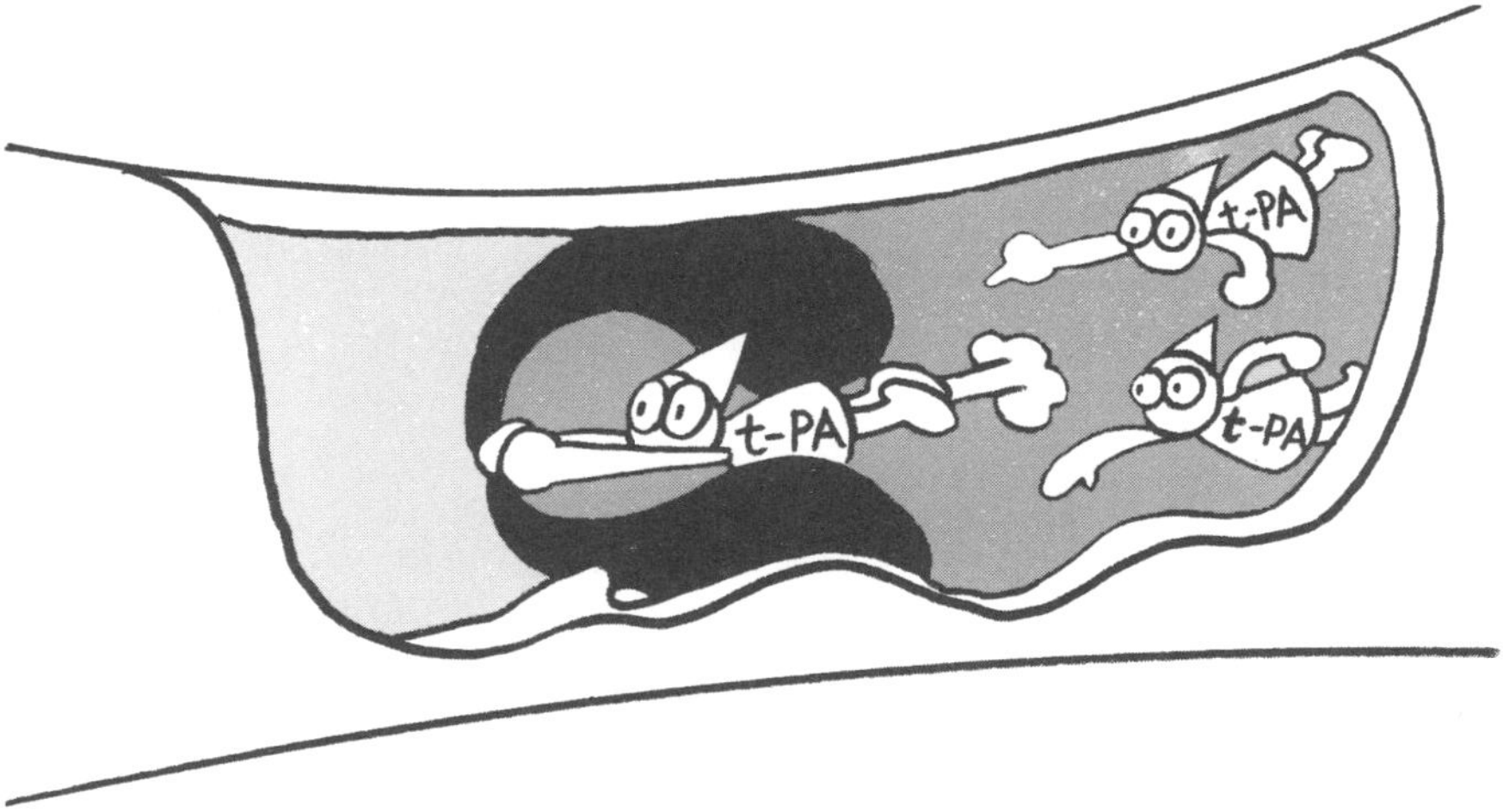

虚血性心疾患の薬物療法とは？

さまざまな薬を使って心臓の負担を減らす

虚血性心疾患の慢性期には、狭心症発作のコントロールや心筋梗塞発症（再発）予防を目的としてさまざまな薬物療法が行なわれます。

狭心症発作には、あのダイナマイトの原料でもあるニトログリセリンの舌下錠が用いられます。血管を拡張させる作用をもつニトログリセリンなど亜硝酸製剤は、冠状動脈の血流を回復させて狭心症発作をおさめます。

わが国では、長時間作用型の亜硝酸製剤が虚血性心疾患の治療薬として多く処方されています。しかし、亜硝酸製剤の予防投与が心筋梗塞による死亡率を低下させるという根拠はありません。このため欧米では、発作のコントロール以外の目的で用いられることはほとんどありません。

動脈硬化の進行や心筋梗塞の発症には、血管内に形成される血栓が重要な役割を演じます。鎮痛解熱薬であるアスピリンを少量投与すると、血小板機能や血栓形成を抑制することが知られていました。

これらの背景から、アスピリンを虚血性心疾患の予防に応用する多くの試みがなされ、現在では、虚血性心疾患例のほとんどで処方されているといっても過言ではありません。

典型的な安定型狭心症では、歩行や階段昇降時などの労作によって狭心痛が起きます。交感神経系の働きを抑制するβ遮断薬は、労作による血圧や脈拍の上昇を抑え、狭心症発作の予防効果があります。

また、心筋梗塞後には、労作や精神的ストレスによって危険な不整脈、心筋梗塞の再発作などが誘発されますが、β遮断薬にはこれらを予防する効果が認められています。

アンジオテンシン変換酵素阻害薬（ACE阻害薬）は、その降圧効果のみならず、最近では心不全や心筋梗塞に対する効果が広く認められるようになりました。特に心筋梗塞の急性期では、心不全予防や障害心筋の保護を目的として投与されています。

冠状動脈のれん縮による狭心症の予防には、強い血管拡張作用をもつカルシウム拮抗薬が使用されます。特に冠れん縮性狭心症が多いわが国では、好んで用いられています。

しかし、カルシウム拮抗薬が虚血性心疾患患者の生命予後を改善するか否かに関しては、明確な結論は出ていません。

ひとくちメモ

〈ニトログリセリンと頭痛〉 ニトログリセリンを舌下すると、頭痛を生じることがあります。これは、血管の拡張によって生じます。一般に、ニトログリセリンによる頭痛を強く訴える場合には、狭心痛でないことがほとんどです。

■ニトログリセリンを舌で溶かすワケ

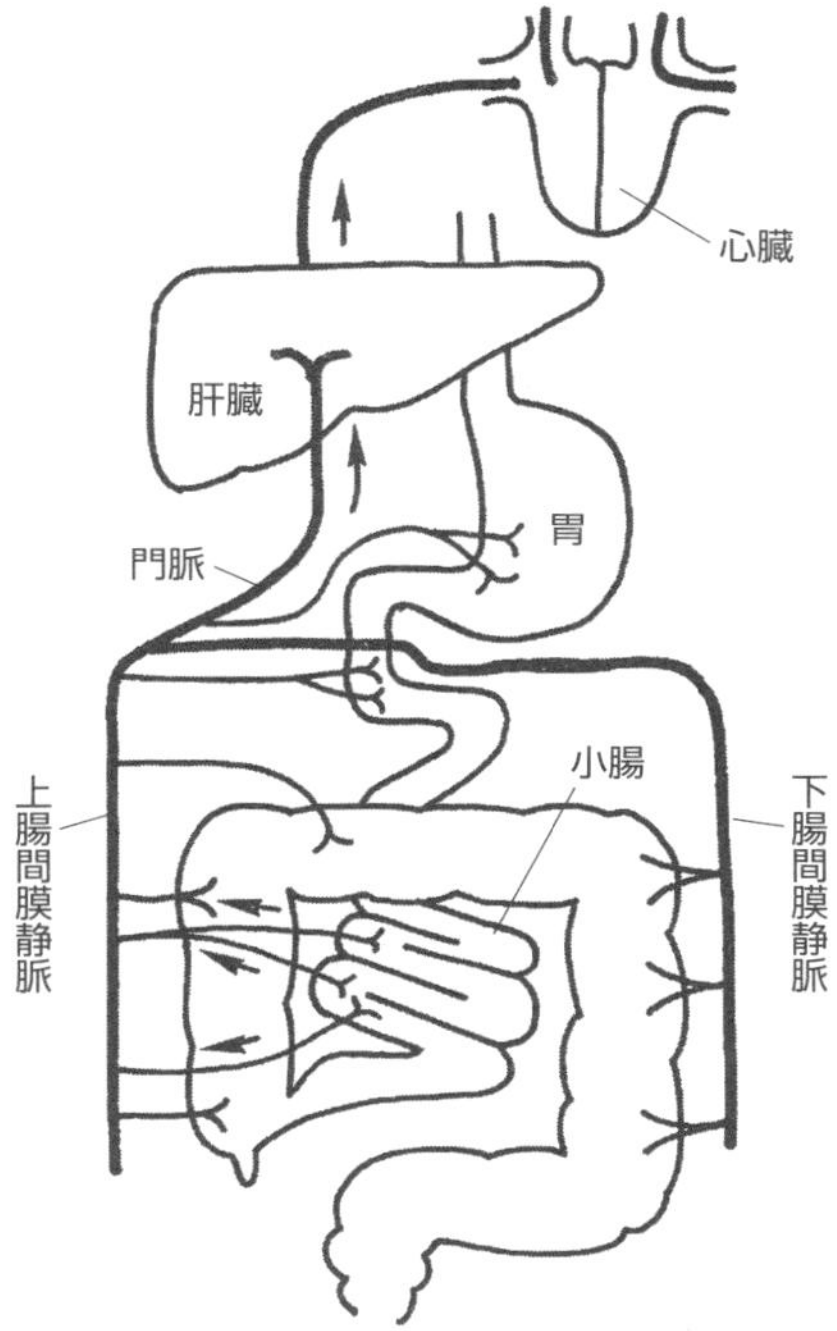

①クスリを飲み込むと小腸から吸収され、門脈を通って肝臓に運ばれる。
②肝臓には解毒・分解作用があり、クスリによってその働く作用は異なる。
③ニトログリセリンはこの作用を受けやすいため、飲み込んでも効果はない。このため、口の粘膜から吸収させる。

■ニトログリセリンの舌下錠

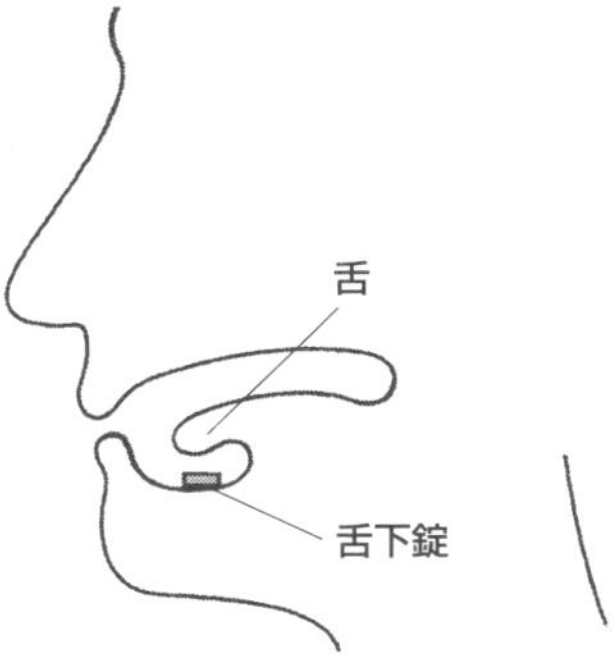

舌の下に入れ、唾液で溶かすと、口の粘膜から急速に吸収される、狭心症の発作を急いで抑えるときに使われる。

■虚血性心疾患における薬物療法

	主な作用メカニズム	狭心症発作	心筋梗塞	心不全	生命予後
アスピリン	血小板凝集抑制	効果なし	効果あり	効果なし	効果あり
β遮断薬	交感神経抑制	効果大	効果なし	効果あり	効果あり*
カルシウム拮抗薬	血管平滑筋弛緩（直接作用）	効果あり	効果なし	効果なし	効果なし
ACE阻害薬	アンジオテンシン阻害	効果なし	効果なし	効果大	効果あり*
亜硝酸製剤（ニトログリセリン）	血管平滑筋弛緩（一酸化窒素を介した）	効果あり	効果なし	効果なし	効果なし

*心筋梗塞例のみ

経皮的冠状動脈形成術（PTCA）のしくみ

狭くなった血管内を風船で広げる

動脈硬化で狭くなった冠状動脈を広げるには、どうすればよいでしょうか。いくつかの方法が考えられましたが、経皮的冠状動脈形成術（PTCA）は、先端に風船のついた管（バルーンカテーテル）を冠状動脈内に挿入し、風船を膨らませることで狭窄した血管を拡張する治療法です。一九七七年、スイスのグルンティッヒ医師によって第一例目が行なわれたこの方法は、一九八〇年代には爆発的な勢いで全世界に普及しました。

この治療法は、心臓カテーテル検査の方法に準じて行なわれます。

冠状動脈の入口に挿入されたカテーテルを通じて、ひとまわり細いバルーンカテーテルを冠状動脈の狭窄部まで進めます。場所が確認できたところで、バルーンカテーテルの手元に接続された注射器でバルーンを膨らまします。これを数回繰り返し、最後に冠状動脈を造影して治療を終了します。

治療は原則的にカテーテル挿入部の局所麻酔のみで行なわれ、開始から早ければ三〇分以内で終了します。胸を切開し、心臓を止めて行なう冠状動脈バイパス手術と同様の効果が、わずか数十分の処置と数日の入院期間で得られる画期的な治療法であり、爆発的な普及も当然のことと思われます。

しかし、PTCAの普及とともに、この治療法の欠点も明らかとなってきました。PTCAで治療されたうち三〇～四〇％の例に、狭心症の再発がみられることが問題となってきました。これは、拡張された病変が再び狭くなる再狭窄と呼ばれる現象が原因で、治療後六か月以内に生じます。再狭窄の原因として、局所の血栓形成、血管のもつ弾性によって徐々に生じる収縮、機械的な刺激に反応した血管壁の増殖などが考えられ、それらを予防する薬剤の投与などが試みられましたが、いずれも失敗に終わりました。

一九八〇年代後半には、バルーンにステントと呼ばれる金属製のメッシュチューブを装着し、拡張した部分に留置するステント術が実用化されました。その後の追跡調査で、ステント術による再狭窄率は二〇％程度と報告されています。

ステント術の登場によって、再狭窄の問題は一段落した形となっています。一方、依然として再狭窄が発生することも事実で、今後の研究課題とされています。

これらの治療法は、動脈硬化の結果生じた狭窄病変を解除するのみで、虚血性心疾患の原因である動脈硬化の治療ではないことを認識する必要があります。

ひとくちメモ　**〈眼球-狭窄反射〉**必要のないPTCAが、患者の症状を改善しないばかりか、場合によっては悪化させてしまうことがあります。米国のトポール医師らは、狭窄病変を無差別に拡張する一部の医師たちの行動を、皮肉たっぷりに「眼球-狭窄反射」と名付けました。

■経皮的冠状動脈形成術（PTCA）の血管拡張メカニズム

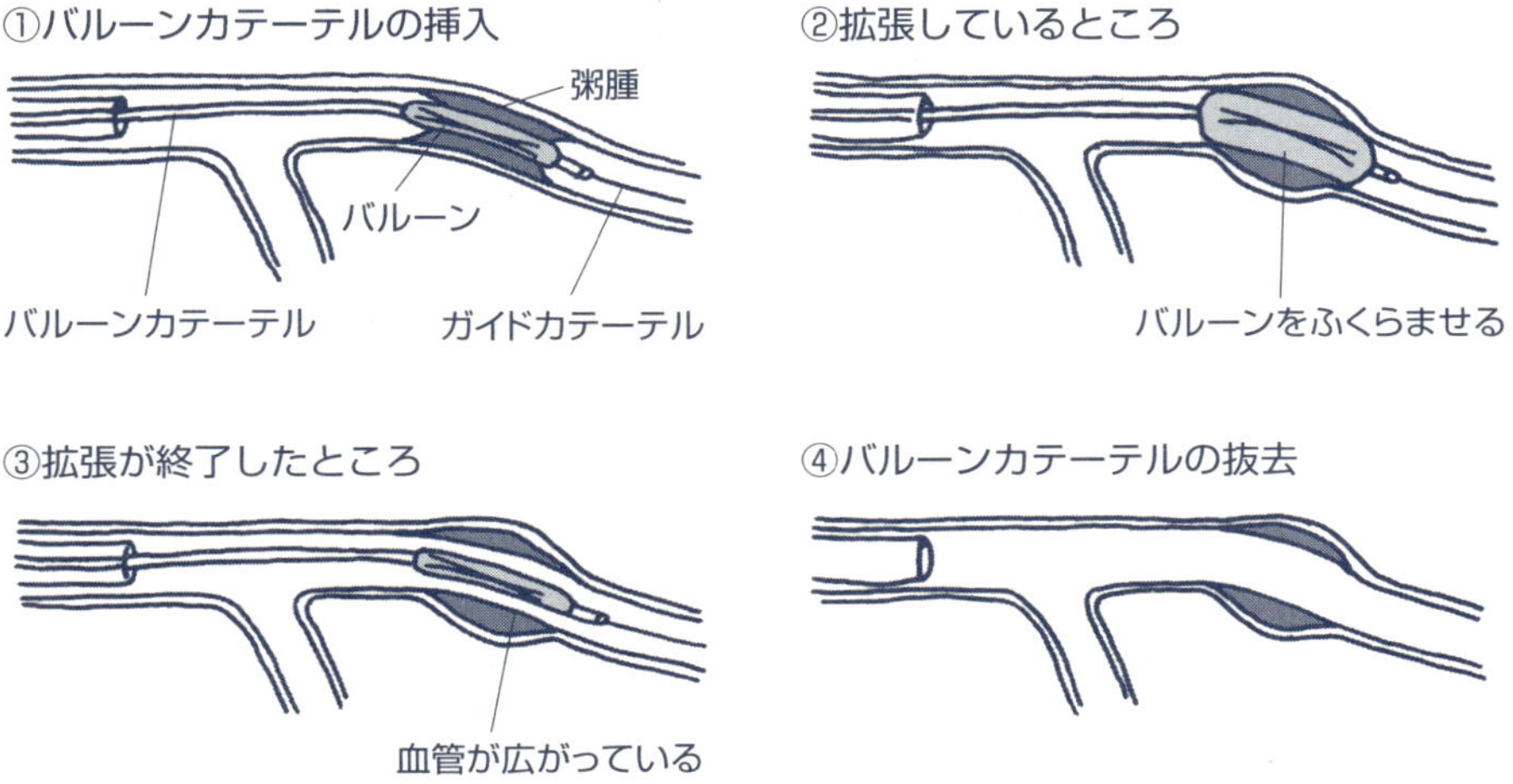

②拡張しているところ

③拡張が終了したところ

■PTCA後再狭窄のメカニズム

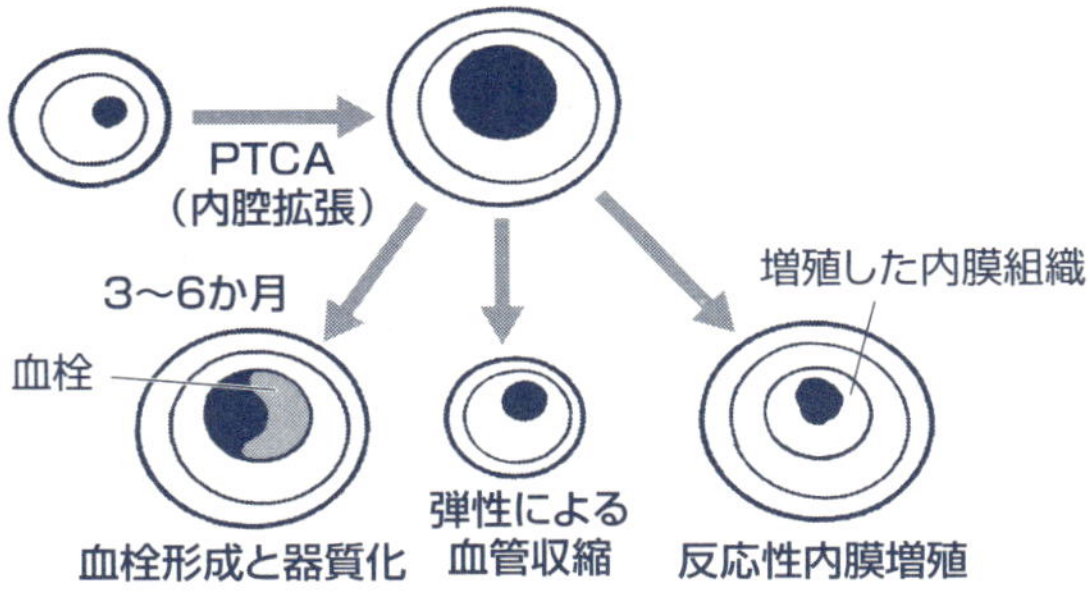

PTCA後、30〜40%の例に再狭窄がみられる。その原因として、血管壁のさまざまな反応や、血栓の関与が考えられいてる。

■ステント治療

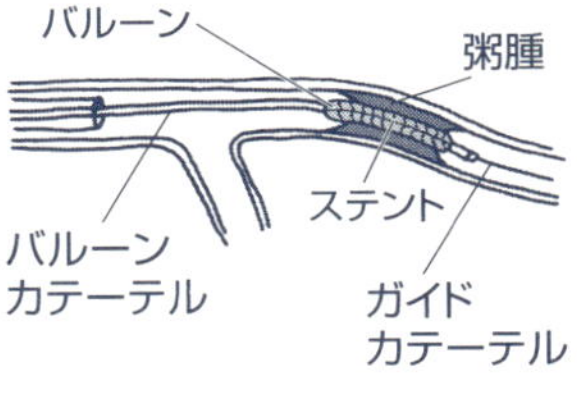

カテーテルでステントを乗せたバルーンを狭くなった箇所まで導く。

血管が狭くなっている部分まで、カテーテルによりステントを乗せたバルーンを進め、バルーンを拡張してステントを留置する。

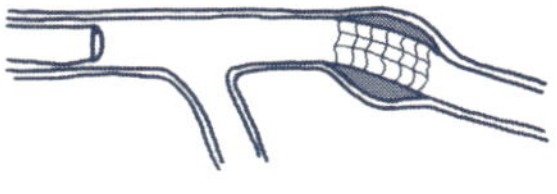

ステントを置いてバルーンを引き抜く。

■ステント

提供:ジョンソン・エンド・ジョンソン

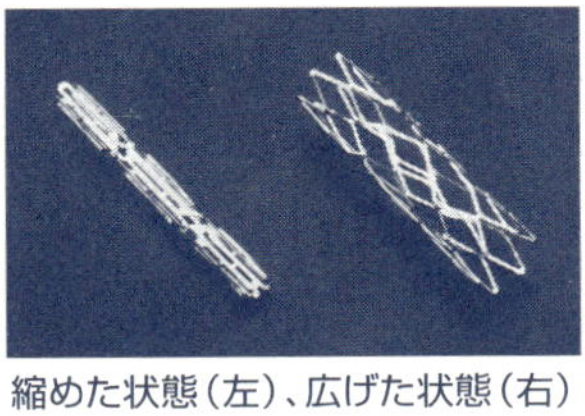

縮めた状態（左）、広げた状態（右）

冠状動脈バイパス手術のしくみ

代替血管を使って血液を送る

狭心症における外科治療の歴史は意外に古く、一九四〇年代から血管を冠状静脈や心筋内に移植する手術が行なわれていました。しかしながら、いずれも満足な成績が得られず、普及には至りませんでした。

一九六七年、アメリカのクリーブランドクリニックで、足の表層静脈を用い、大動脈と狭窄した冠状動脈の末梢にバイパスをつくる冠状動脈バイパス手術が始められました。その後、全世界に普及し、現在では一般的な治療法として定着しています。

冠状動脈バイパス手術の術前には、心臓カテーテル検査が行なわれ、冠状動脈狭窄病変の場所とバイパスをかける位置が決められます。移植に用いられる足の表層静脈（大伏在静脈）の摘出と並行して開胸と心臓の露出が行なわれ、脱血チューブを右心房に、送血チューブを大動脈に挿入します。これらのチューブを人工心肺装置に接続した後、心臓を氷で冷却しながら冠状動脈から心臓保護液と呼ばれる特殊な液体を注入し心臓を停止させます。それから、上行大動脈に小さな穴をあけて移植静脈を縫いつけ、また冠状動脈に静脈のもう一方を縫いつけてバイパスをつくります。

また最近では、静脈ではなく、胸郭の内側を縦に走行する内胸動脈や、胃の上部を走行する右胃大網動脈の末梢側を剥離し、冠状動脈につなげる方法もよく行なわれます。

人工心肺装置、心筋保護液、麻酔技術などの進歩によって、冠状動脈バイパス手術などの心臓手術の院内死亡率は数%以下となっています。

冠状動脈バイパス手術の問題点として、バイパスとして用いられた静脈の劣化現象があります。欧米の追跡調査では、術後一〇年で静脈バイパスの約五〇%が閉塞すると報告されています。

このため最近では、すべてのバイパスに動脈を用いることも多くなってきました。

さらに最近では、開胸あるいは胸部の数センチの切開で、人工心肺装置を使用せず、心拍動下で動脈バイパスを剥離し冠状動脈に縫いつける方法など、手術による肉体的負担が少ない方法も積極的に行なわれるようになっています。PTCAの登場以来、重症例に限られていたバイパス手術でしたが、軽症例でもPTCAが適さない例については、負担の少ないバイパス手術が行なわれるようになっています。

ひとくちメモ

〈医療用材料の値段〉健康保険制度が発達したわが国では、市場原理が働きにくく、輸入された医療用材料において顕著です。特に、アメリカから輸入されるバルーンカテーテルでは、数百ドルで販売されているものが数十万円ということも珍しくありません。

■冠状動脈バイパス手術

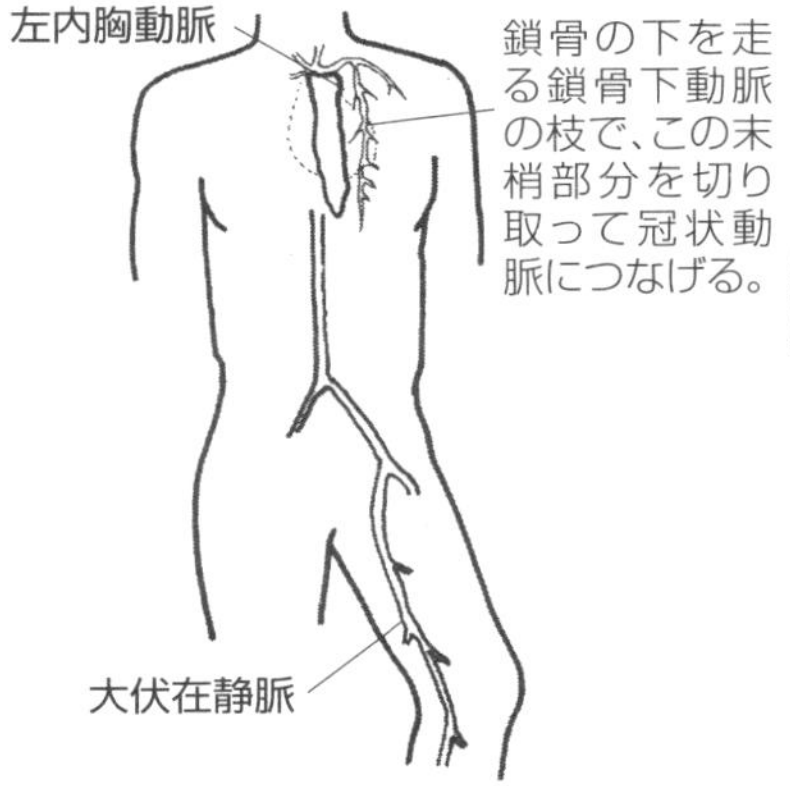

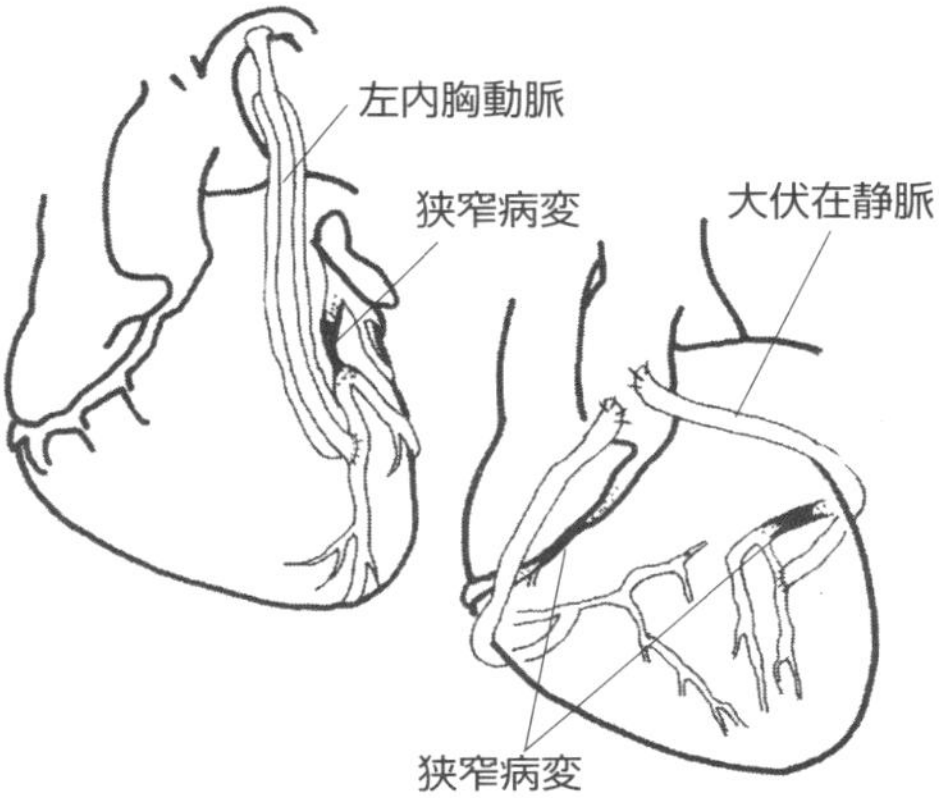

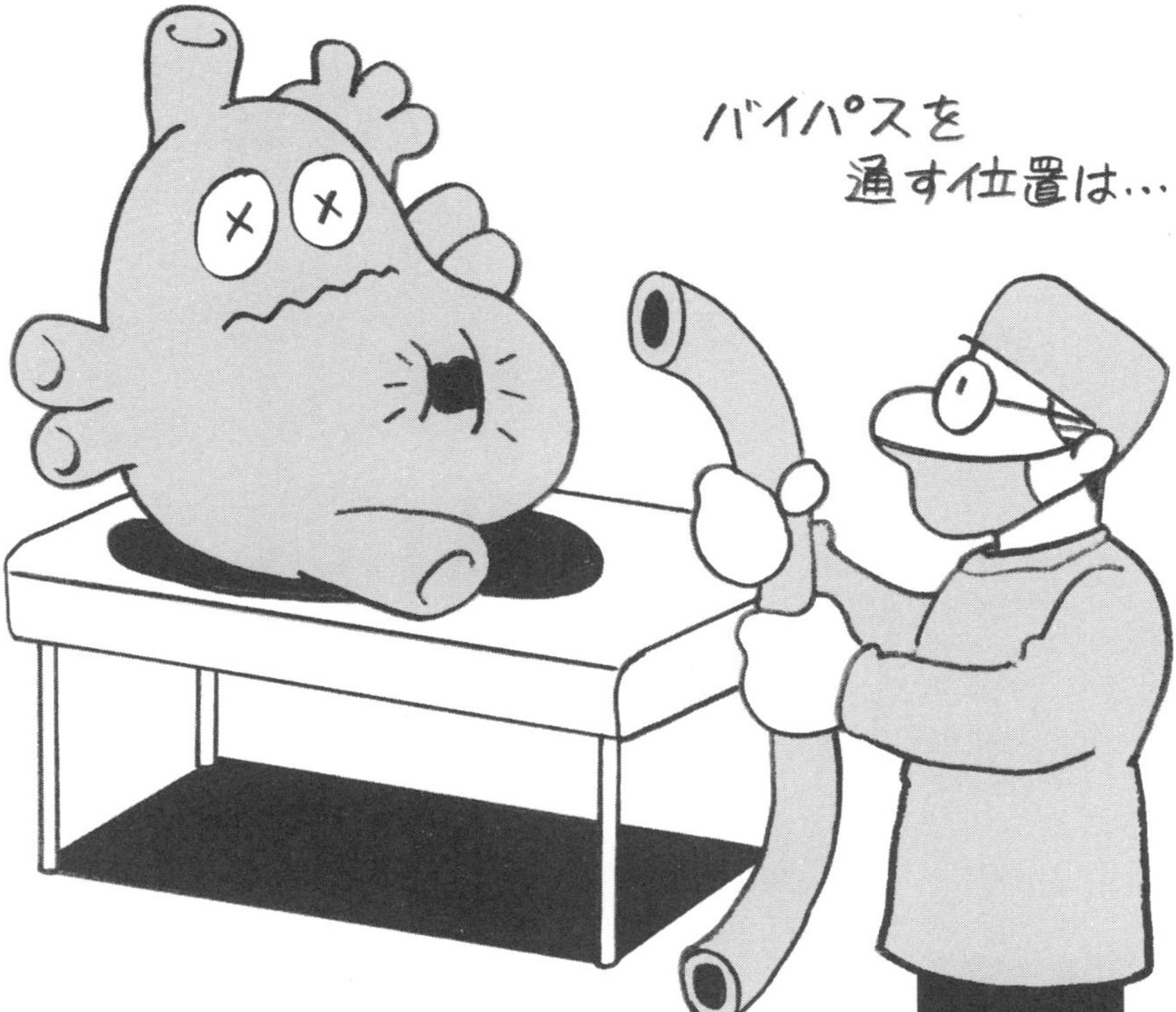

虚血性心疾患のリハビリテーション

速歩、サイクリングなど有酸素運動が中心

従来、心筋梗塞の急性期には、障害された心筋を保護するため、数週間の安静が必要と考えられていました。

しかし、長期間の安静による心臓への弊害や、合併症の増加が知られるようになり、現在では、発症早期からの離床と積極的なリハビリテーションが勧められています。

ベッド上で安静を保つことによって脈拍と血圧の上昇を防ぎ、心臓の仕事量を最小限にすることが従来の理論的な根拠でした。

しかし、一九七〇年代半ば、ベッド上での安静を一二時間以上続けることによって、心臓への負担がむしろ増加することが報告されました。

臥位による下肢からの静脈還流量の増加↓腎臓からの水分排泄増加↓循環血流量減少↓心臓の仕事量の増加、というメカニズムによるとされています。

このため、最近では、血行動態が安定した例でのベッド上安静は一二時間以内とし、その後は排泄や介助による入浴、ゆっくりした歩行などの軽い運動が積極的に行なわれています。

その後、早期からの離床を発展させるかたちで、リハビリテーションが行なわれるようになりました。心筋梗塞に対するリハビリテーションは、運動処方によるトレーニングと、再発防止のための生活習慣改善を組み合わせた形で行なわれます。

最近では、リハビリテーションによる効果として、早期の社会復帰、再発予防、生活の質の改善、さらには死亡率の低下などが証明され、その重要性が広く認められるようになっています。

具体的な運動処方としては、運動負荷心電図検査や心肺機能検査によって安全かつ効果的な運動ができる脈拍数を決め、脈拍数を目安に速歩、サイクリングなどの有酸素運動を三〇分程度、週三回以上行なうのが標準的です。

あわせて、食習慣の改善、禁煙、ストレスマネジメントなどの指導が行なわれます。

わが国においても、心筋梗塞後のリハビリテーションが健康保険で認められ、一部の専門施設では積極的に行なわれています。

しかし、検査と投薬が中心の医療現場とは馴染まない点も多く、一般的なものにはなっていません。

ひとくちメモ

〈心筋梗塞と生活の質〉 大きな発作を経験した心筋梗塞例では、その後の生活の質が大きく損なわれることがあります。心臓リハビリテーションでは、機能回復や再発防止のみならず、生活の質の改善が期待できます。

■急性心筋梗塞のリハビリテーションプログラム

厚生省研究班（1983年）

病日	1	2	3	4	5	6	7	8	9	10	11	12	13	14	15	16	17	18	19	20	21	22	23	24	25	26	27	28
病室	重点病棟														一般病棟													退院
活動度	絶対安静			ベット上安静						室内安静		室内歩行			病棟内歩行													
運動療法															50m歩行			200m歩行			500m歩行							
食事	絶食	流動食		五分粥		全粥		普通食																				

最近の一例

病日	1	2	3	4	5	6	7	8	9
病室	重点病棟								退院
活動度	ベット上安静		ベット周囲	室内安静					
運動療法			足踏み		200m歩行		500m歩行		
食事	絶食	五分粥	全粥						

従来、4週間の入院が一般的だったが、最近では、合併症がなければ、1週間程度ですむようになった。この背景には、心筋梗塞に対する再灌流療法の普及と、心不全に対する考え方の変化がある。

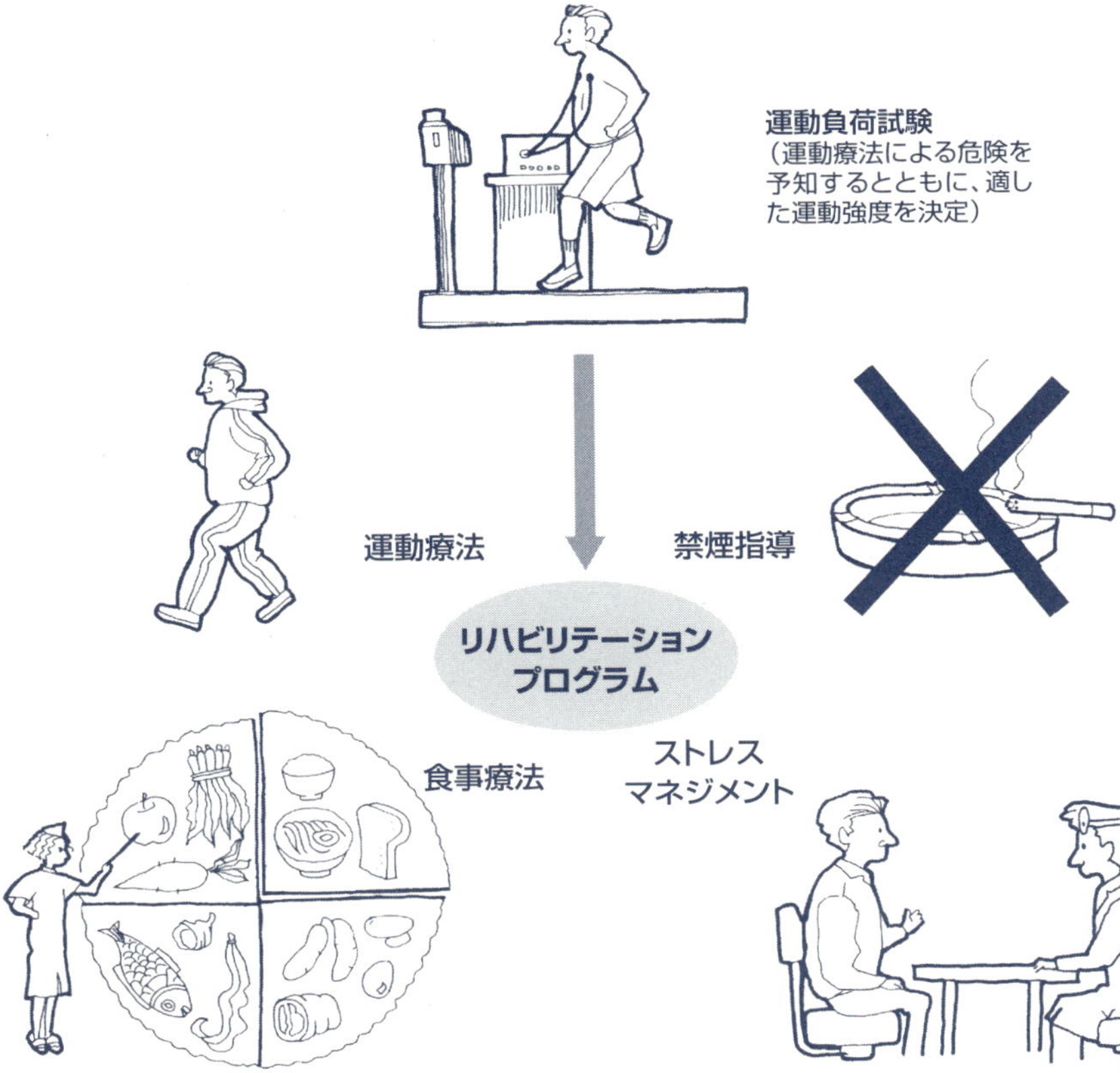

COLUMN

狭心症発作の特効薬　ニトログリセリン

狭心症発作の特効薬として、古くからニトログリセリンの舌下錠が用いられています。ニトログリセリンはダイナマイトの原料としても知られていますが、ダイナマイトの発明者であるノーベルが、自らの狭心症に対して処方されたニトログリセリンの服用を拒否した話も有名です。

ニトログリセリンは1846年、イタリアの科学者ソブレロによって初めて合成されました。当初、爆薬の原料として合成されたニトログリセリンが狭心症の治療薬として使われるようになった背景には、面白い逸話があります。開発者のソブレロ博士は、大胆にもこの物質を舐めてみたところ、強い甘みがし、やがて激しい頭痛におそわれました。この話を聞いたアメリカの学者が、頭痛の原因が血管の拡張作用にあると考え、狭心症の治療薬としての応用を考えました。ところがニトログリセリンの効果を認めない学者が続出し、その後20年にわたり論争が続きました。その決着がついたのは、先の2人の学者はニトログリセリンをなめていたのに対し、反対派の学者は飲み込んでいたことに気づいてからです。つまり、ニトログリセリンは粘膜から吸収させると効果があり、飲み込むと効果がなくなることが判明しました。腸管からの静脈血は、門脈系とよばれる血管で肝臓に集められ、全身循環にもどります。ニトログリセリンは、肝臓で分解されるため、飲み込んで腸管から吸収されても効果を示しません。したがって、ニトログリセリンの舌下錠を服用する際には、舌下に入れて溶かす方法を守る必要があります。

現在では、口の中に噴霧するスプレー剤、皮膚から吸収されるテープ製剤、ニトログリセリンとは逆に肝臓で分解されることによって同様の作用を示す硝酸イソソルビドなどが市販されており、ニトログリセリン舌下錠とともに狭心症治療に広く用いられています。

6章

心筋のしくみと心不全

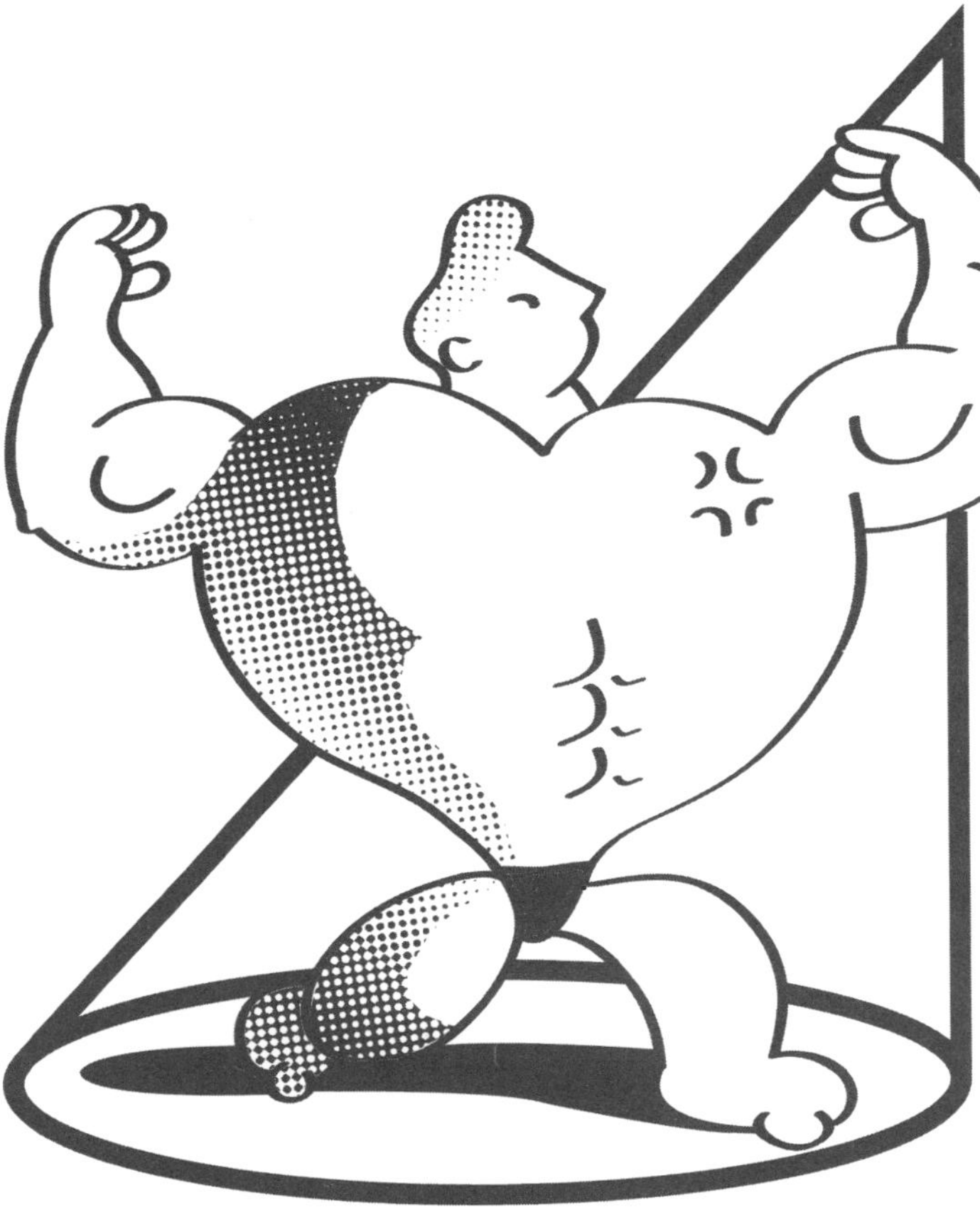

心筋の構造とその働き

細くて短い心筋細胞が規則的に並ぶ

心臓は複雑な形をしていますが、その大部分の組織は無数の心筋細胞あるいは細胞間の線維から構成されています。心臓の収縮と拡張は、その基本構成単位である心筋細胞の活動の総和であるということができます。

心筋細胞は、筋原線維と呼ばれる構成単位が規則正しく配列し、それを取り巻くようにさまざまな細胞内器官が存在する横紋筋で、構造的には骨格筋と類似します。

筋原線維には、アクチンとミオシンという細長い収縮タンパクが一部で重なり合って平行に配列する構造がみられます。横紋と呼ばれる模様は、この規則正しい配列によるものです。

心筋など、横紋筋の収縮は、アクチンとミオシンの接触によって生じます。弛緩状態の筋原線維では、調節タンパクがアクチンとミオシンの間に存在し、これら収縮タンパクの反応を抑制しています。

収縮の刺激によって、筋細胞内のカルシウムイオン濃度が上昇し、調節タンパクにカルシウムイオンが結合します。その結果、調節タンパクが移動し、おおい隠されていたアクチンの活性部とミオシンが接触することによって収縮反応が起こります。

逆に、カルシウムイオン濃度が低下すると、調節タンパクとカルシウムイオンの結合がはずれ、もとの状態に戻ります。

筋細胞内のカルシウムイオン濃度は、筋原線維の周りにある筋小胞体と呼ばれる細胞内器官によって調節されています。

この筋小胞体には、筋細胞膜が興奮すると貯えられていたカルシウムイオンを細胞内に放出し、興奮がおさまると回収する働きがあります。その働きにより、筋細胞の収縮や弛緩が生じます。

心筋と骨格筋は、同じ横紋筋であり、その細胞レベルでの収縮と弛緩のしくみには基本的な違いはありません。しかし、心筋の構造や性質は、いくつかの点で骨格筋とは異なります。

心筋は、細く短い心筋細胞が枝分かれしながら互いに吻合する構造をもち、その収縮は個々の心筋収縮の総和であることから、機能的合胞体と呼ばれます。

また、細胞間で刺激の伝導が生じる電気生理学的な合胞体でもあり、機能的にも電気生理学的にも独立した骨格筋細胞とは異なります。

ひとくちメモ **〈横紋筋と平滑筋〉** 筋肉組織には、骨格筋や心筋などの横紋筋と、血管や消化管などにみられる平滑筋があります。横紋筋は、速く激しい動きに向いています。一方、ゆっくりと収縮する平滑筋は、緊張を長時間維持するような働きが得意です。

■心筋組織

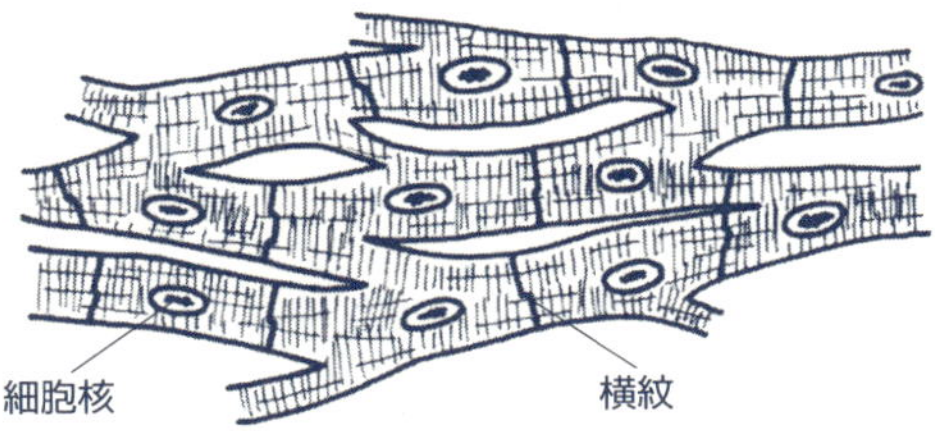

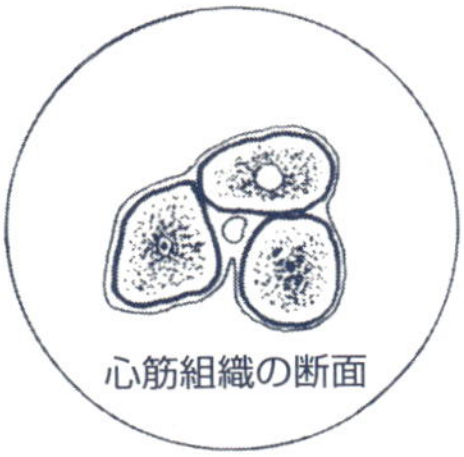

■カルシウムイオンによる心筋の収縮（断面図）

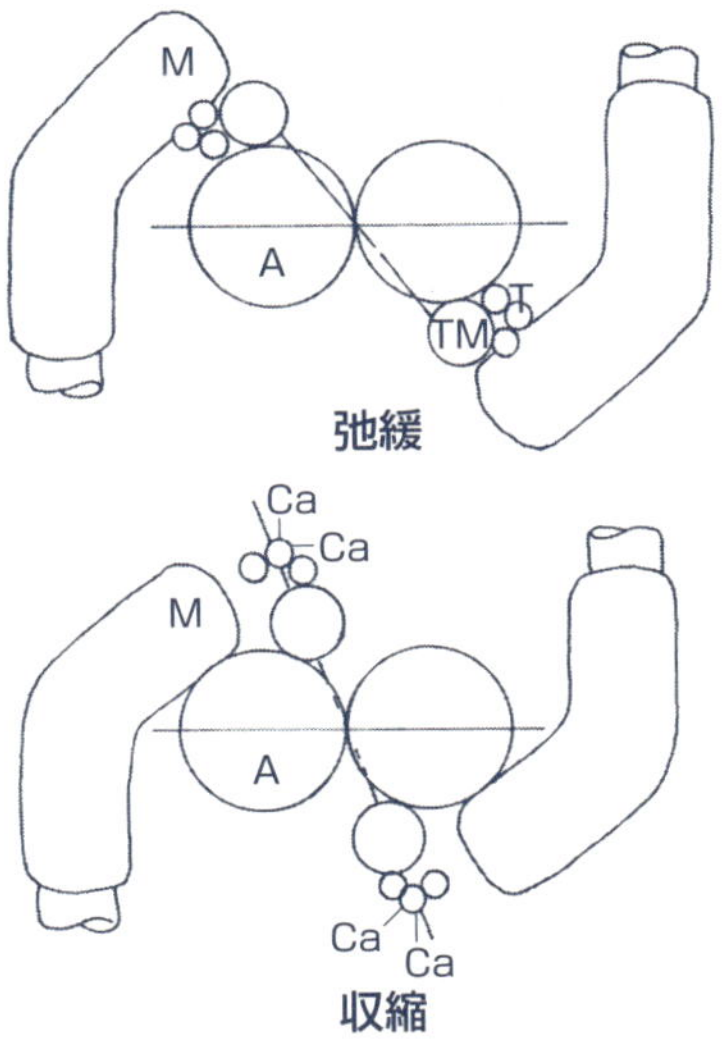

弛緩状態の心筋線維では、トロポニン（T）、トロポミオシン（TM）などの調節タンパクが、アクチン（A）とミオシン（M）の反応を抑制しています。収縮刺激により、カルシウムイオン（Ca）が調節タンパクに結合するとアクチンとミオシンが直接接触して収縮を生じます。

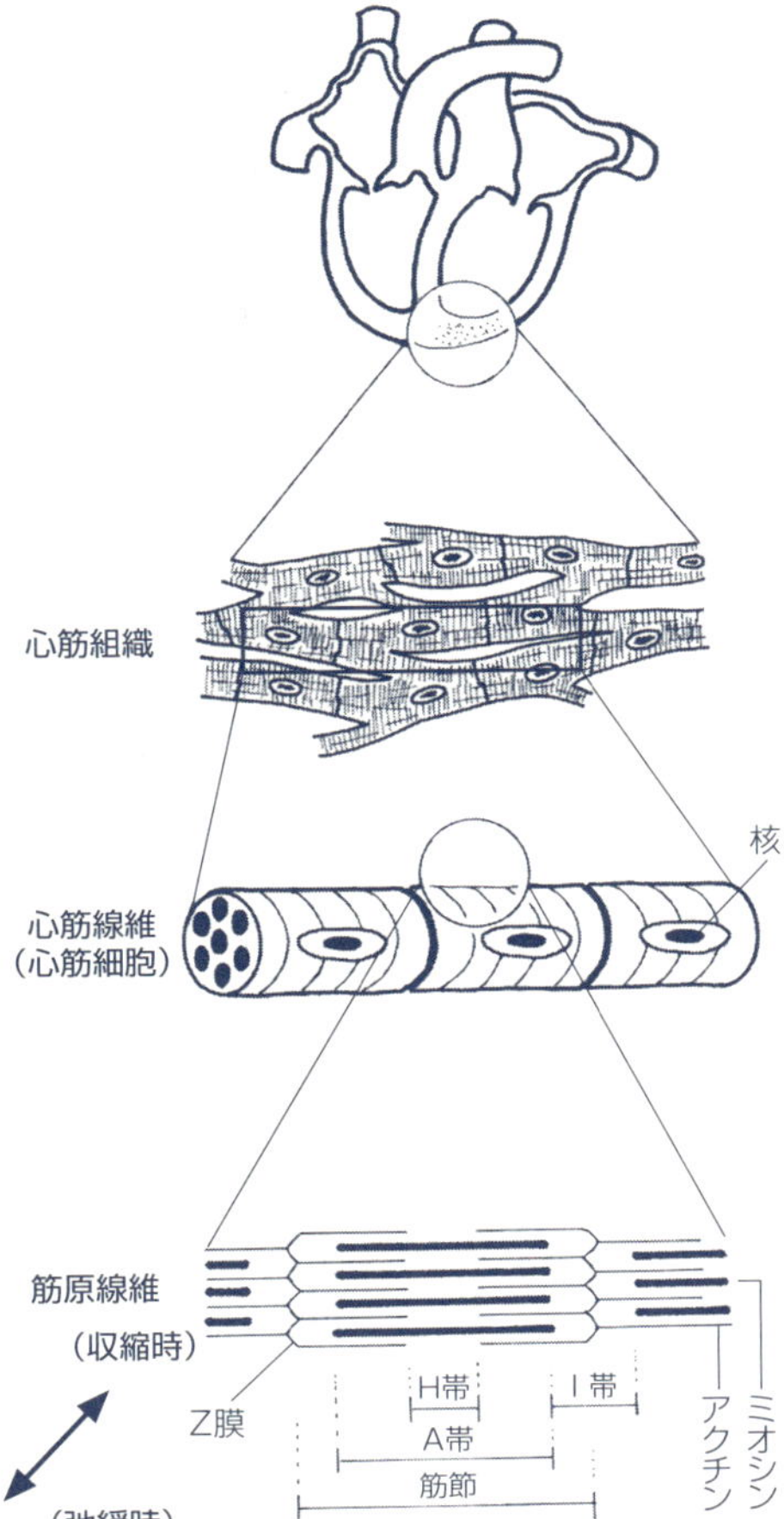

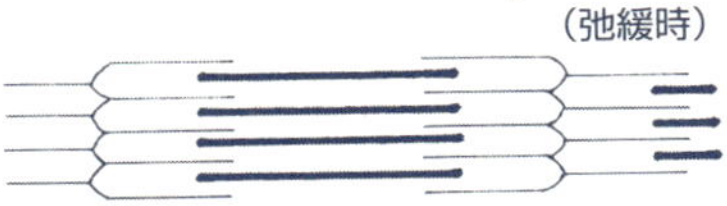

心筋細胞の収縮と弛緩は、アクチンとミオシンの重なりの変化によって生じる。

心筋疾患にはどんなものがあるか

心筋炎、特定心筋疾患、特発性心筋症など

心筋の機能低下はさまざまな原因で生じますが、心筋自体の原因によって機能障害が生じるものを心筋疾患と呼びます。

心筋疾患には、ウイルスなどが心筋に感染して生じる心筋炎、アルコール、全身の代謝異常などの原因が特定できる特定心筋疾患、原因が明らかでない特発性心筋症などがあります。さらに、特発性心筋症は、その病態から肥大型、拡張型、拘束型に分類されます。

心筋炎は、おもにウイルスなどの病原体が原因で起こる心筋の感染症です。多くの場合、心臓の機能を障害するには至らず、ほぼ完全に自然治癒します。

しかし、まれに急激に進行する重症心不全や、致死的な不整脈、慢性的な心機能障害などの原因となることもあります。

また、膠原病やサルコイドーシスなど、全身の炎症性疾患の部分症状として心筋炎が出現することもあり、これらは特に非感染性心筋炎と呼ばれます。

特定心筋疾患は、心臓以外の原因との因果関係が強く疑われる心筋症の総称で、続発性（二次性）心筋症と呼ばれることもあります。

大酒家にみられるアルコール性、骨格筋の萎縮をきたす筋ジストロフィーに伴う心筋疾患、ホルモン分泌異常による内分泌性、心筋への異常物質蓄積によるアミロイドーシスなどがあります。

特発性心筋症は、心筋の形態や病態生理によって大きく三種類に分類されます。

肥大型心筋症は、心筋細胞の肥大によって左心室壁が厚くなる疾患で、多くの場合、心機能は障害されませんが、不整脈による突然死の危険があります。

拡張型心筋症は、心筋の収縮低下と内腔拡張が特徴で、難治性の心不全のため心臓移植の対象となる代表的な疾患です。

拘束型心筋症は、まれな病態ですが、心筋が硬くなることで心筋の拡張が障害され心不全を繰り返す予後不良の心筋症です。

心筋疾患の診断は、最近では心臓超音波検査の普及によって、容易に行なえるようになってきました。診断を確定するには、心臓カテーテル検査によって冠状動脈に心機能低下をきたすような閉塞病変がないことを確認し、さらに心筋の一部を採取する心内膜心筋生検を追加する必要があります。

ひとくちメモ

〈アルコールの功罪〉 適量のアルコールが心臓病に良いとよくいわれますが、これは動脈硬化に限ったものです。適量であっても、心臓自体には心筋障害や不整脈などに悪影響をおよぼします。

■心筋疾患の分類

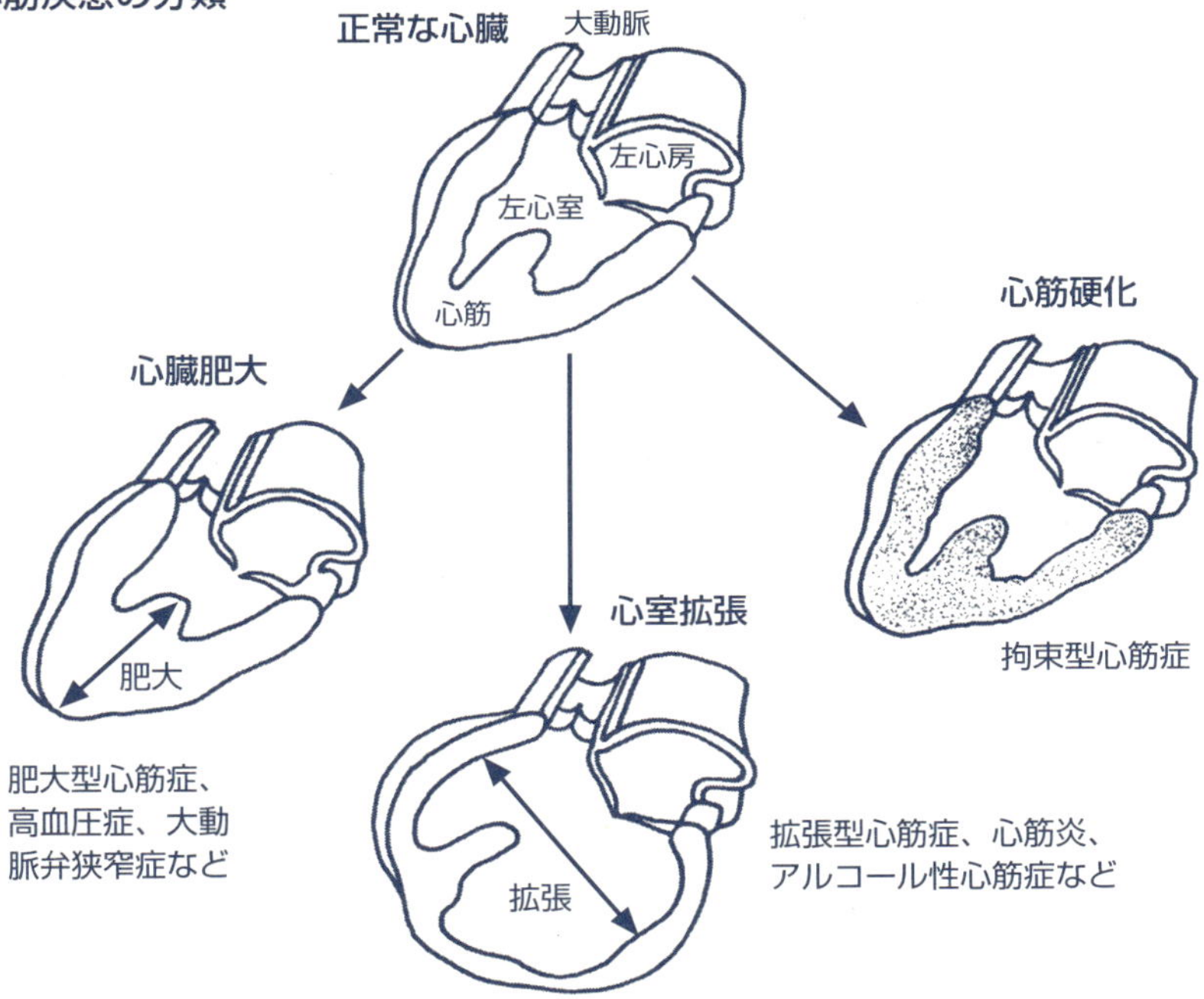

■特定心筋疾患の原因

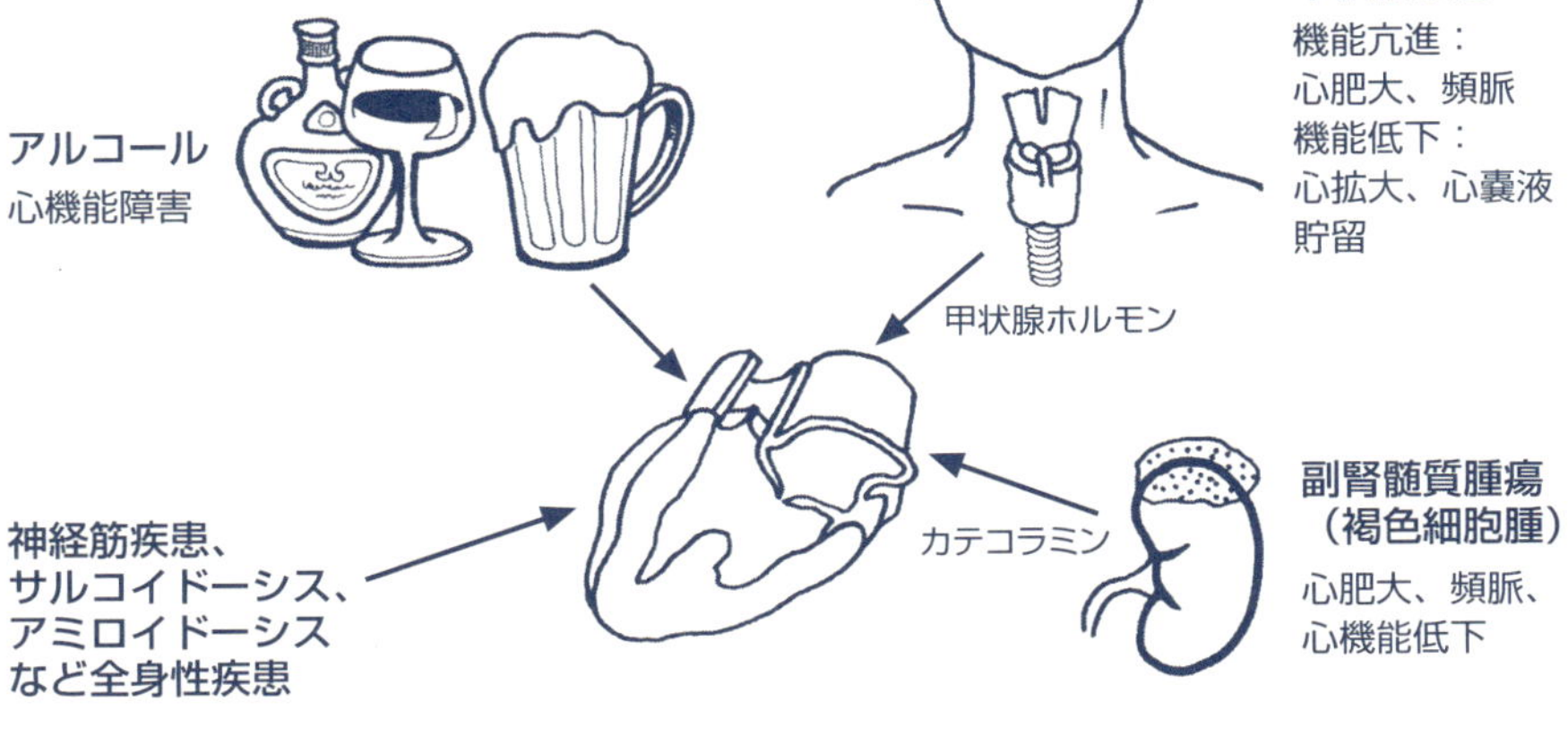

さまざまな原因が知られているが、頻度的には、
アルコールによるものが最も多い。

心臓のポンプ機能とそのメカニズム

静脈から戻る血液量で仕事量が決まる

心臓はたえず収縮と拡張を交互に繰り返し、血液に推進力を与え、心臓から血液を送り出し、また全身から心臓への血液の還流をうながしています。これが心臓のポンプ機能です。

正常な心臓では、臓器や組織の需要に見合った過不足のない量の血液を全身に送り出し、それと同じ量の血液を全身から受け入れています。健康な成人における心拍出量は、安静時には毎分約五リットルですが、激しい運動などではその四倍の毎分二〇リットル程度まで増加します。

心臓を単純な血液ポンプとして考えた場合、そのポンプに必要な仕事量は、心臓へ流入する血液の量（静脈還流量）と動脈の抵抗（血圧）によって決まります。静脈還流量は前負荷、血圧は後負荷と呼ばれます。心臓ポンプはこれらの負荷に見合った仕事を行なうため、その収縮力と心拍数を増減します。この調節は、心臓自体のもつ調節機能と自律神経系の働きによって行なわれています。

心臓には、静脈還流量の増減に応じて、その収縮力と心拍数を変化させる自己調節機能があります。心臓への静脈還流量が増加し、心室の拡張期容積が大きくなると心拍出量は増大します。これをフランク・スターリング効果と呼びますが、引き伸ばすことで収縮力を増す心筋線維の性質によるものと考えられています。また、静脈還流量の増加による心房壁の伸展は、心臓の歩調とりを行なう洞房結節の刺激発生間隔を短縮し心拍数の増加をもたらします。さらに、心拍数の増加によって心臓の収縮力は増大します。

自律神経には交感神経と副交感神経（迷走神経）があり、これらは心臓と血管を同時に制御することで循環器系の機能をダイナミックに調節しています。

心臓に分布する自律神経系の作用として、心拍数を変える変時作用、収縮力を変える変力作用、心房から心室への刺激伝導時間を変える変伝導作用、心室の刺激に対する興奮性や自動興奮能を変える変閾作用があります。

交感神経の興奮は心拍数の増加と心収縮力の増強を、副交感神経の興奮は心拍数の減少と心収縮力の低下をもたらします。また、交感神経を刺激すると、心筋細胞の興奮性が高まることで不整脈が出現しやすくなり、逆に副交感神経は不整脈の出現を抑制します。

ひとくちメモ

〈寝る子は育つ？〉 一般に、交感神経は生体活動を盛んにし、副交感神経は鎮める働きをもちます。ただし、消化管の働きは副交感神経の緊張によって刺激されます。このため、副交感神経が優位となる就寝中には、消化吸収が盛んになります。

■フランク-スターリング効果

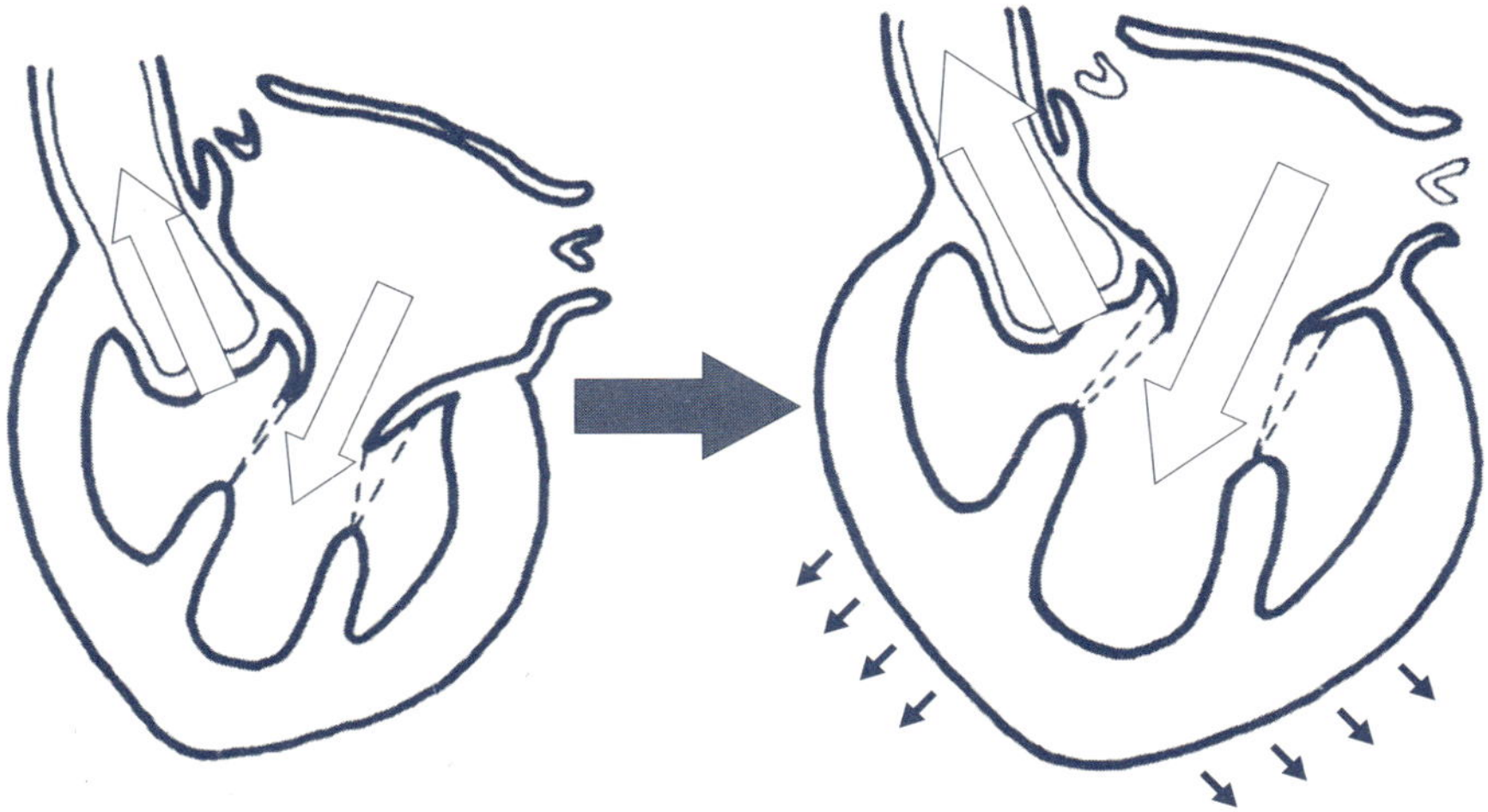

心臓への静脈環流量が増加し、心室の拡張期容積が大きくなると心拍出量が増大する。これを「フランク-スターリング効果」という。

■自律神経による心機能調節

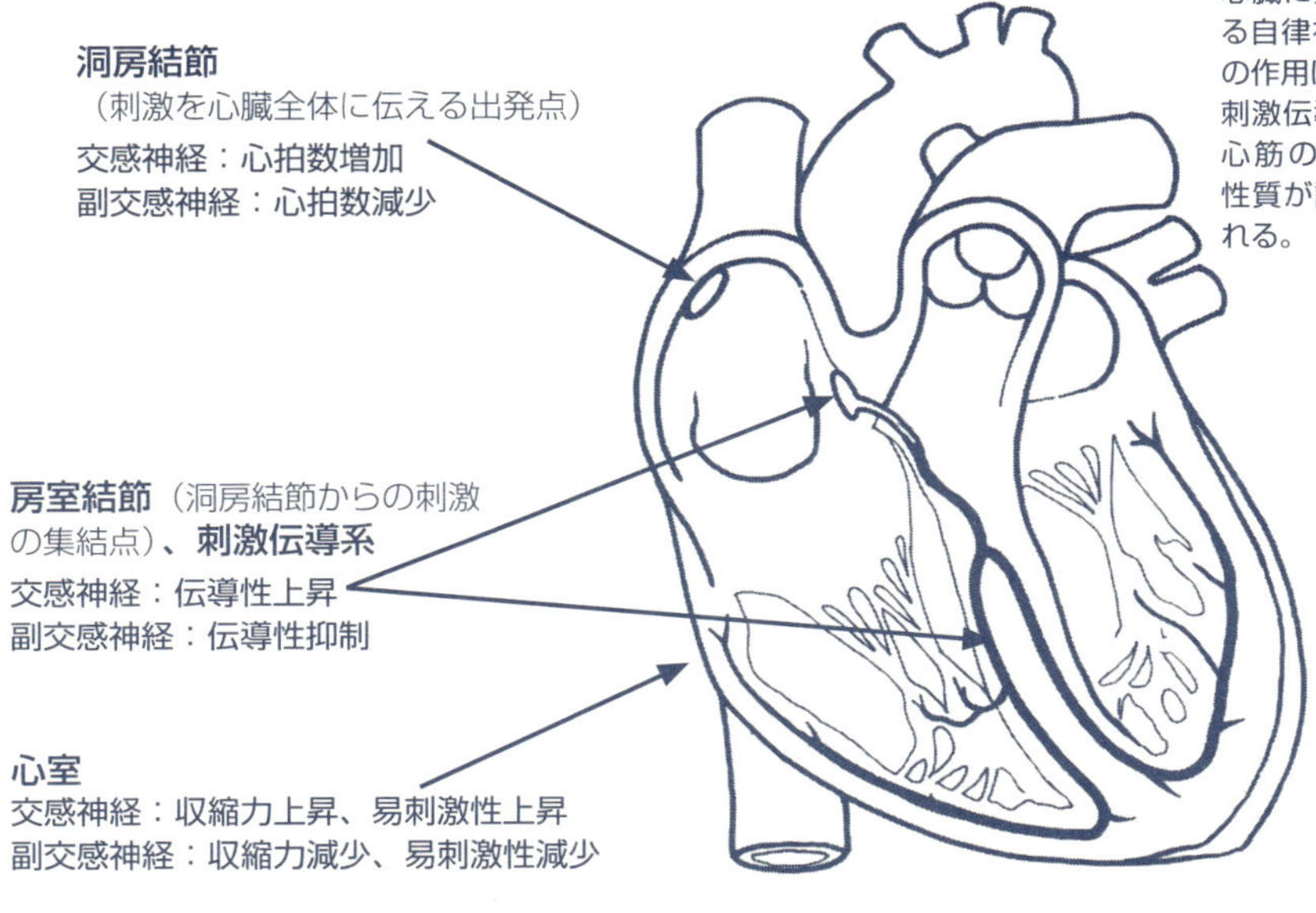

心臓に分布する自律神経系の作用により、刺激伝導系や心筋の機能、性質が調節される。

心不全はどうして起きるのか

心臓のポンプ機能がうまく働かない状態

心臓の働きは、全身の臓器や組織が必要とする量の血液を送り出すことにあります。しかし、心臓のポンプ機能がうまく働かなくなると、生体は代償メカニズム（バックアップ機能）を動員して生命維持に必要な循環を確保します。その結果生じるさまざまな病態を心不全と呼びます。つまり、心不全とは病名ではなく、必要な心拍出量が得られない状態に対する生体の防御反応と考えることもできます。心不全の多くでは、代償の結果、静脈のうっ血がみられるため、うっ血性心不全とも呼ばれます。

大量出血などにより循環血液量が不足した場合にも循環不全が生じます。しかし、心不全は心臓ポンプ機能の不足を原因とした循環不全に限って用いられる用語であり、このような病態を心不全とは呼びません。

心不全はその病態、症状などによっていくつかの病態に分類されます。心不全には、心拍出量が低下するために生じる低拍出性心不全と、心拍出量が正常あるいはそれ以上の高拍出性心不全があります。

前者は一般的にみられる心不全で、虚血性心疾患、心筋疾患、心臓弁膜症、心膜疾患、高血圧性心疾患など、あらゆる心臓疾患によって生じます。

後者は甲状腺機能亢進症、貧血、脚気、動静脈瘻（病的な動静脈の吻合）などによって多くの血液量が必要となり、正常以上の心拍出量が確保されているにもかかわらず、相対的なポンプ機能の不足により心不全が生じる病態です。

心不全は、その経過によって慢性と急性に分類されます。長い経過をたどる慢性心不全では、循環血液量の増加によって心拍出量が保たれ、動脈圧がほぼ正常であることが多くみられます。

急性心不全では、体内の血液分布を変化させることで重要臓器の循環を保とうとしますが、その代償機転は不十分であることも多く、急激にショック状態になることもよくみられます。また、慢性心不全の代償機転が破綻し、急性心不全の状態になる場合もあります。

心臓の機能は、血液を受け入れることと、受けた血液を送り出すことに分けられます。これら、いずれの機能が働かなくなっても心不全が生じ、それぞれ、後方心不全、前方心不全と呼ばれることがあります。後方心不全では肺血管や静脈のうっ血、前方心不全では臓器や組織の循環不全が生じます。

ひとくちメモ

〈うっ血とは？〉高速道路で事故が起こると手前に渋滞が発生します。これと同じく、心臓に事故が起こると、手前の静脈に渋滞が発生します。大静脈の渋滞は手足のむくみを、肺静脈の渋滞は肺うっ血による呼吸困難をきたします。

■前方心不全と後方心不全

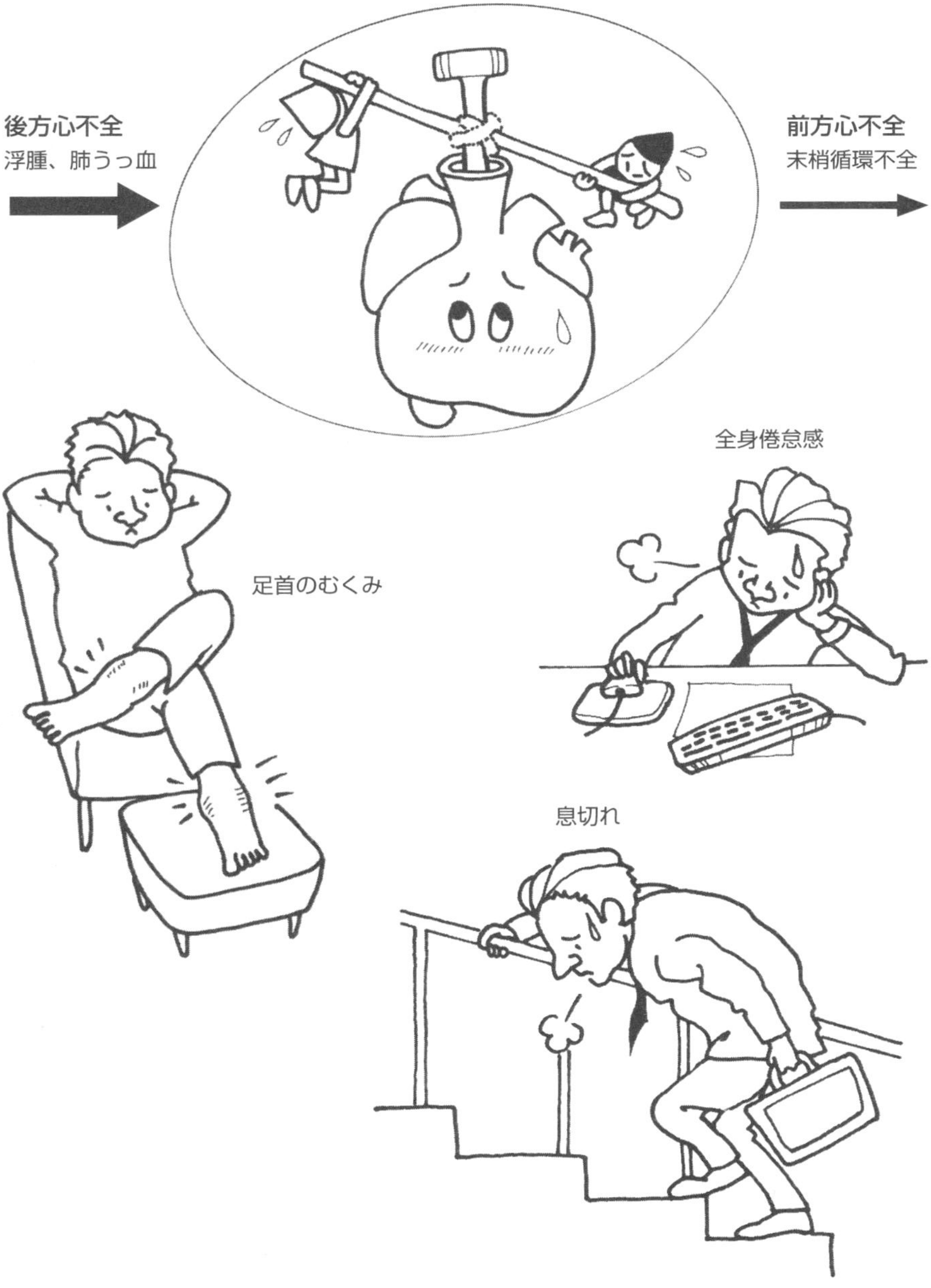

左心不全と右心不全とは？

左心系、右心系に原因がある心不全

左心系に原因があって発症する心不全を左心不全、右心系の障害によって生じるものを右心不全と呼びます。

右心不全は右心系の原因のみによって発症することもありますが、大部分は左心不全から二次的にくる場合で、両心不全の型をとります。

両者はそれぞれ単独でも存在しますが、左右の心臓は血行動態的にも解剖学的にも深く関連しているため、いずれが先行してもやがて両心不全となることが多くみられます。

左心不全では、肺うっ血による呼吸困難がもっとも多くみられます。左心系の機能が障害されると、肺循環でのガス交換の効率が低下し、動脈血の酸素濃度が低下します。くちびるや指先が紫色になるチアノーゼは、動脈血の酸素濃度が低下することによって生じます。肺うっ血の程度が強くなると、肺胞の中に血液の成分がしみ出す肺水腫や、肺胞への出血による血痰がみられることもあります。

心不全でみられる呼吸困難は、浅く速い呼吸で、からだを横にするとかえって呼吸苦が増すことが特徴です。このため、心不全の患者さんは、呼吸が苦しくなった場合、起きあがって座り込む姿勢をとります。この呼吸パターンは起坐呼吸と呼ばれ、心不全に特徴的な症状として知られています。

肺にうっ滞した血液の一部が下半身に移動すること、横隔膜が下降することで肺活量が増加することなどが、そのメカニズムと考えられています。

右心不全の症状としては、下肢を中心にしたからだのむくみ、尿量の減少、腸管のむくみによる食欲不振や腹部膨満感、肝臓のうっ血による肝機能障害などがあります。静脈のうっ滞によるうっ血肝が長期間続くと肝硬変に移行することもあり、心臓性肝硬変と呼ばれます。

両心不全では、これら両方の症状が出現します。ときに、右心不全をきたすと左心不全の症状が軽減することもあります。これは、右心不全によって肺への血流が減少し肺うっ血が一時的に減少するために生じますが、右心不全が進行すれば左心系からの心拍出量も減少するため、やがて心不全はさらに悪化する結果となります。

左右の心不全に共通した症状として、全身の倦怠感や衰弱感があります。これらは、心不全特有の症状ではありませんが、心不全の初期からみられ、心拍出量低下による全身の循環障害、肺うっ血がその原因です。

ひとくちメモ

〈心臓ぜんそく〉 肺うっ血による起座呼吸は、気管支喘息の発作との区別が難しいことがあり、心臓ぜんそくともよばれます。これは、気管支周囲のむくみや、肺うっ血による気管狭窄のためとされています。

■左心不全、右心不全のしくみ

●右心不全

原因：肺塞栓症、心タンポナーデ、先天性心疾患、肺高血圧症など

●左心不全

原因：心筋梗塞、心筋症、心筋疾患、心臓弁膜症など

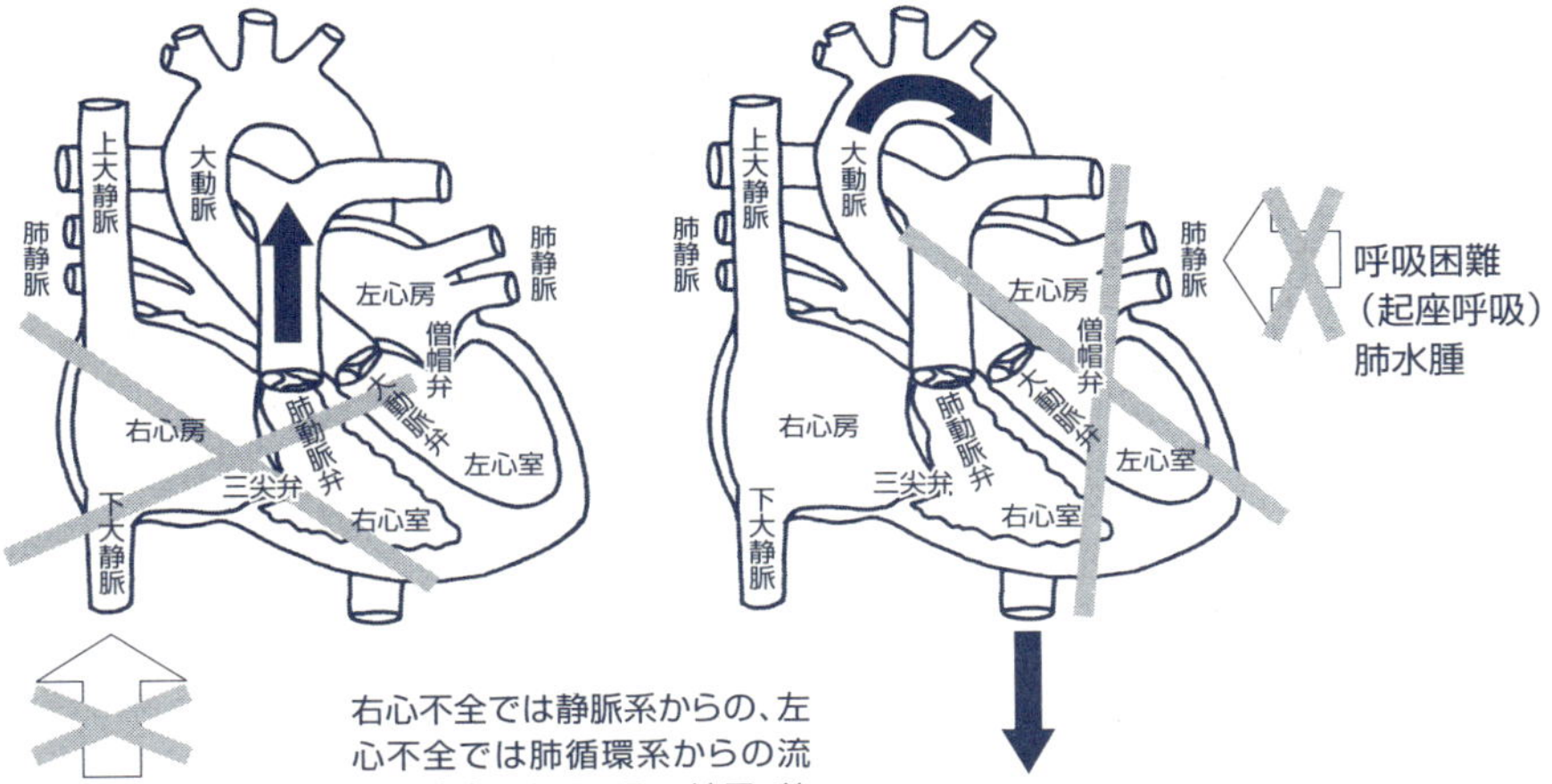

下肢の浮腫
腹部膨満感
肝機能障害
尿量減少

右心不全では静脈系からの、左心不全では肺循環系からの流入が障害される。その結果、静脈系や肺循環系のうっ血による症状がみられる。

チアノーゼ
末梢の冷感
全身倦怠感

■起座呼吸

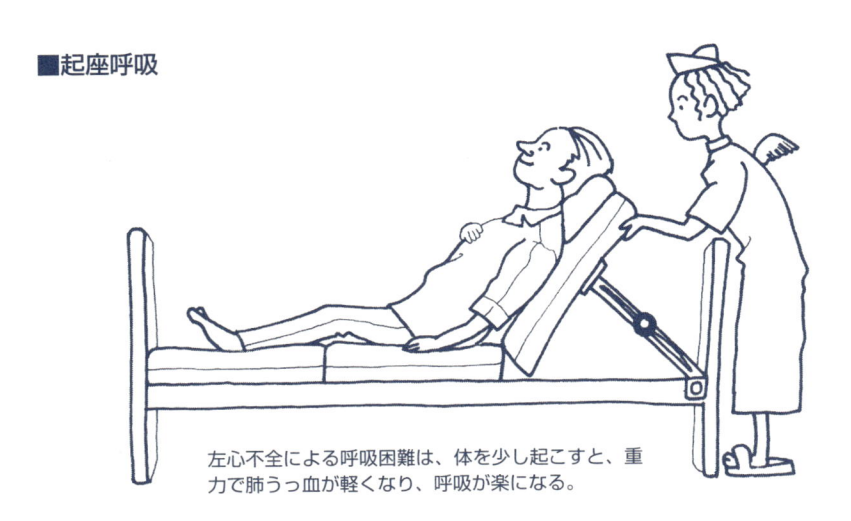

左心不全による呼吸困難は、体を少し起こすと、重力で肺うっ血が軽くなり、呼吸が楽になる。

循環器系の代償メカニズムとは？

心臓機能が低下してもそれを補うしくみ

循環器系には、心臓のポンプ機能が低下した場合でも、必要な血液循環を確保するしくみがあります。このしくみを循環器系の代償メカニズムと呼びます。このメカニズムには心臓による代償と末梢性の代償があります。

心臓の代償メカニズムとしては心拡大、心筋肥大、交感神経緊張の三つがあげられます。

心拡大は、心臓自体の代償メカニズムとしてもっとも早期からみられるもので、内腔の拡大によって心臓の収縮力と心拍出量を増加させます。これは、心筋細胞が伸展されることによって大きな力を発生するフランク・スターリング効果によるものと考えられています。

また、高血圧などの血行力学的な負荷が心臓に加わると、心筋は肥大することでその収縮力を増強させ、心機能を正常に保つように代償します。

心筋の肥大とは、心室壁の厚さが増すことを意味しますが、その増加は個々の心筋細胞の肥大によるものとされています。

心不全においては、交感神経系の緊張が亢進することが知られています。交感神経系の興奮は心拍数の増加と心収縮力の増強をもたらし、心拍出量を増加させます。

末梢循環系の代償メカニズムとしては、交感神経緊張による末梢動脈の収縮と静脈の伸展性低下があります。前者は腹部臓器、四肢などへの循環を制限することで生命維持に必要な脳、心臓など重要臓器への循環を確保することにあり、後者は末梢の静脈に貯えられた血液を中心静脈に移動させ、静脈還流量の増加により心拍出量を増加させます。

慢性の心不全では循環血液量の増加がみられます。

心不全においては、腎臓への血液還流が減少し、このため腎臓からはレニンの分泌が増加します。

このレニンは血中のアンジオテンシンを活性化して、副腎皮質からのアルドステロン分泌を促進します。

アルドステロンは腎臓でのナトリウム再吸収を促進し、結果としてナトリウムと水分の体内貯留をきたします。

このメカニズムは、静脈還流量の増大によって心拍出量の増加をもたらす合目的なものですが、過剰な循環血液量の増加は、静脈のうっ血やむくみによるさまざまな心不全症状の原因にもなります。

ひとくちメモ

〈全身性疾患としての心不全〉 従来、心不全は心臓ポンプの不全とされていました。しかし、心不全では、さまざまな末梢循環不全を合併することから、心臓ポンプを含む循環器系の機能不全ととらえられるようになっています。

■心臓による代償メカニズム

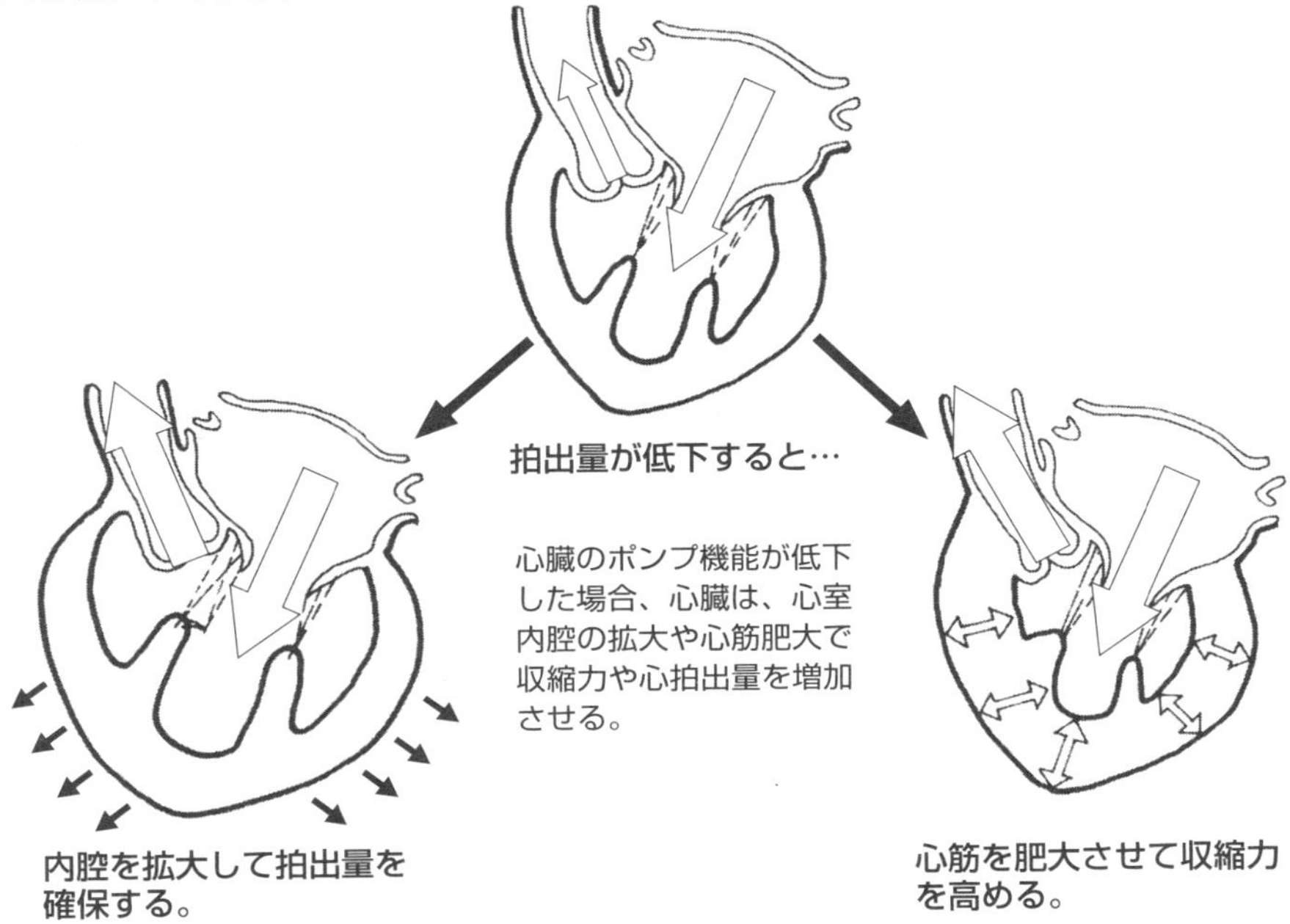

■交感神経亢進による代償メカニズム

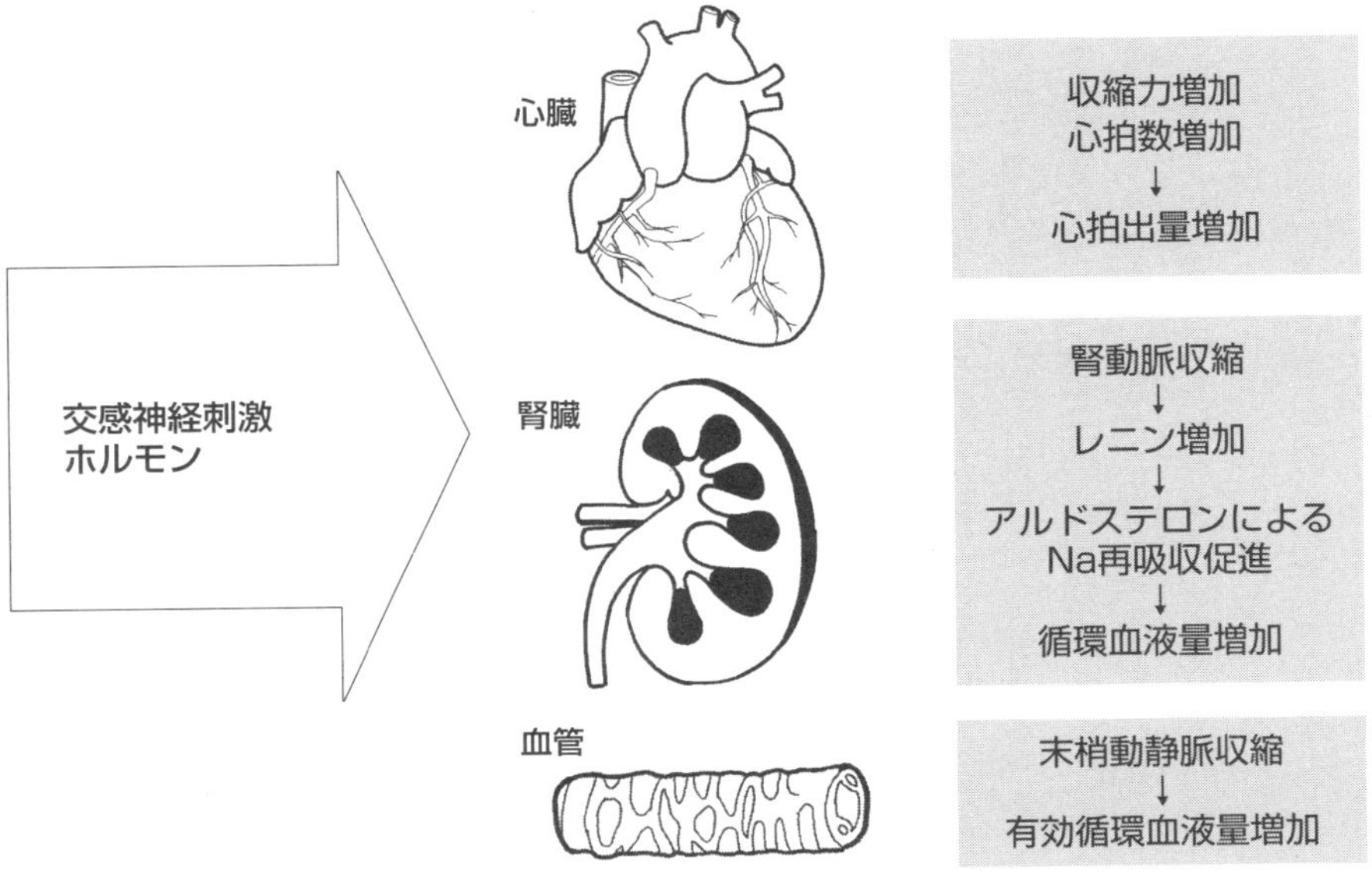

心不全の治療法は？

急性と慢性で治療方法は異なる

心不全は急性と慢性に分類され、その病態や治療は大きく異なります。

急性心不全は、急激な心臓のポンプ機能低下によって、代償メカニズムが追いつかず、結果として全身の需要に応じた酸素供給が維持できなくなった状態を指します。

一方、慢性心不全では、心拍出量を保つために機能している代償メカニズムがさまざまな障害をもたらします。このため、急性心不全では低酸素血症の改善と心拍出量の確保、慢性心不全では過剰な代償によって生じる循環器系への負担を減らす治療が行なわれます。

急性心不全では、心臓のポンプ機能を補助するとともに、代償メカニズムが効率よく作用し、かつ代償が過剰とならないように治療をすすめていきます。まず最初に、絶対安静を保ち、酸素投与によって肺うっ血による低酸素血症を改善することが行なわれます。肺循環による血液のガス交換を確保した段階で、ポンプ失調の原因を判断し、その後の治療方針を決定します。

心不全の病態把握を目的として、スワン・ガンツカテーテルと呼ばれる特殊な細い管を静脈を通じて心臓、肺動脈まで挿入し、血行動態を監視することがあります。この管には、左心房内圧と心拍出量を測定できる特殊なしくみがあり、前者は肺うっ血、後者は左心室機能の指標となります。

従来、慢性心不全は急性心不全の慢性化ととらえられていた感が強く、その治療も急性心不全に準じたものが行なわれてきました。

しかし、利尿薬や強心薬による従来の治療が長期予後をむしろ悪化させることが明らかとなり、アンジオテンシン変換酵素阻害薬（ACE阻害薬）やβ遮断薬による治療が中心となってきました。

ACE阻害薬は、心不全でみられる過剰なレニン・アルドステロン系の活性化を抑え、循環血液量や末梢循環抵抗の増加による循環器系への負担を減らします。さらに、障害された心筋への保護作用も期待できることが報告されています。

また、β遮断薬には心筋の収縮力を低下させる作用が知られていますが、少量のβ遮断薬を慢性心不全に投与すると、心不全症状や心機能の改善がみられます。これは、慢性的な交感神経の緊張によって生じるさまざまな弊害、つまり過度の代償を解除するためと考えられています。

ひとくちメモ

〈心不全と運動〉 最近では、心不全治療に運動療法を積極的に取り入れる試みがなされるようになってきました。いくつかの小規模な研究では、自覚症状や生活の質が改善したとの報告がなされています。

■慢性心不全における薬物治療の効果

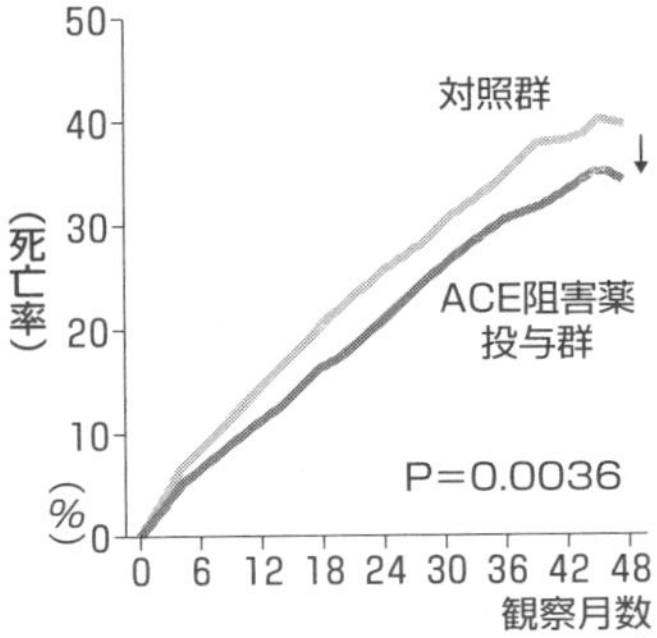

(SOLVD Investigators, 1991)

ACE阻害薬による死亡率低下が臨床試験で実証され、現在では心不全における第1選択薬になっている。

■急性心不全の分類と治療法（フォレスター分類）

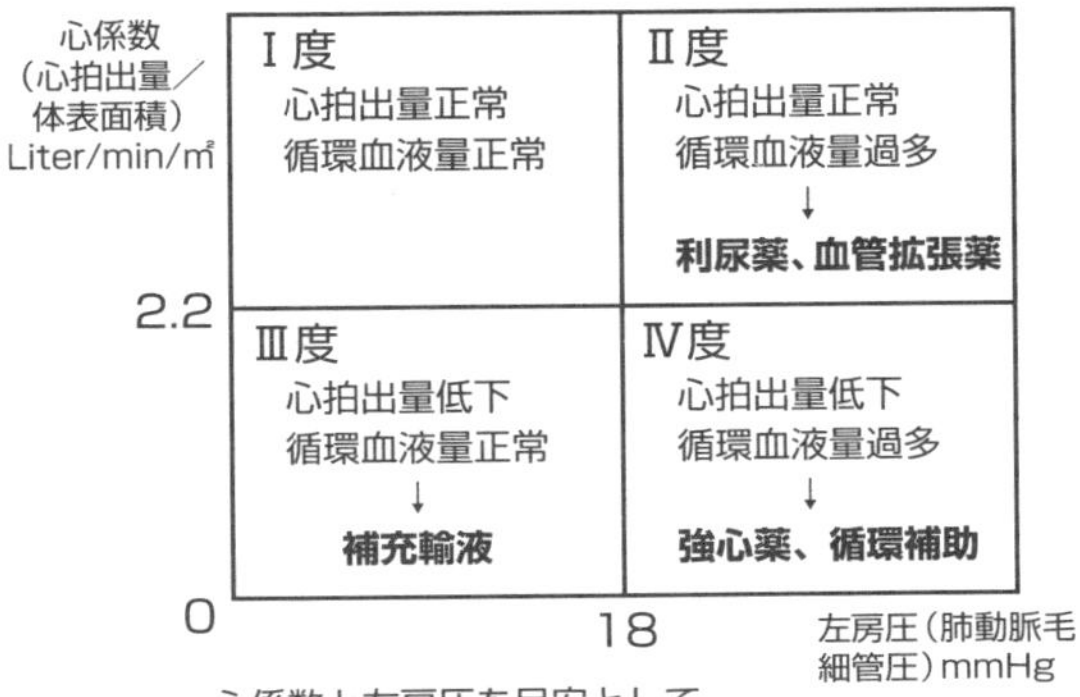

心係数と左房圧を目安として治療法を決める。

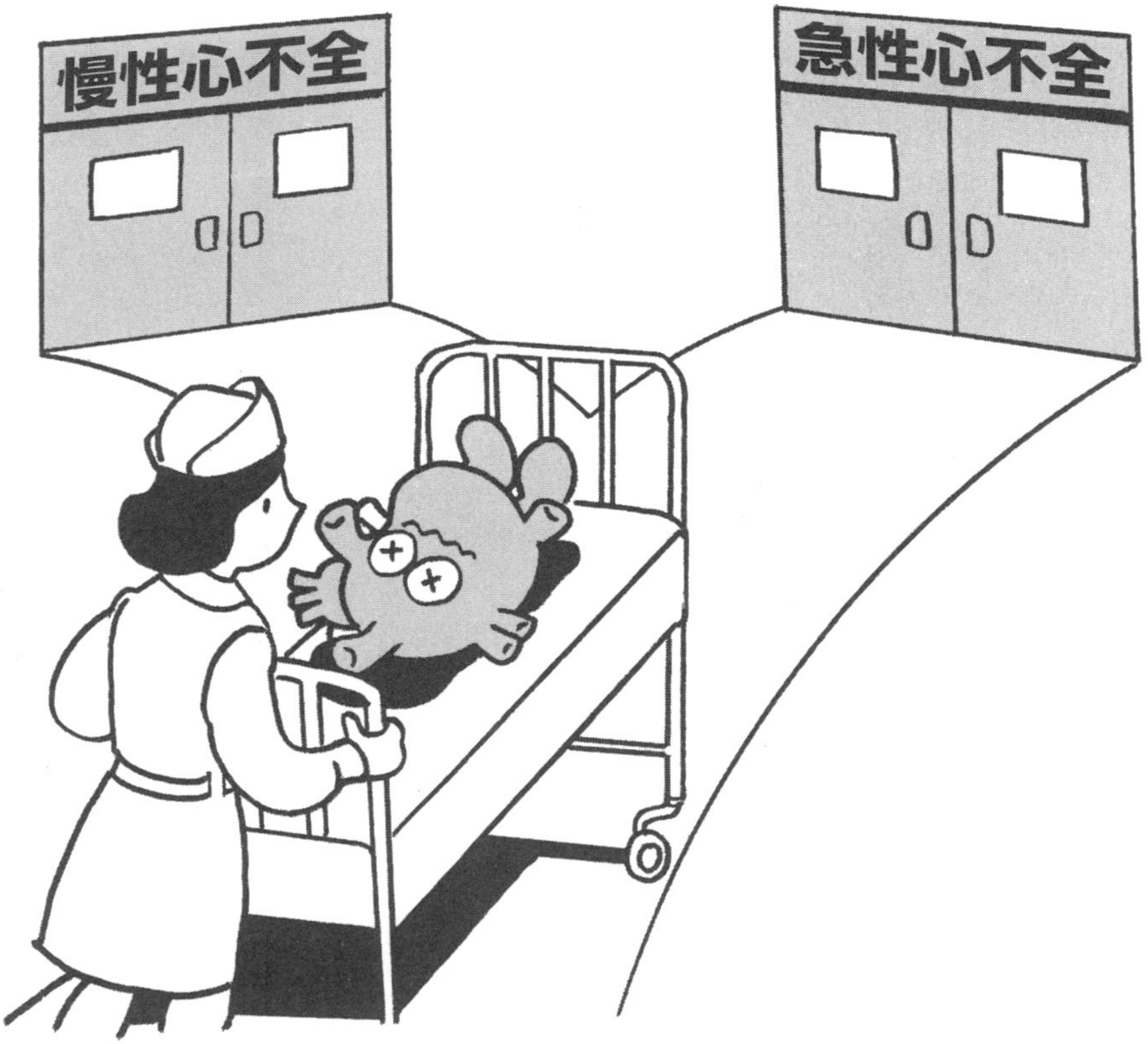

心臓移植はどのように行なわれるか

免疫反応のコントロールが難しい

薬物や手術による治療によっても心不全が改善しない重症の心臓疾患では、心臓移植が考慮されます。一九六七年、世界で初めての心臓移植が南アフリカで行なわれて以来、全世界で約五万例の心臓移植が行なわれています。

最近では、拒絶反応を防ぐ免疫抑制療法の進歩によって心臓移植後の一年生存率は八割を超え、欧米では重症の心臓疾患に対する治療法として定着しています。

心臓移植では、臓器移植を受けるレシピエントの心臓を、上、下大静脈と右心房の背側、肺静脈と左心房の背側を残した状態で切除し、同じかたちでドナー（臓器提供者）から取り出された心臓を縫いつけます。

一方、ドナーからの心臓摘出は、心筋保護液と呼ばれる特殊な液体を冠状動脈から注入し、その拍動を停止させてから行なわれ、摘出された心臓は、直ちに氷で冷却されます。これらの処置によって、心筋への血流が停止している間の組織変化は最小限に抑えられます。

心臓移植の手術自体は、技術的にはそれほど難しいものではありません。冠状動脈バイパス術や心臓弁置換術など、より細かく複雑な手術を普段行なっている心臓外科医にとって、心房や大血管を吻合（縫い合わせる）することは、日常的な手技にすぎません。

心臓移植をはじめとした臓器移植の難しさは、拒絶反応のコントロールにあります。

生体には、体外から侵入してきた異物を認識して排除するしくみがあります。これは、免疫反応と呼ばれ、細菌やウイルスなどの病原体から生体を守る重要な防御反応です。臓器移植においては、移植された臓器を免疫反応から守るため、この反応を抑える必要があります。最近では免疫抑制薬と副腎皮質ホルモンの組み合わせによる免疫抑制療法が確立し、急性期の拒絶反応は、ほぼ克服されたといっても過言ではありません。

しかしながら、慢性の拒絶反応と考えられている移植後冠状動脈硬化症、免疫抑制薬の長期服用による副作用などの問題点も残されています。

一九九九年二月、わが国でも本格的な心臓移植が始まりました。しかし、圧倒的なドナー不足、臓器提供に際しての手続きの煩雑さ、厳しい脳死判定、高額な手術費用など、今後に残された問題も多く、一般的な治療として認められるには至っていません。

ひとくちメモ

〈心臓移植と人種差別〉 世界初の心臓移植は、南アフリカで行なわれました。なぜ、南アフリカか？　やはり、最初の移植は、黒人の男性によるものでした。世界初の心臓移植の背景には、悲しい人種差別の歴史が見え隠れします。

■心臓移植の手技

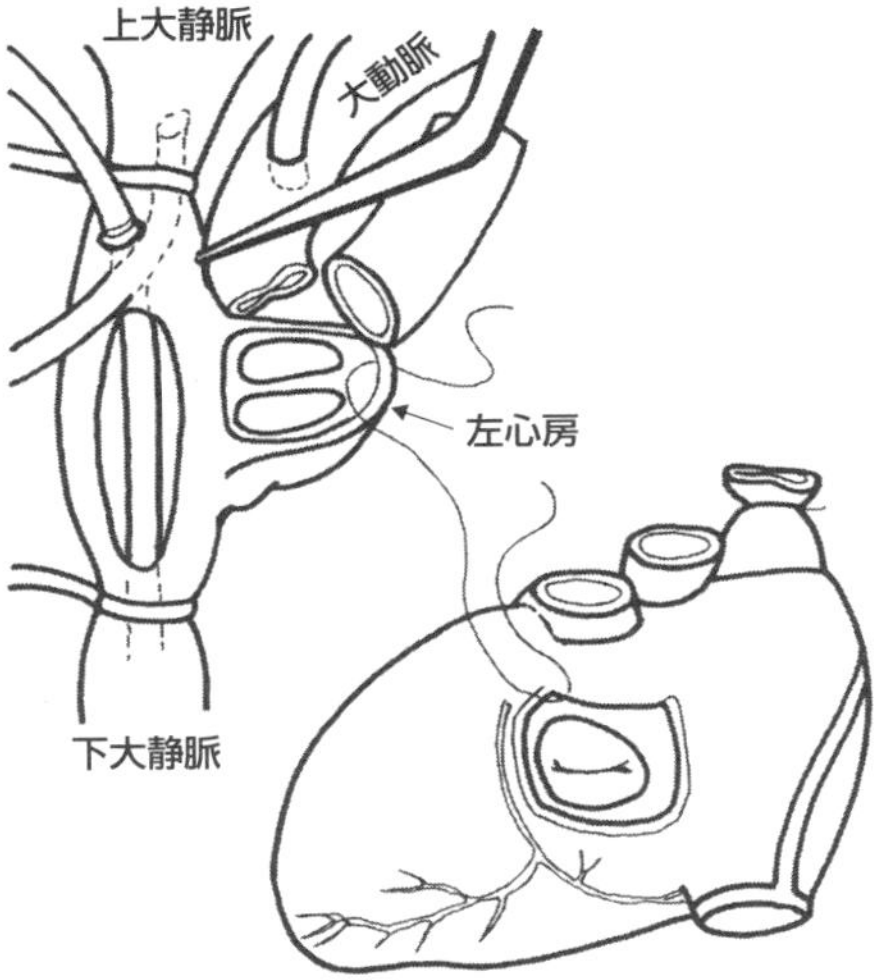

①左心房壁を切除したドナー心をレシピエントの左心房後壁に縫合。

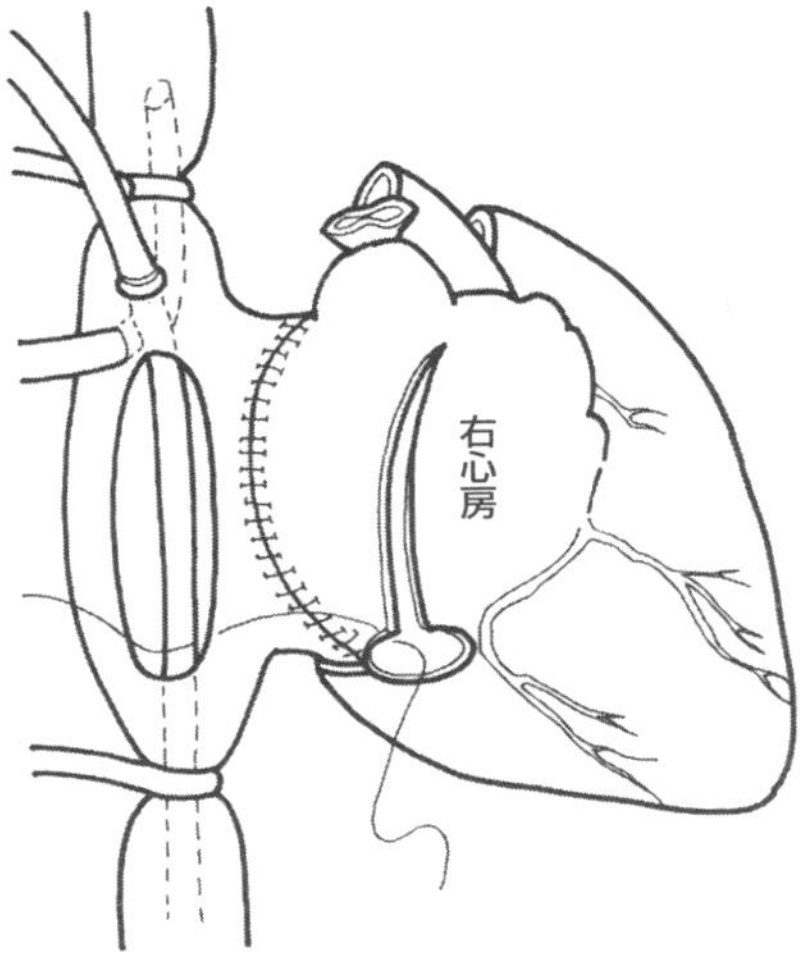

②ドナー心の右房後壁に縦切開を入れ、レシピエントの右房後壁に縫合。

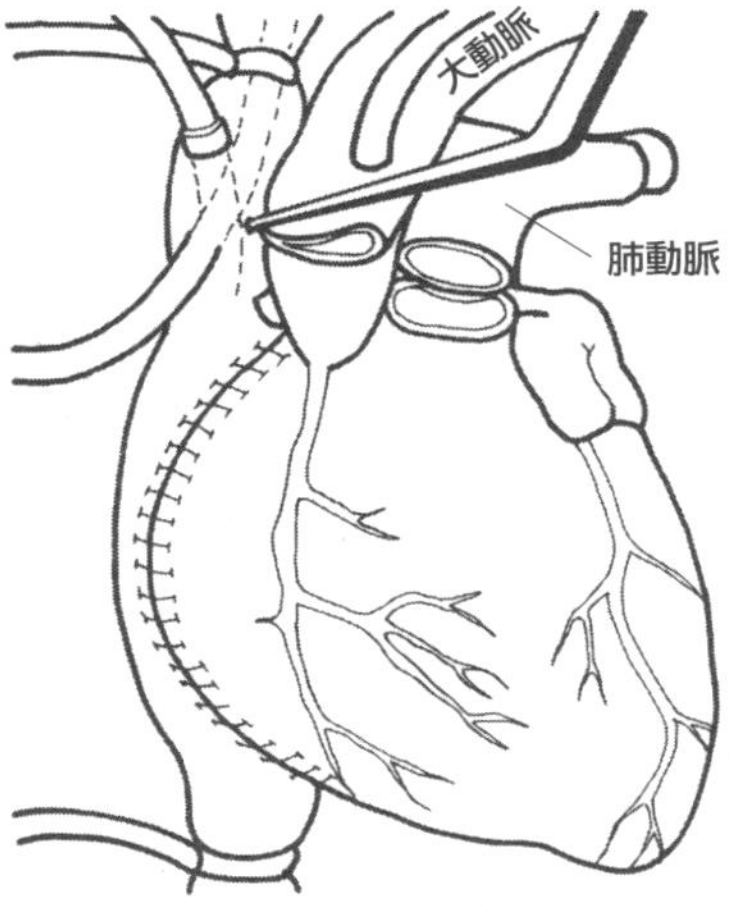

③両大血管を縫合。

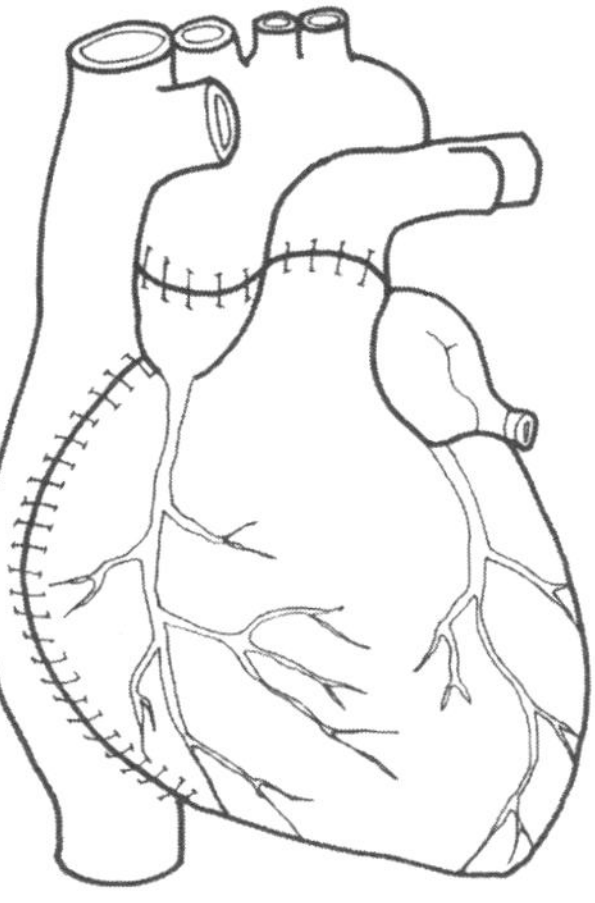

④人工心肺のチューブを抜去し、心拍を再開。

COLUMN

心電図検査の歴史

古くから、筋肉の興奮が発電現象を伴うことは知られていましたが、筋肉のポンプである心臓も例外ではありません。

人体の心臓の発電現象を、拍動に伴う電流の変化として体の表面から初めて記録したのは1887年、イギリスのワーラーとされています。当時、用いられた毛細管電流計による記録は歪みが大きく、理論的な曲線を得るためには複雑な数学的処理を加える必要がありました。

この報告に興味を抱いたオランダのアイントーヴェンは、より歪みの少ない記録を求めて研究を重ね、1903年、弦線電流計を考案しました。これは、磁界の中に細い水晶の導線を張り、この導線の振れを拡大して写真撮影するというもので、微細な心臓の電気的変動にも追随し、複雑な数学的処理がなくても記録できる装置でした。この装置の原型は、重さ350kgの巨大なもので2つの部屋を占拠し、その操作には5人の人手を要したといいます。この後、これにならった心電計が商品化され、日本にも1911年に輸入・設置されています。

アイントーヴェンは、彼の装置で記録された曲線に心電図electrocardiogramの、また曲線の各部分にP、Q、R、S、Tの名称を与えましたが、これらは現在に継承されています。アイントーヴェンは、「心電図記録法の発見」によって1924年、ノーベル生理学・医学賞を受賞しました。

7章

心拍発生のしくみと不整脈

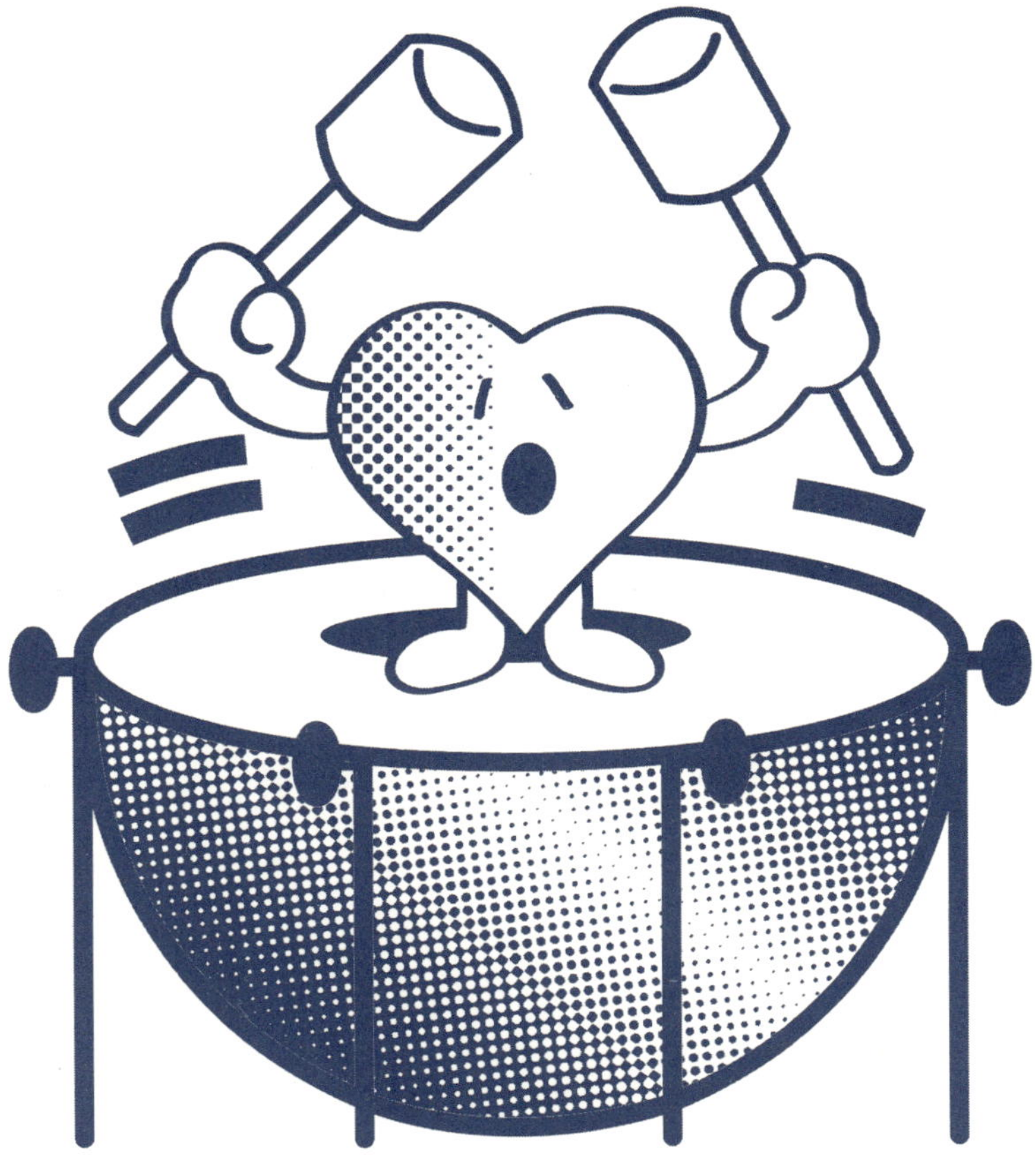

心拍発生のしくみ

発生した電気信号を心臓全体に伝える

　心臓の拍動は、胎生期から始まって生命が終わる瞬間まで止まることなく続きます。

　この拍動は自分の意識とは無関係に生じ、たとえ心臓が体外に摘出されても、心筋に血液が送られている限り心臓はその拍動を止めません。

　心臓の拍動は、刺激伝導系と呼ばれる特殊な心筋組織から周期的に発生する電気刺激によって生じます。

　この特殊心筋は、右心房に存在する洞房結節、心房と心室間にある房室結節、房室結節に端を発し心室全体に広がる心筋束のヒス束、プルキンエ線維系などにみられます。

　心筋細胞を含む筋細胞では、静止状態の細胞内電位はマイナスで、活動時には急激にプラスに転じます。

　この細胞内電位の上昇を脱分極、逆に活動後、静止状態にもどる際にみられる電位の下降を再分極と呼びます。

　通常の心筋細胞では、細胞外からの電気刺激に反応して脱分極と再分極を繰り返し、周期的に収縮と弛緩を続けます。

　一方、刺激伝導系の特殊心筋では、再分極後、徐々に脱分極を起こし、ある程度の閾値に達したところで急激な脱分極を生じる性質があります。この自動能と呼ばれる性質によって、心臓は周期的な収縮と拡張を続けます。

　洞房結節の自動能によって生じた電気刺激は、左右の心房に広がり、その収縮が生じます。

　心房筋の脱分極によって生じた電流は、房室結節に伝わり、〇・一秒程度の間をおいて、ヒス束、プルキンエ線維系を通じて左右の心室に広がります。

　心房収縮に対する心室収縮を〇・一秒遅らせることで、心房の収縮による心室への血液流入が効率的に行なわれます。

　正常な心拍刺激は、右心房の洞房結節から発生し、心房から房室結節に伝わり、さらにヒス束を経て左右の心室に広がります。

　この一連の電気活動は、体表から記録する通常の心電図で判定できます。

　心電図では、一連の波形にアルファベットのPから始まる記号がつけられており、P波は心房の興奮、QRS波は心室の脱分極、T波は心室の再分極によるものと考えられています。

　また、QRS波からT波までは心室の収縮期、T波の終わりからQ波までは拡張期に一致します。

ひとくちメモ

〈心電図のPQRST〉心電図を初めて記録したアイントーベンは、記録された5つの波形にPQRSTの名前を与えました。彼は、数学などで用いられている文字を避け、任意のPを選んだと伝えられています。

■刺激伝導系のしくみ

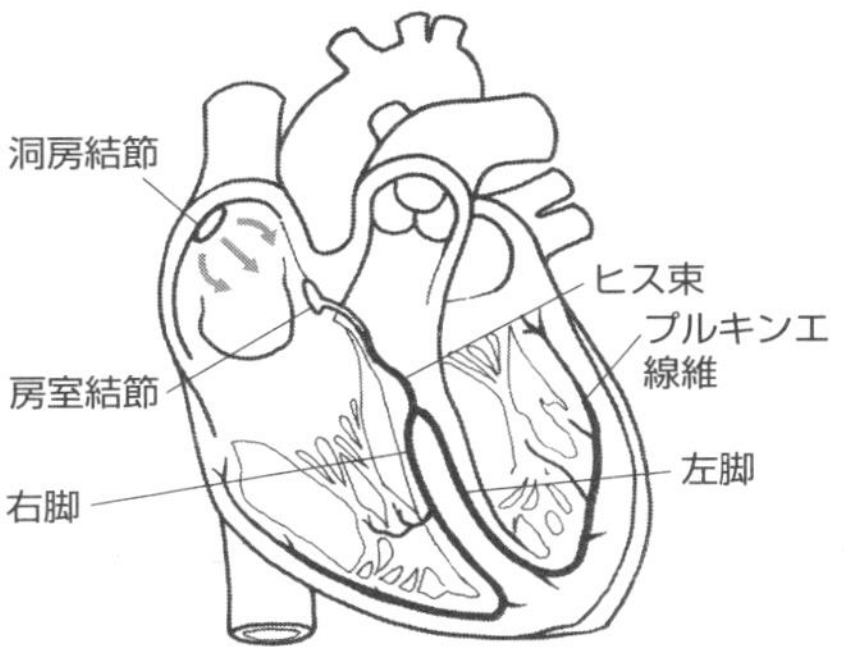

電気信号は洞房結節→房室結節→ヒス束→プルキンエ線維と伝わる

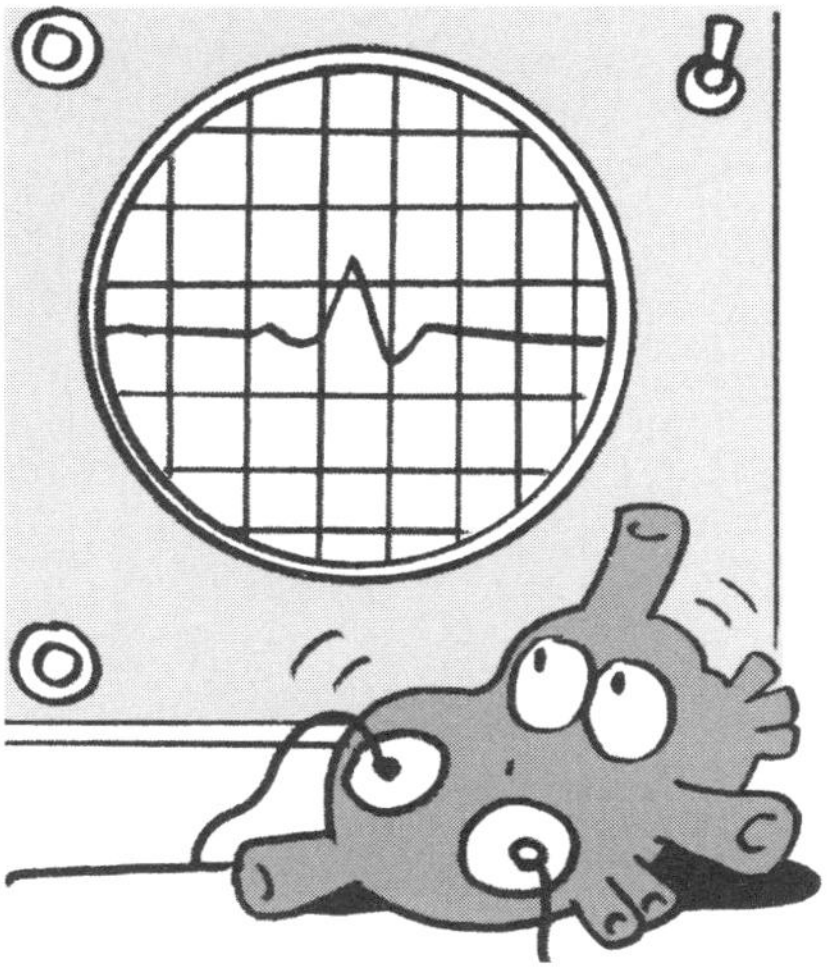

■刺激伝導系と心同期

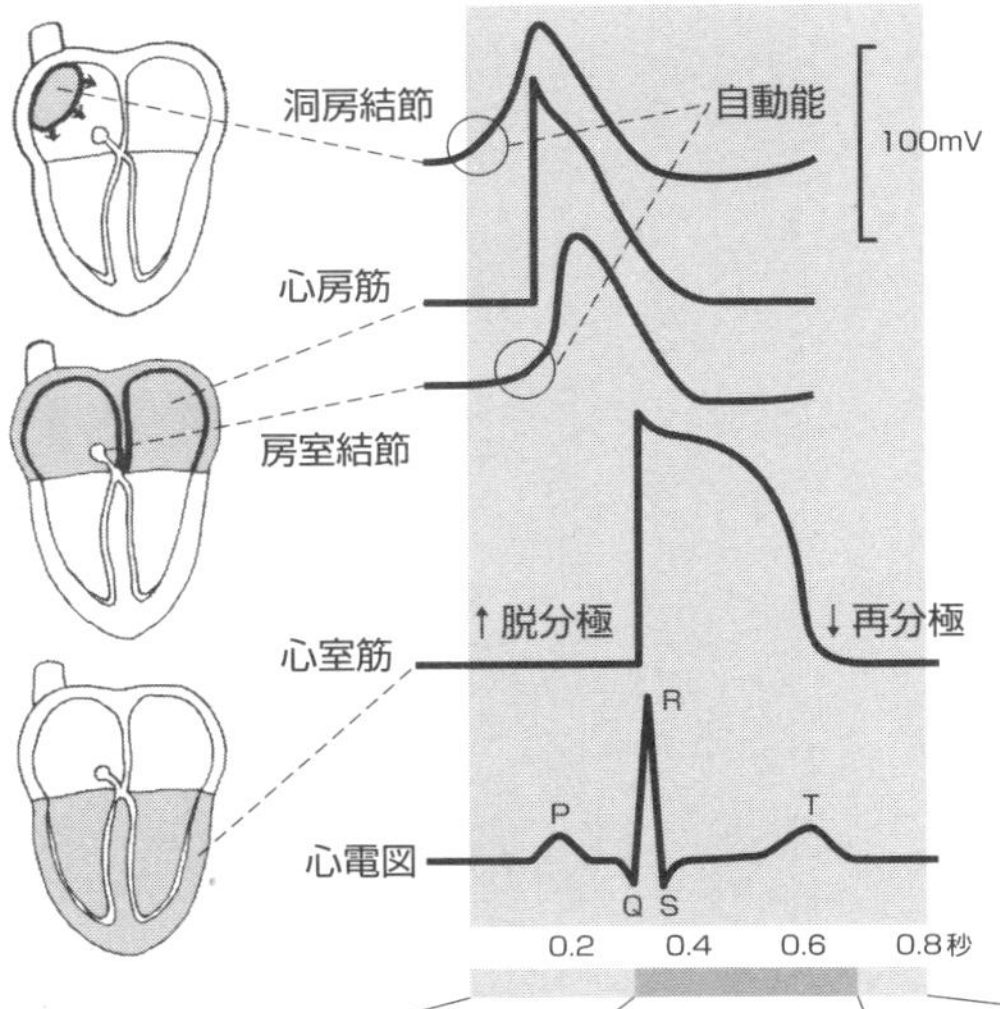

正常な心室筋では、細胞外の刺激に反応して脱分極（興奮）が生じる。一方、洞房結節や房室結節などの特殊心筋では、興奮後も徐々に脱分極し、一定の電位（閾値）で急激な脱分極が見られる。特殊心筋は、この性質によって一定の間隔で興奮する。

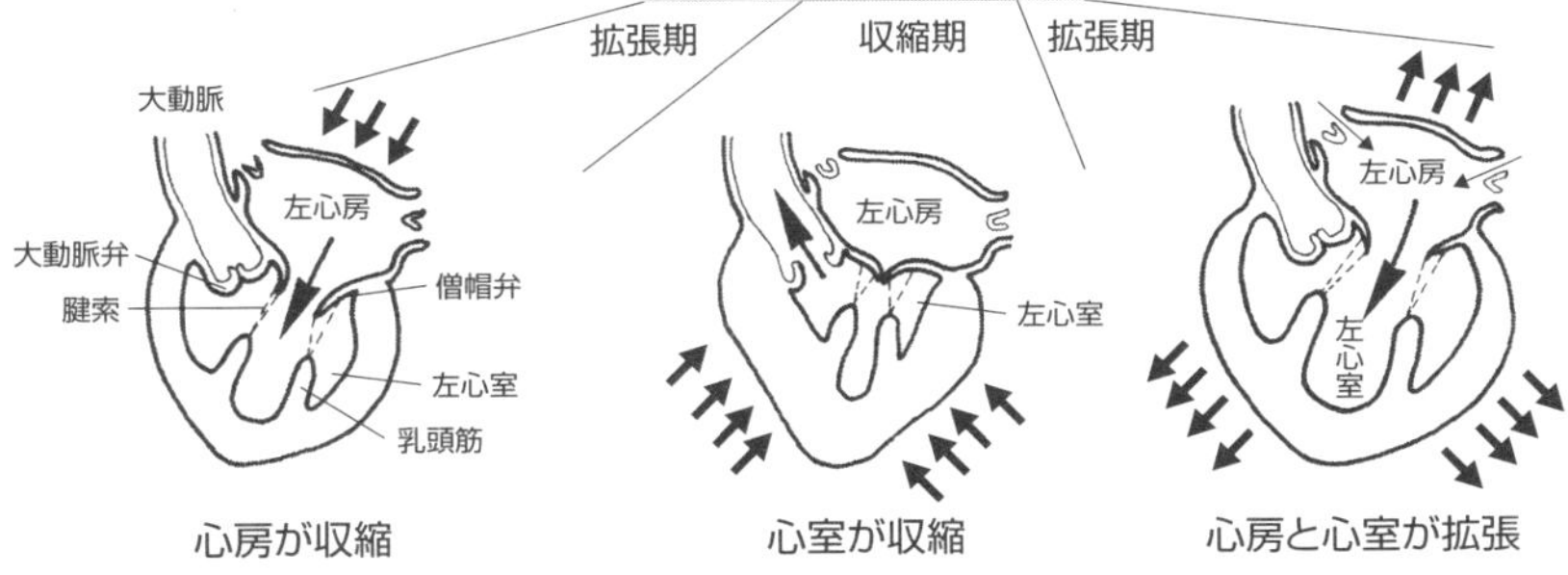

不整脈にはどんな種類がある？

心拍の異常発生・異常伝導によって起こる

不整脈は、厳密には脈拍の不規則な状態を指しますが、一般に、正常な部位以外から発生した心拍や心拍の刺激が正常に伝導されない場合を含めて不整脈と呼びます。

不整脈には、脈が飛ぶ「期外収縮」、脈の遅くなる「徐脈」、速くなる「頻脈」があります。

期外収縮は、心臓のいずれの部位からも発生しますが、発生部位は通常の心電図から、ある程度推定可能です。

洞房結節、心房、房室結節から発生した期外収縮の多くは、通常の刺激伝導系から心室に伝導されるため、心室の興奮によって生じるQRS波は正常に近い形を示します。さらに、心房の興奮によるP波の有無や、そのかたちによって、発生部位が推定できます。

一方、心室から発生する期外収縮では、発生源の対側にある心室の興奮が遅れ、QRS波の幅が広くなります。

徐脈性不整脈は、洞房結節からの刺激が発生しない、あるいはそれが心室に伝導されない場合に生じます。洞房結節の機能不全による刺激生成障害（洞不全症候群）、房室結節やヒス束の伝導障害（房室ブロック）、両側性のプルキンエ線維系伝導障害などが原因となります。

また、心臓には洞房結節からの刺激が途絶えても、ある程度の心拍数を保つバックアップシステムが備わっています。これは、刺激伝導系を構成するそれぞれの心筋細胞がもつ自動能によるものです。上流からの刺激が途絶えると、末梢の刺激伝導系が歩調取りの役を担います。これらの心拍は「補充収縮」と呼ばれ、期外収縮とは区別されます。

頻脈性不整脈には、心房細動や粗動の刺激が多く心室に伝導されて生じる頻拍性心房（粗）細動、興奮の回旋（リエントリー）や自動能亢進による発作性上室性頻拍症、心室性期外収縮が連発する心室頻拍、心室全体としてまとまった収縮がない心室（粗）細動などがあります。

一般に、心拍数が二〇〇／分を超えると、心臓が空回りして心拍出が得られず、失神を生じることがあります。失神をきたす不整脈の多くは、心室頻拍や心室（粗）細動などの心室性不整脈によるものです。房室結節が心室へ伝導することのできる刺激の頻度には限界があり、心房の興奮頻度が増加しても、心拍数（心室の興奮頻度）が二〇〇／分を超えることはありません。しかし、房室結節以外からの伝導が生じると心房細動による失神をきたすことがあります。

ひとくちメモ

〈更年期と不整脈〉 動悸は更年期障害の代表的な症状として知られ、心室性期外収縮などの不整脈が原因であることもしばしばみられます。病的な不整脈との区別は難しいこともありますが、多くは更年期が終わると軽快します。

■不整脈の発生部位と心電図

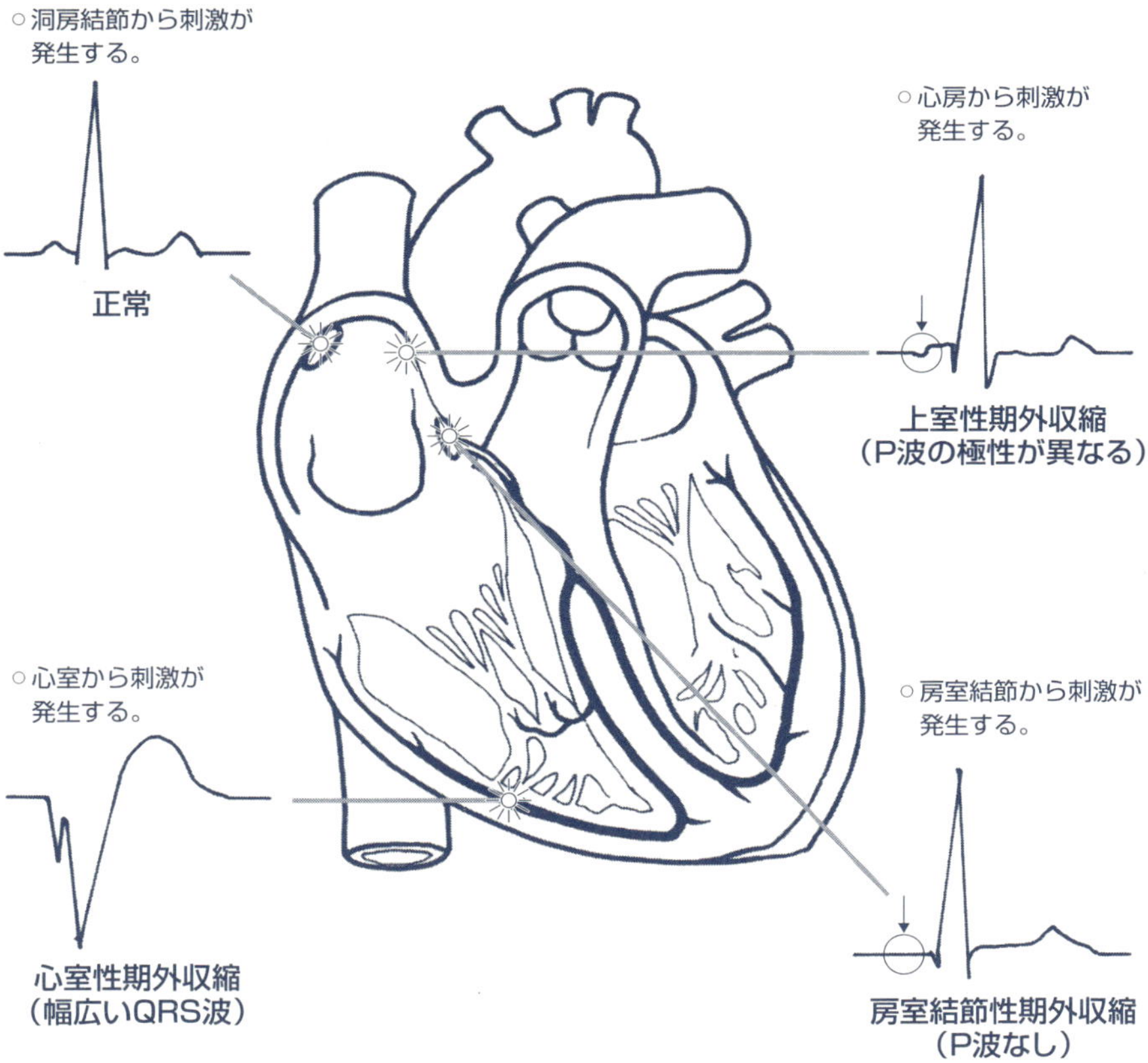

■心拍のバックアップシステム

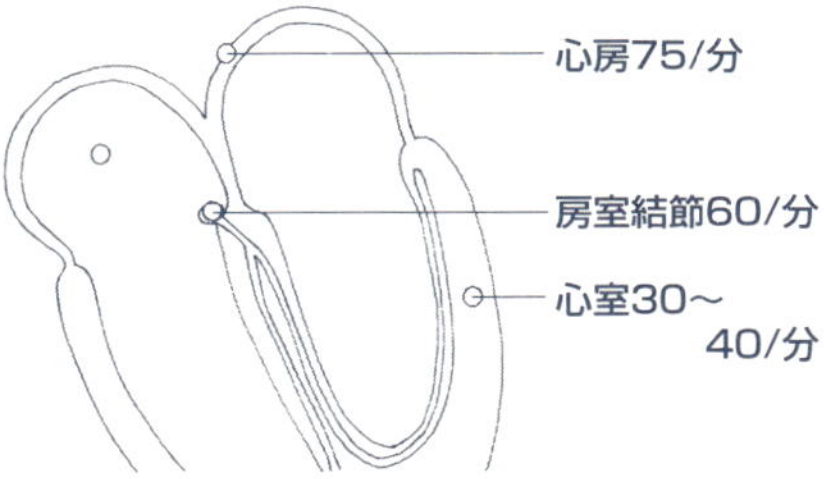

洞房結節からの刺激が途絶えた場合でも、心房、房室結節、心室からの刺激が歩調取りをおこなうため、心臓が停止することはない。

■期外収縮と補充収縮

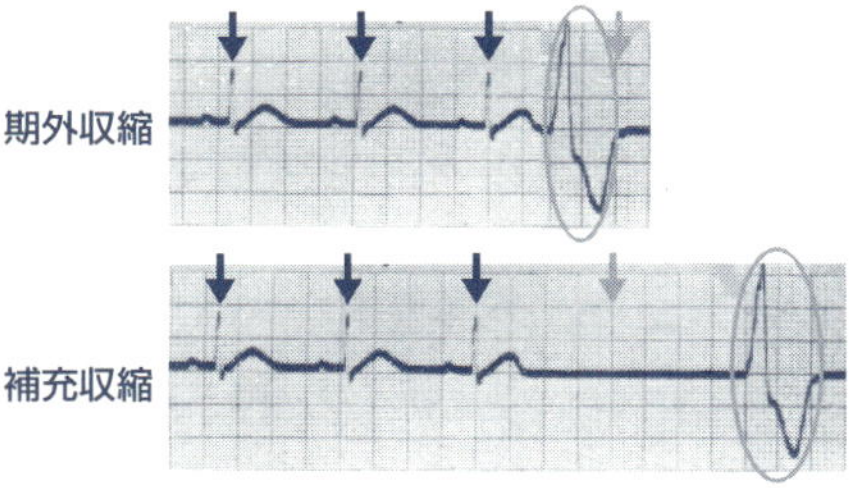

正常な心拍が発生するタイミング（↓）の前に出現する心拍は期外収縮、後に出現するものは補充収縮と呼ばれる。

洞不全症候群、房室ブロックとは？

電気信号がうまく伝達されない状態

正常の脈拍数は毎分六〇~一〇〇の間にあります。心臓の拍動は、洞房結節から周期的に発生する刺激が刺激伝導系を伝わり、心室を興奮させることによって生じます。

洞房結節機能の低下や、刺激伝導系の障害により、徐脈性不整脈が出現します。

心拍数が毎分六〇以下の場合、徐脈と呼びますが、これは必ずしも病的なものとは限りません。

副交感神経の亢進状態、高齢者、スポーツマンなどでは、生理的な現象として一過性の徐脈がみられます。

洞房結節自動能の低下や停止によって徐脈が生じることを、洞不全症候群といいます。徐脈が高度になると、房室結節などの興奮頻度が洞房結節のそれを上回り、補充収縮や補充調律と呼ばれる心拍が出現します。

また、心房細動や上室性頻拍などの頻脈性不整脈を伴うことも多く、徐脈と頻脈が交互に出現することもみられます。

心電図では洞房結節の興奮は直接記録できないため、心房の興奮によって生じるP波の出現パターンによって洞房結節の機能が推定されます。

洞不全症候群では、心電図上、P波の消失や、心拍（PP）間隔の延長がみられます。

これらは、洞房結節の興奮が心房へ伝導しない洞房ブロックでもみられ、PP間隔の延長が正常調律の整数倍である場合は洞房ブロックの可能性が高いとされますが、実際、これらの鑑別はしばしば困難です。

また、房室結節の機能低下によって心房から心室への刺激伝導が遅れる、あるいは伝導しない状態を、房室ブロックといいます。

その程度によって、心室への伝導が遅れる（〇・二一秒以上）のみの一度、間欠的に伝導しない二度、伝導が完全に絶たれる三度房室ブロック（完全房室ブロック）に分類されます。

完全房室ブロックでも、多くの場合、バックアップシステムによって心停止になることはありませんが、毎分四〇以下の高度な徐脈となり、めまい、息切れ、失神などの症状が出現します。

洞不全症候群や房室ブロックによる徐脈に対して、副交感神経の働きを阻害するアトロピンや、交感神経刺激薬が用いられることもありますが、長期的に使用することはできません。

重症例、特に失神発作などのある例では人工ペースメーカー治療が行なわれます。

ひとくちメモ 〈伝導のブロック〉刺激伝導系を伝わる電気刺激が、その途中で途絶えることをブロックと呼びます。多くの場合、ブロックが生じても、補充収縮によって心停止になることはありません。

■刺激の途絶部位と心電図

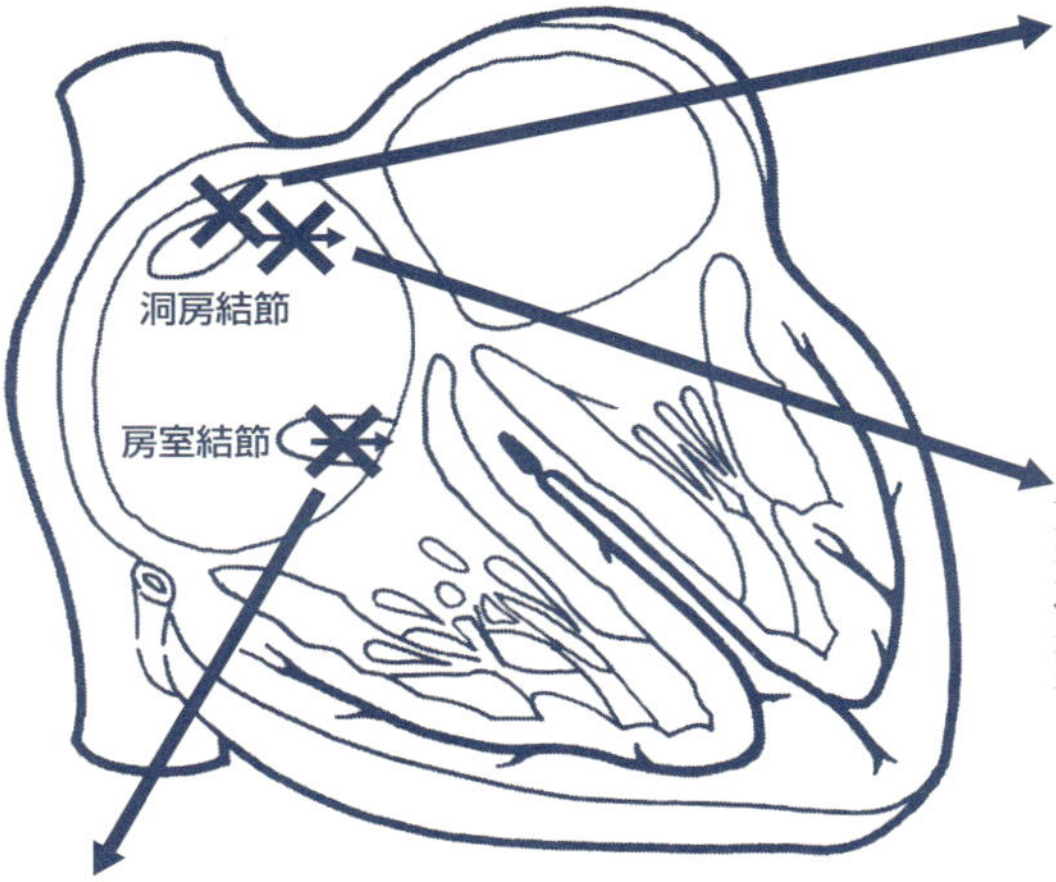

洞停止

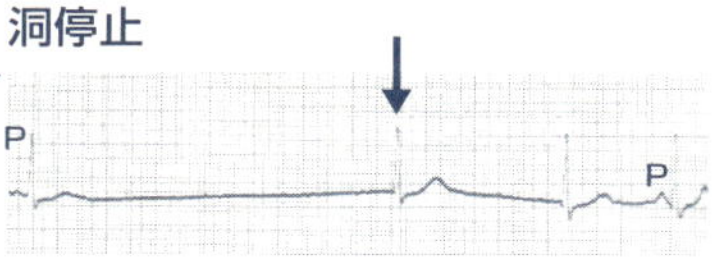

洞停止では、長い休止期によって補充収縮（↓）がみられる。また、心拍再開のタイミングが心拍間隔の整数倍とならないことが特徴。

洞房ブロック

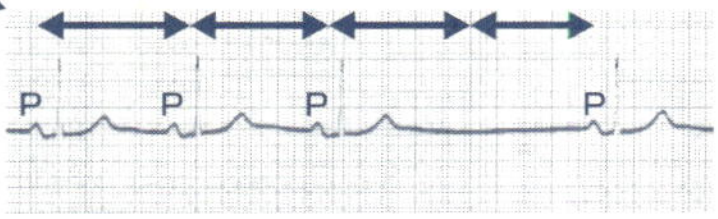

洞房結節から心房への伝導が障害される洞房ブロックでは、心拍停止時も洞結節は規則正しく刺激を発生しており、心拍再開のタイミング（PP間隔）は整数倍となる。

1度房室ブロック

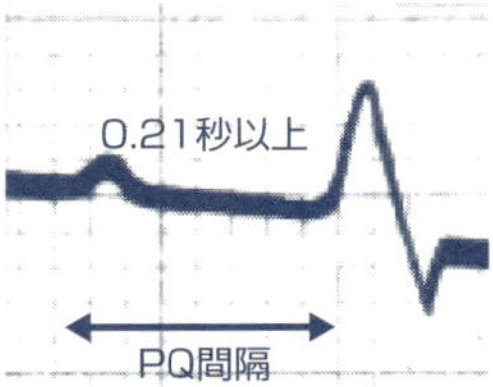

房室結節の伝導障害が生じると、心室の興奮が遅延してPQ間が延長する（1度）。さらに程度が進むと、刺激の途絶が生じるようになり（2度）、伝導が完全に障害されると補充収縮（↓）によって心室は収縮し、心房と心室は独立して興奮するようになる（3度）。

2度房室ブロック

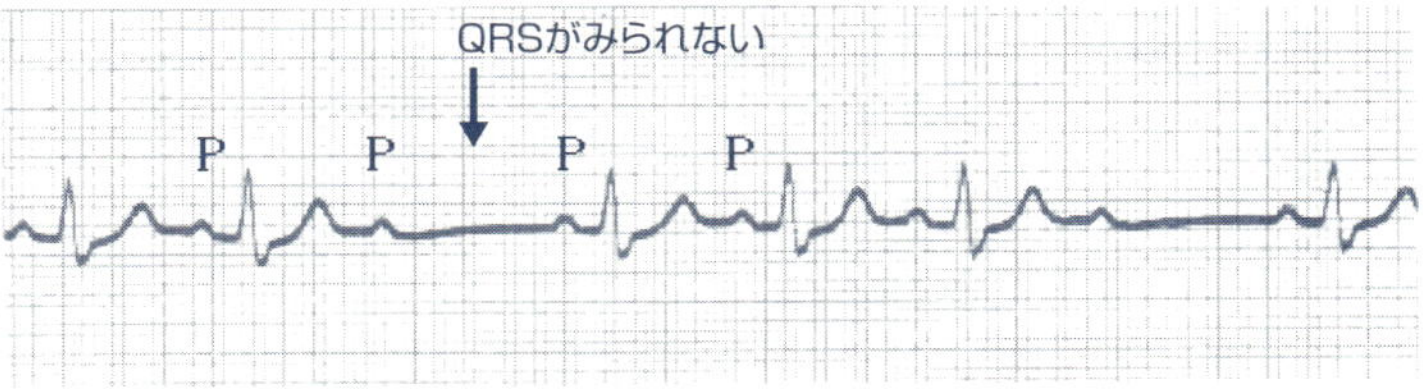

刺激が間欠的に伝導しない状態。

3度（完全）房室ブロック

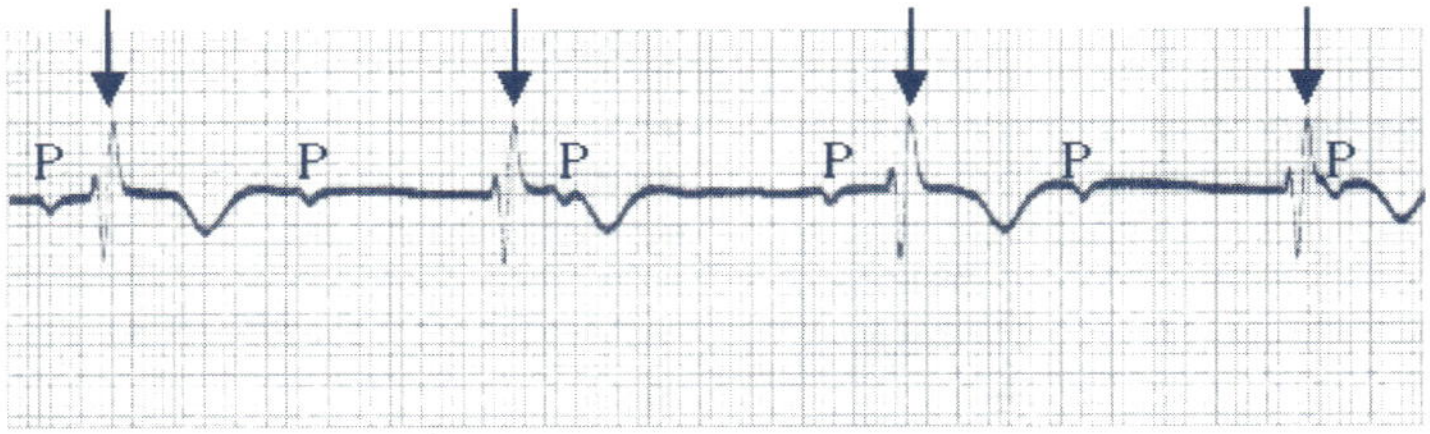

矢印はすべて補充収縮。伝導が完全に絶たれている。

上室性不整脈とは？

心室の上流から起きる不整脈

上室性不整脈は、心室の上流から出現する不整脈の総称で、主なものとして上室性期外収縮、心房粗細動、発作性上室性頻拍症などがあります。心臓からの血液拍出は心室の収縮に大きく依存するため、一般に、上室性不整脈によって血圧低下などが生じることはありません。

心房細動や粗動は、心房に全体としてのまとまった収縮がない状態で、心電図では心房の興奮を示すＰ波が消失します。さまざまな心疾患に合併することが多く、循環器外来受診例の一五％前後にみられます。

心房細動では、心房筋は無秩序に興奮し、この刺激が不定期に房室結節を通じて心室に伝導されるため、絶対性不整脈と呼ばれる不規則な脈拍が生じます。脈拍数は、頻脈から徐脈までさまざまです。心房細動の重要な合併症として、脳血管や末梢血管の塞栓症が知られています。

心房粗動では、ある程度まとまった心房筋が同時に収縮するため、毎分二五〇〜三五〇の比較的規則的な心房波形を示し、その刺激が二〜四回ごとに心室に伝導されます。このため、心房粗動の多くでは、脈の不整を認めません。

治療としては、薬物や電気ショックによる除細動治療、ジギタリス製剤などによる脈拍数のコントロール、塞栓症の予防を目的とした抗凝固療法などが行なわれます。

発作性上室性頻拍症では、毎分一四〇〜二二〇の規則正しい頻脈が発作的に出現し、突然正常化することが特徴です。心機能障害、心肥大、高血圧、弁膜症などとは無関係に生じ、健康な若年者に出現することも多くみられます。その持続時間はさまざまで、数秒から、長い場合には数日続くこともあります。動悸、息切れなどの症状は強いものの、血行動態はそれほど影響されません。

この不整脈の発生メカニズムとしては、リエントリーと異所性の自動能亢進が知られています。刺激伝導系のバイパスである副伝導路の残存によって特徴的な心電図所見がみられるＷＰＷ症候群では、リエントリーによる発作性上室性頻拍症を合併することがあります。

発作時には、頸動脈洞マッサージ、息こらえ等、副交感神経を刺激する手技が効果的です。副交感神経の興奮によって房室結節の伝導が低下し、刺激の回旋が途切れることにより頻拍が停止します。

ひとくちメモ

〈心拍刺激のリエントリー〉 Aからの刺激によりBが興奮し、その興奮が刺激としてAに伝導されるとA、Bが交互に興奮を繰り返す刺激の回旋（リエントリー）が生じます。リエントリーの成立には、何らかの病的因子が存在します。

■心房細動のしくみ

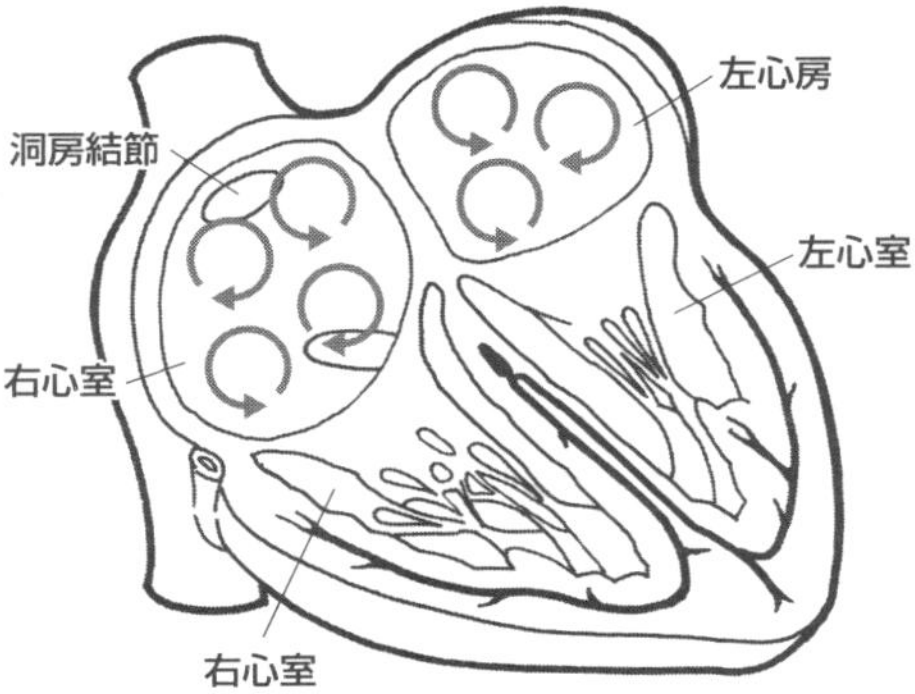

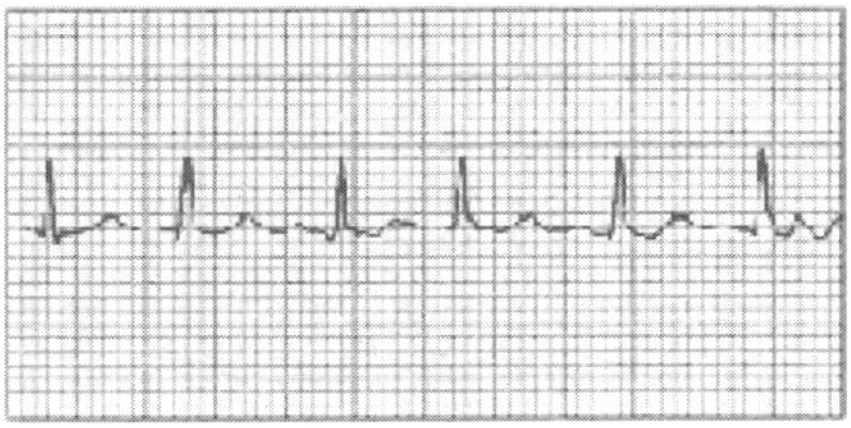

心房細動では、多数の興奮回旋によって全体のまとまった収縮はなく、心房は細かくふるえた状態となる。その刺激は、不規則に心室に伝導されるため、脈拍の乱れが生じる。

■心房粗動のしくみ

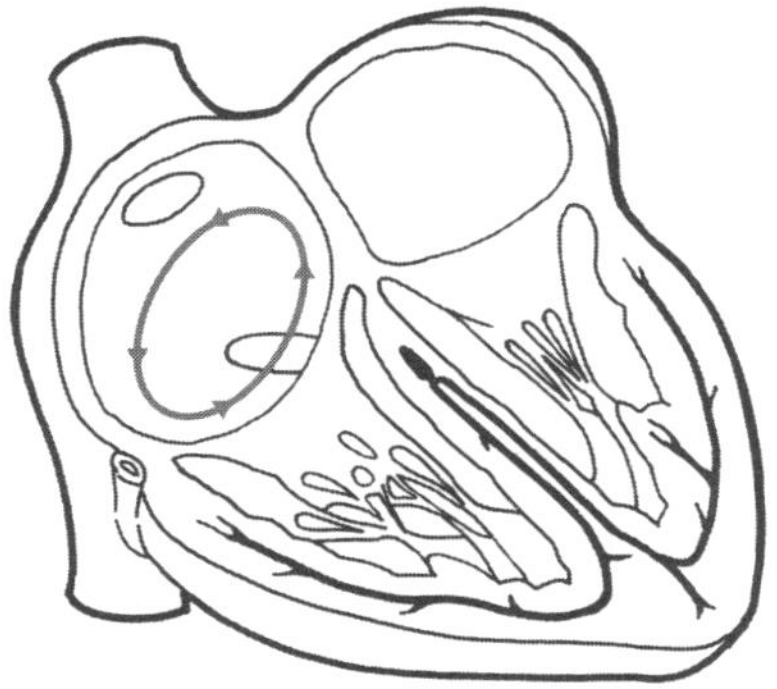

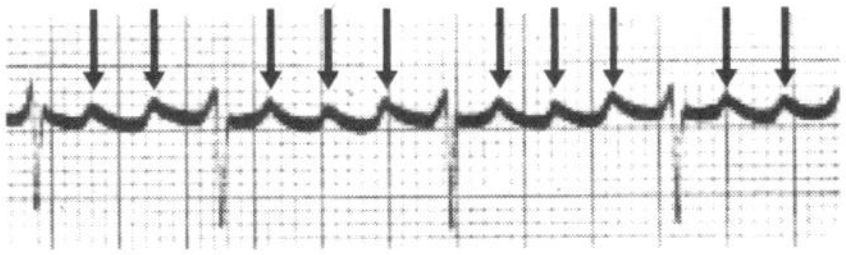

典型的な心房細動では、右心房後壁に大きな興奮回旋が生じ、粗動波（↓）が出現する。心房の収縮は、2〜4回ごとに心室に伝導し、比較的規則正しい脈拍がみられる。

■発作性上室性頻拍症のしくみ

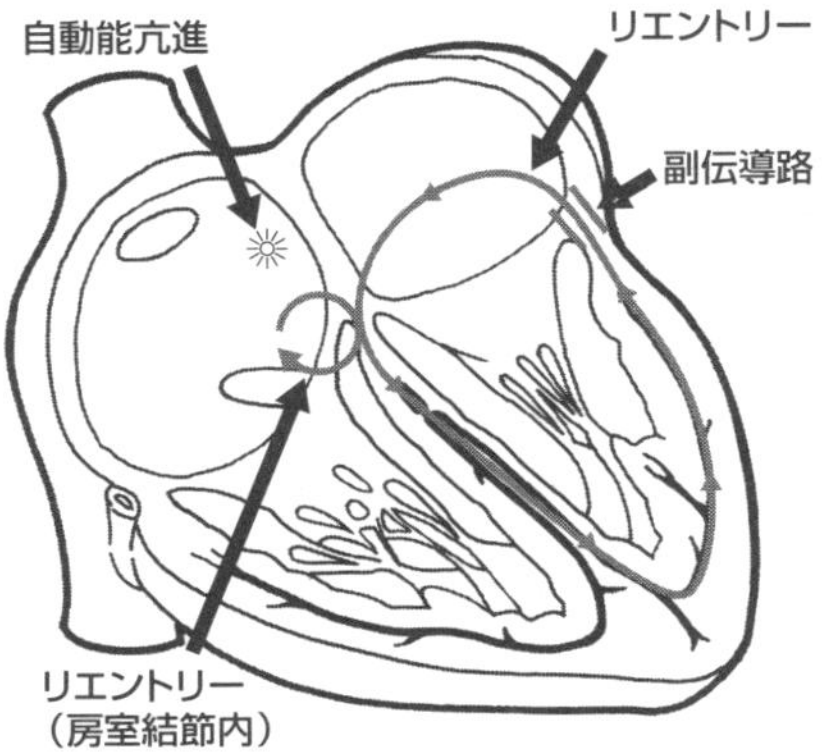

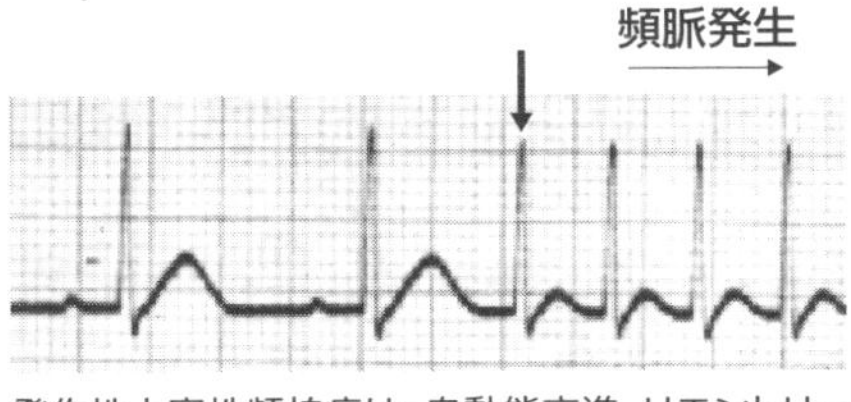

発作性上室性頻拍症は、自動能亢進、リエントリーによって生じる。リエントリーは、心房性期外収縮（↓）によって生じることが多く、房室結節内、副伝導路によるものが知られている。

心室性不整脈とは？

心室性期外収縮、心室頻拍、心室粗細動など

心室性不整脈には、心室性期外収縮、心室頻拍、心室粗細動があります。ほとんどの場合、左右いずれかの心室が先行して収縮するため、心電図では幅の広いQRS波がみられます。

心室性期外収縮は、正常心拍のタイミングに先行して心室から発生する不整脈を指します。この不整脈は、心室の機能障害、肥大、虚血などの病的状態が存在すると多くみられますが、必ずしも病的なものではなく、健常成人でも、約六〇%にみられることが報告されています。

また、正常心拍のタイミング以後に心室性期外収縮と同じ波形の不整脈が出現することもありますが、この場合は補充収縮と呼ばれます。

心電図では、先行するP波の欠如、幅が広いQRS波、QRS波と逆の方向に向かうT波がみられます。

発生した部位によって心電図波形が異なり、右室からの期外収縮は左脚ブロック（心室内の刺激伝導系であるプルキンエ線維の左脚に生じる伝導障害）、左室からのものは右脚ブロックのパターンを示します。

心室頻拍とは、心室性期外収縮が三拍以上連続し、かつ心拍が毎分一〇〇以上のものを指します。

心室頻拍は、三〇秒以内に正常心拍に回復する非持続性と何らかの処置をしなければ回復しない持続性、また、一定の波形が持続する単形性と波形が変化する多形性に分類されます。持続性や多形性では、心室粗動、細動に移行する危険がより高いとされます。

心室粗動、細動は心室全体としてのまとまった収縮がない状態で、ただちに直流電気ショック等の適切な処置を講じなければ死に至る不整脈です。

心電図では、QRS波とT波部の区別のない不規則な振幅が連続的に出現し、その頻度が毎分一八〇～二五〇の場合には心室粗動と呼び、二五〇以上では心室細動と呼びます。

心室性期外収縮の重症度分類として、不整脈の頻度や出現パターンから心室頻拍や心室細動など危険な不整脈へ移行するリスクを評価したラウン分類が用いられてきました。

しかし最近では、この分類が、必ずしも不整脈による突然死のリスクとは関連しないことが明らかとなり、心機能、心肥大、虚血、自律神経機能障害の有無などを考慮にいれた総合的なリスク評価が行なわれるようになっています。

ひとくちメモ 〈R on T〉興奮直後の心筋には、刺激に対して過敏になる瞬間があり、受攻期と呼ばれます。心電図ではT波に一致し、この時期に出現したQRS波（心室性期外収縮）はR on Tと呼ばれ、心室細動などに移行しやすい危険な不整脈とされます。

■心室性期外収縮と心電図波形

右室起源

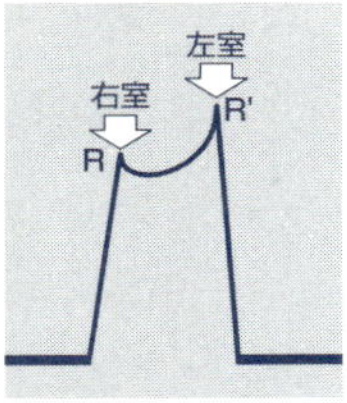

左脚ブロックパターン

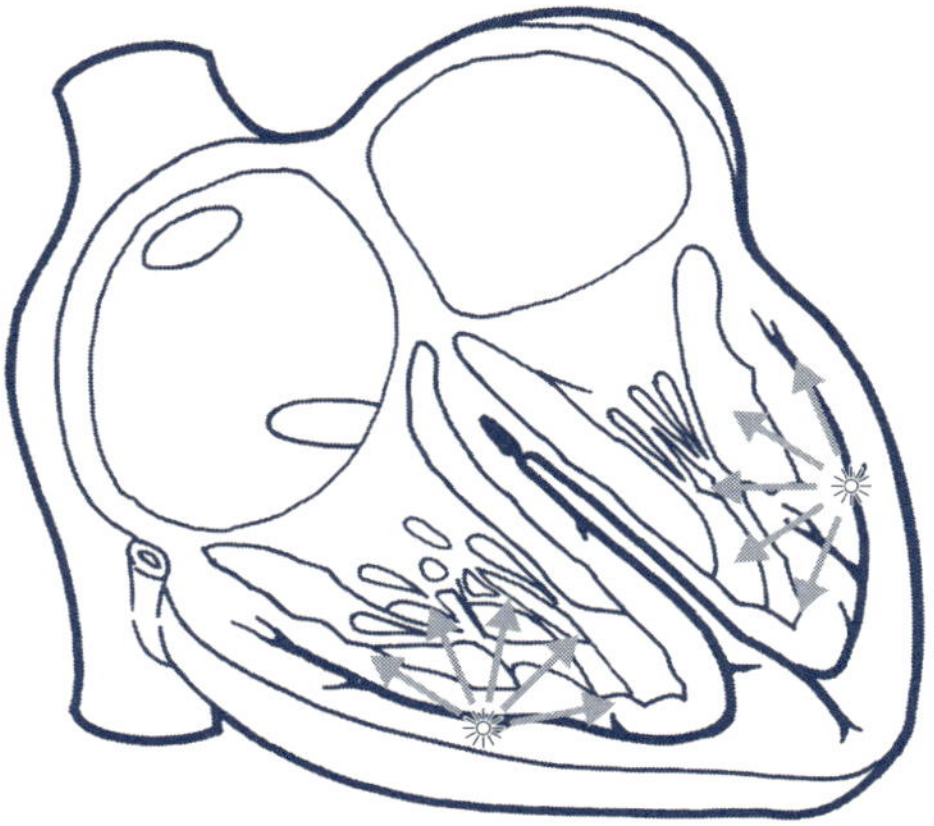

幅の広いQRS波は、対側の心室の興奮が遅れるために生じる。右室からの期外収縮では右室→左室、左室からの期外収縮では左室→右室が興奮する。

左室起源

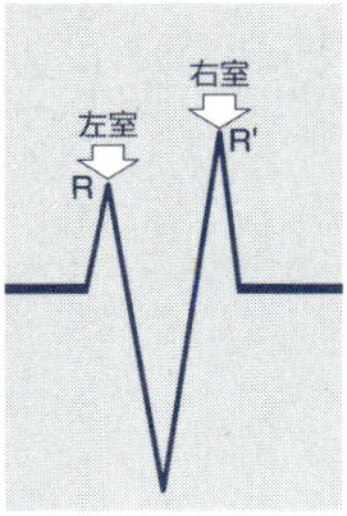

右脚ブロックパターン

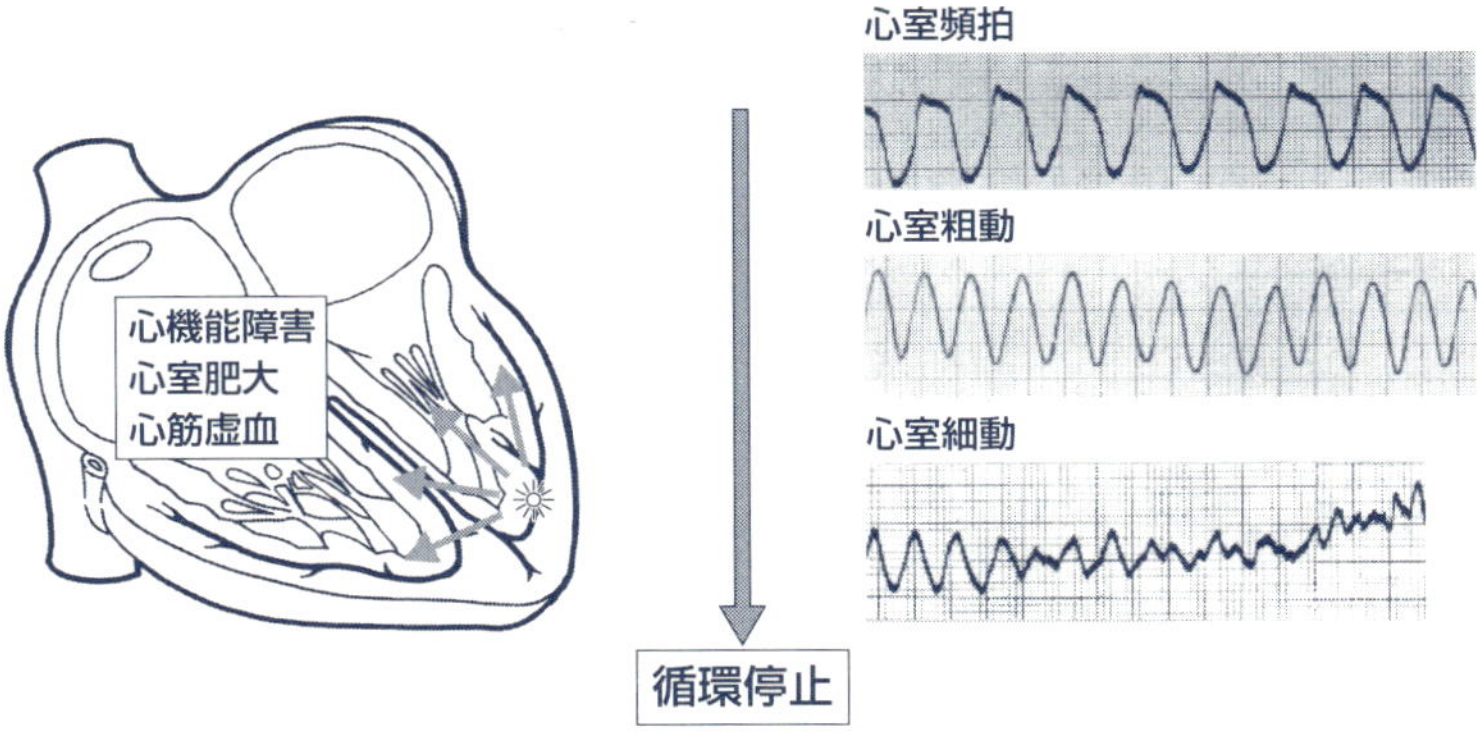

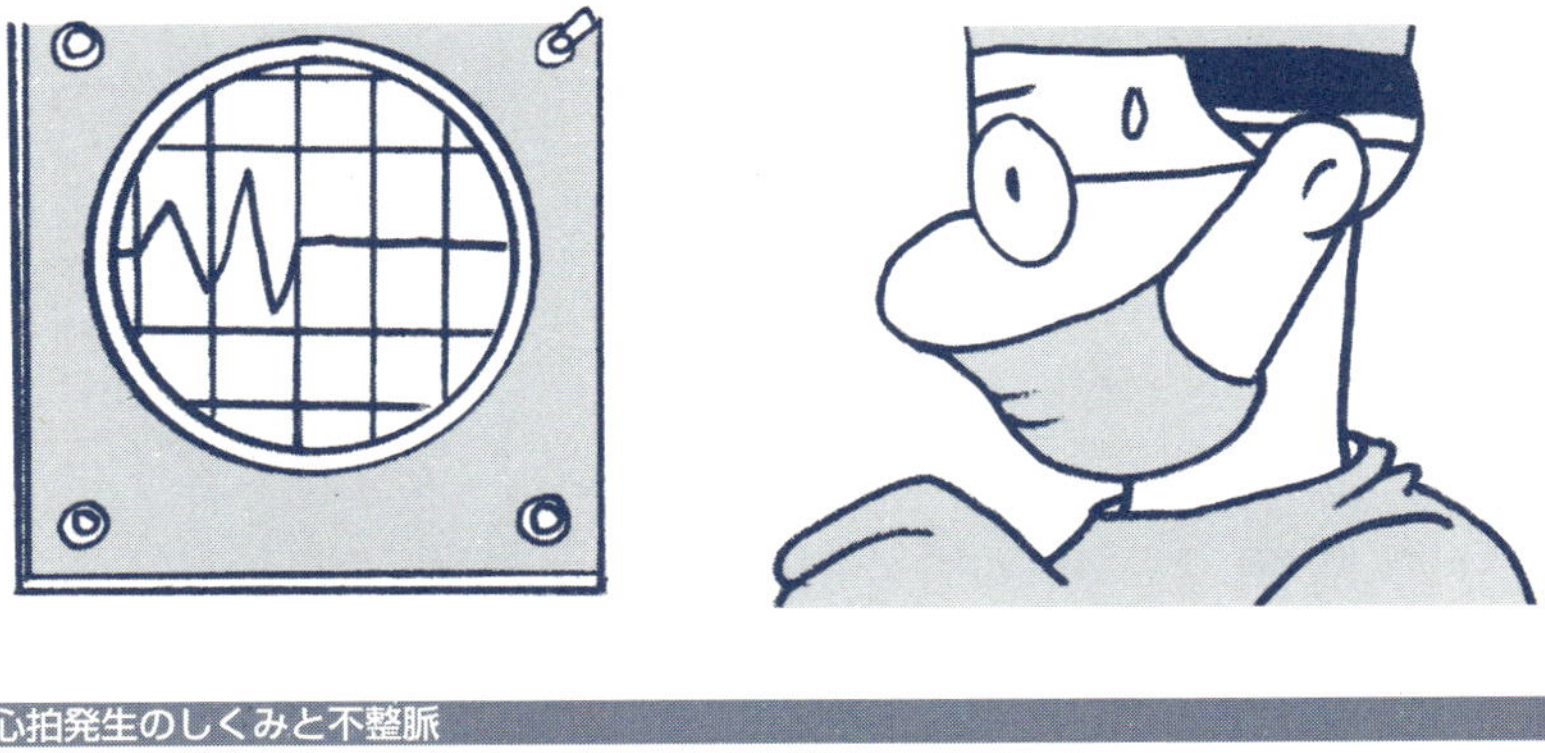

心臓性突然死と不整脈の関係は？

機能が低下した状態で不整脈が出ると危険

突然死は「発症から二四時間以内の予期しない内因性（自殺、他殺、事故死ではない）死亡」と定義されます。さらに、発症から一時間以内に死亡する例の約九割が心臓死とされ、これらは特に心臓性突然死と呼ばれます。虚血性心疾患の多いアメリカでは、年間三〇〜四〇万例が心臓性突然死で死亡しています。わが国においても、年間一〇万例程度の突然死（二四時間以内）が発生しており、今後、虚血性心疾患の急増とともに、中高年の心臓性突然死が大きな社会問題となってくることが予測されます。

心臓性突然死例の多くでは、発症の数日〜数か月前から何らかの前駆症状を訴え、ある日突然、激しい症状が出現し、一時間以内に心停止、死亡に至る経過をたどります。前駆症状としては、胸痛、息切れ、動悸、全身倦怠感などがみられます。本人は何らかの異変に気づき、医療機関を受診することもありますが、ほとんどの場合、前兆に気づかれないまま、その日を迎えます。

発症してからの経過は疾患によって異なりますが、最も重要な原因とされている心筋梗塞では、胸痛の出現後、一時間以内に急激な循環動態の変化が生じ、さらに循環停止に至ります。

心筋梗塞による突然死の多くは、心室粗動、細動などの致死性不整脈の出現による循環不全と考えられていますが、徐脈性不整脈や心臓ポンプ失調が原因となることも少なからず認められます。

心停止が生じた場合、適切かつ速やかな救命処置が行なわれない限り、数分以内に死亡するか、心拍の再開が得られたとしても心臓や中枢神経系の障害によって数週間以内に死亡します。

心臓性突然死は構造的、機能的因子が変化した心臓に、心室性期外収縮などの不整脈が出現した場合に成立すると考えられています。これらの因子が変化した心臓は、電気的に不安定な状態となり、致死性不整脈が生じやすくなります。

構造的因子には心筋梗塞、心肥大、心筋障害、刺激伝導系異常などがあり、これらは突然死の基礎疾患として知られています。

一方、機能的因子の変化は肉体的、精神的ストレス、薬物などによって一過性に生じるもので、その関与を特定することは多くの場合困難です。構造的、機能的因子の関与は個々によってさまざまで、明らかな心疾患がなくとも、強いストレスなどで機能的因子が大きく変化した場合、突然死が発生することもあります。

ひとくちメモ **〈ポックリ病〉** 高度成長期のわが国では、健康な青年が就寝中にうめき声をあげて突然死するポックリ病が多くみられました。最近では、同じような突然死が、東南アジアで報告されています。急激な社会情勢の変化に伴う過度のストレスがその原因と考えられています。

■心臓性突然死の時間経過

前駆症状	発　症	心停止	生物的死
胸痛 動悸 息切れ 倦怠感	不整脈 低血圧 胸痛 息切れ めまい	循環停止 意識消失	蘇生不成功 不可逆的障害

前駆症状 →（数日〜数か月）→ 発症 →（〜1時間）→ 心停止 →（数分〜数週間）→ 生物的死

■心臓性突然死の成因

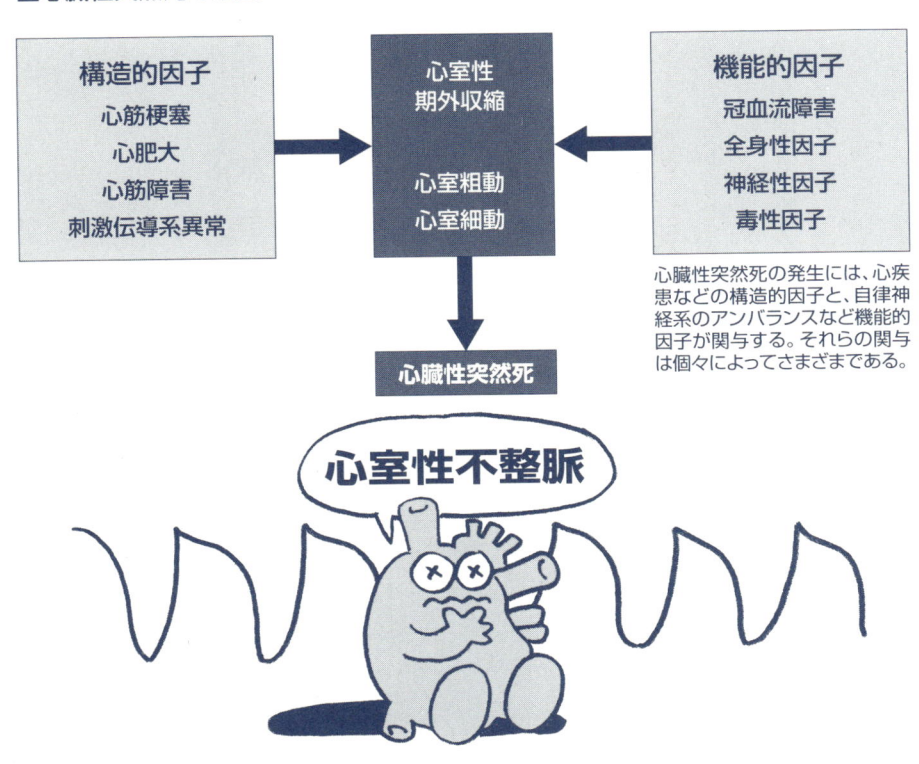

構造的因子
心筋梗塞
心肥大
心筋障害
刺激伝導系異常

機能的因子
冠血流障害
全身性因子
神経性因子
毒性因子

構造的因子 → 心室性期外収縮／心室粗動／心室細動 ← 機能的因子

↓

心臓性突然死

心臓性突然死の発生には、心疾患などの構造的因子と、自律神経系のアンバランスなど機能的因子が関与する。それらの関与は個々によってさまざまである。

不整脈の薬物治療

電気的安定を図る、神経を遮断するなど

心臓電気生理学や薬理学のめざましい進歩によって、最近ではさまざまな作用メカニズムをもつ抗不整脈薬が開発され、広く使用されるようになっています。その一方で、不整脈治療に対する考え方も大きく変化してきました。

抗不整脈薬には、心筋細胞の表面に存在するナトリウム、カリウム、カルシウムなどのイオンチャンネルを抑制して細胞の電気的安定化をはかるものと、交感神経を遮断するβ遮断薬があります。これらのうち、カルシウム拮抗薬とβ遮断薬は、降圧薬としても使用されているものです。さらに、厳密な意味での抗不整脈薬ではありませんが、強心薬として知られるジギタリス製剤も、頻脈性心房細動などの治療に用いられます。

従来、頻発する心室性期外収縮や、非持続性心室頻拍は、致死性不整脈に移行する危険が高いものとして、積極的な薬物治療の対象と考えられていました。

しかし、その考えに一石を投じた研究結果が一九八九年に発表されました。

CASTと呼ばれる臨床試験では、これらの不整脈を合併する心筋梗塞例を、強力なナトリウムチャンネル抑制薬であるエンカイニド、フレカイニドを投与する群と、偽薬を投与する群に振り分け、追跡調査が行なわれました。その試験では、抗不整脈投与群において偽薬群を上回る死亡率が認められため、早期に中止されることとなりました。

ナトリウムチャンネル抑制薬では、不整脈抑制効果が高いほど不整脈誘発の危険が高まることが知られており、CAST試験における死亡率の上昇は、皮肉にもそのことを実証する結果となりました。いずれにしても、不整脈治療によって死亡率が上昇したこの結果は、医療関係者に大きな衝撃を与え、その後の不整脈の薬物治療に関する考え方を大きく変えたといっても過言ではありません。

現在では、心室性期外収縮が治療対象となることは少なく、心室頻拍などの危険な不整脈に対しては、不整脈誘発作用が少ないカリウムチャンネル抑制薬の投与や、植え込み式の除細動器による治療が選択されるようになっています。

その一方で、ナトリウムチャンネル抑制薬の発作性心房細動、粗動における効果が注目されています。従来、薬剤による除細動は困難で、多くの場合、電気ショックによる治療が行なわれていました。しかし、強力なナトリウムチャンネル抑制薬の登場により、薬剤による除細動治療が可能となってきました。

ひとくちメモ **〈イオンチャンネルと不整脈〉** 心筋細胞の興奮やその興奮性の変化は、細胞内外のイオン移動によって生じます。イオンチャンネルとは心筋の細胞膜に存在するイオンの出入口で、その異常は、興奮性の変化による不整脈の原因となります。

■心筋梗塞後不整脈の予防試験

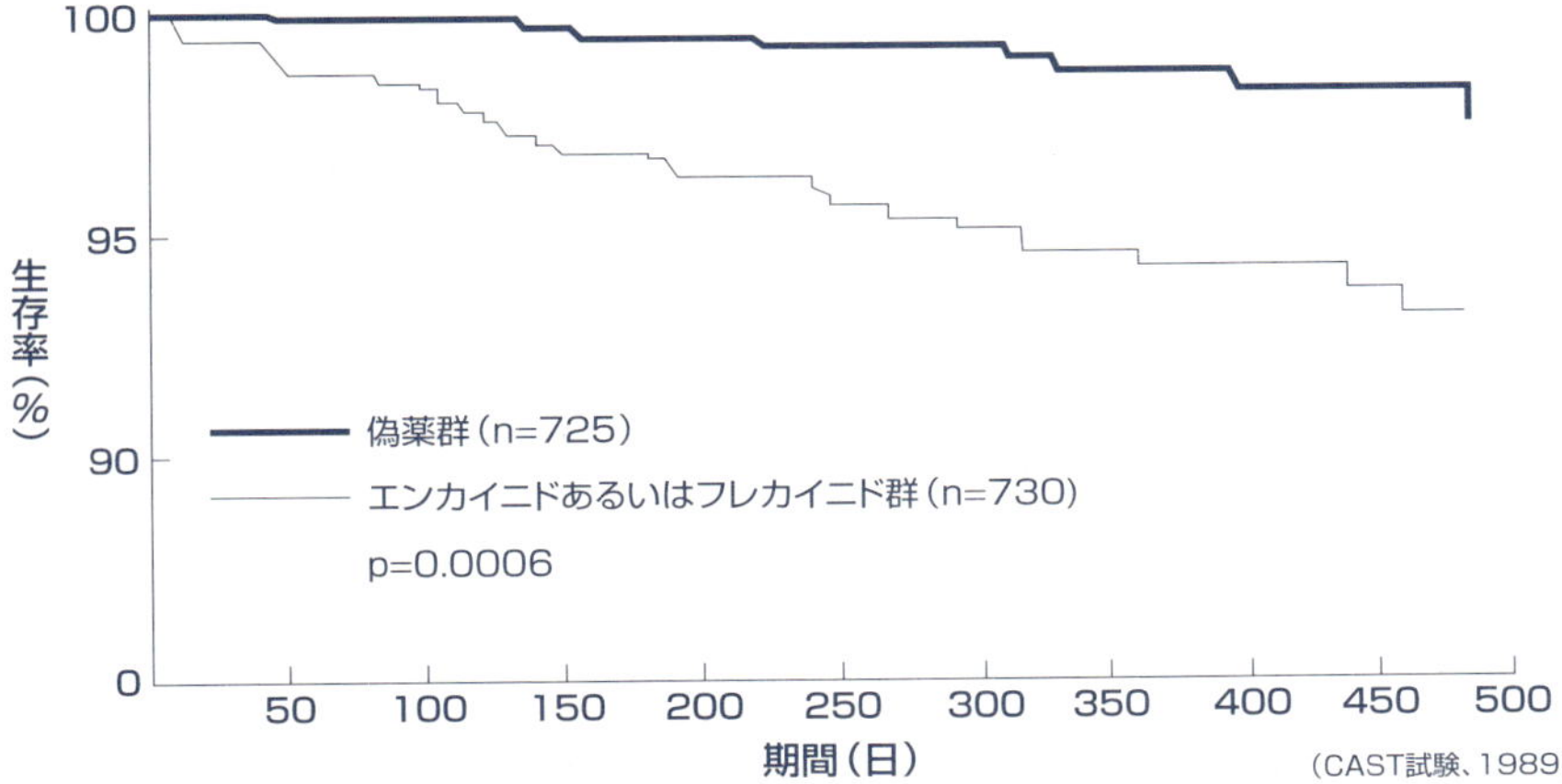

(CAST試験、1989)

抗不整脈による心筋梗塞後不整脈の予防を目的として行なわれたCAST試験は、薬剤投与群の死亡率が偽薬群を上回り、早期に中止された。死亡の多くは不整脈によるもの。

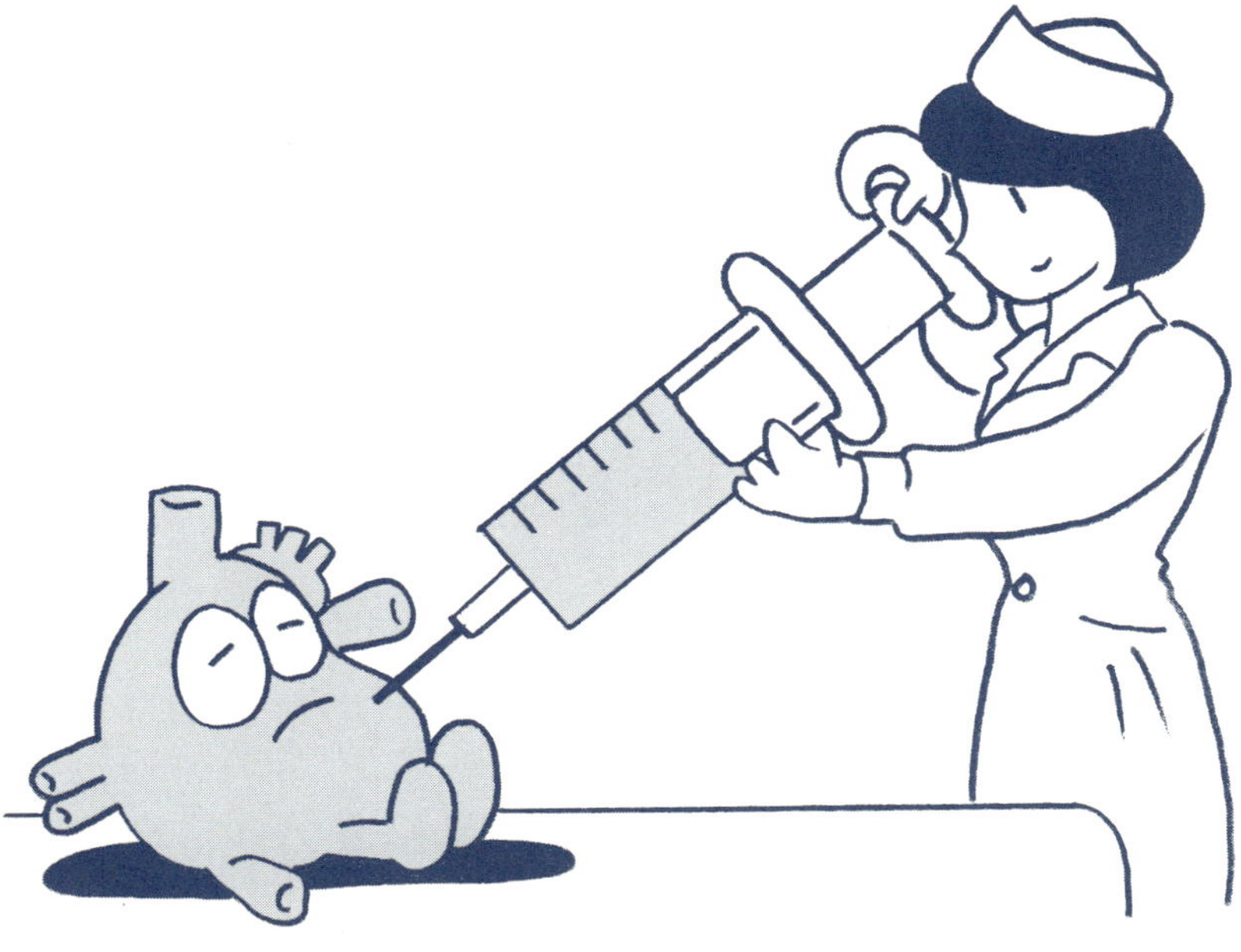

不整脈の非薬物治療

ペースメーカー、除細動器などが使われる

洞不全症候群、完全房室ブロック、徐脈性心房細動などの徐脈性不整脈では、心臓ペースメーカー植え込み治療が行なわれます。

わが国でも、この治療は年間約二万五〇〇〇例行なわれており、一般的な治療手段として定着しています。

心臓ペースメーカーシステムは、人工的な刺激を発生し同時に心臓の興奮を感知するジェネレーターと、それに接続された電極から構成されます。

通常、静脈を通じて電極カテーテルを右心室および右心房に挿入し、電極を接続したジェネレーターを鎖骨下の皮下に埋め込みます。心臓に電気刺激を与えるペーシングの様式には、さまざまな種類がありますが、それぞれの病態に適した様式が選択されます。

心臓の興奮を感知することもジェネレーターの重要な役割で、それにより、電気刺激の発生やそのタイミングがコントロールされます。また、ほとんどのシステムでは、ペーシング様式や刺激頻度などの設定を体表から行なうことができます。

一方、頻脈性不整脈では薬物療法が中心で、抗不整脈薬の生涯に渡る服用が必要となることも珍しいことではありません。しかし最近では、さまざまな非薬物療法が臨床応用され、一部の不整脈患者に大きな福音をもたらしています。

その一つに、カテーテルアブレーション（高周波焼灼術）があります。この治療法は、特殊なカテーテルを末梢の動静脈を通じて心臓に挿入し、高周波電流によって心臓の局所を焼灼することにより不整脈を根治させるものです。

カテーテルアブレーションの原理は、刺激の旋回によって生じる不整脈を、興奮旋回経路を物理的に絶つことにより予防することで、ＷＰＷ症候群による発作性上室性頻拍症、心房粗細動などに対して広く行なわれるようになっています。さらに最近では、一部の心室頻拍においても、カテーテルアブレーションの効果が報告されています。

また、心室頻拍や心室粗細動などの致死性不整脈に対して、植え込み式除細動器が、わが国でも使用されるようになりました。

これは、心臓ペースメーカーのジェネレーターの代わりに、心室頻拍や心室細動などの危険な不整脈を感知し、直流通電による除細動を行なう装置を埋め込むもので、薬物治療にかわる有効な治療法として注目されています。

ひとくちメモ

〈携帯電話とペースメーカー〉 現在まで、携帯電話がペースメーカーに悪影響を及ぼした実例はありません。しかし、その可能性は否定できず、ペースメーカー装着者が携帯電話を使用する場合、22cm以上離して使用するよう勧告されています。

■ペースメーカー治療

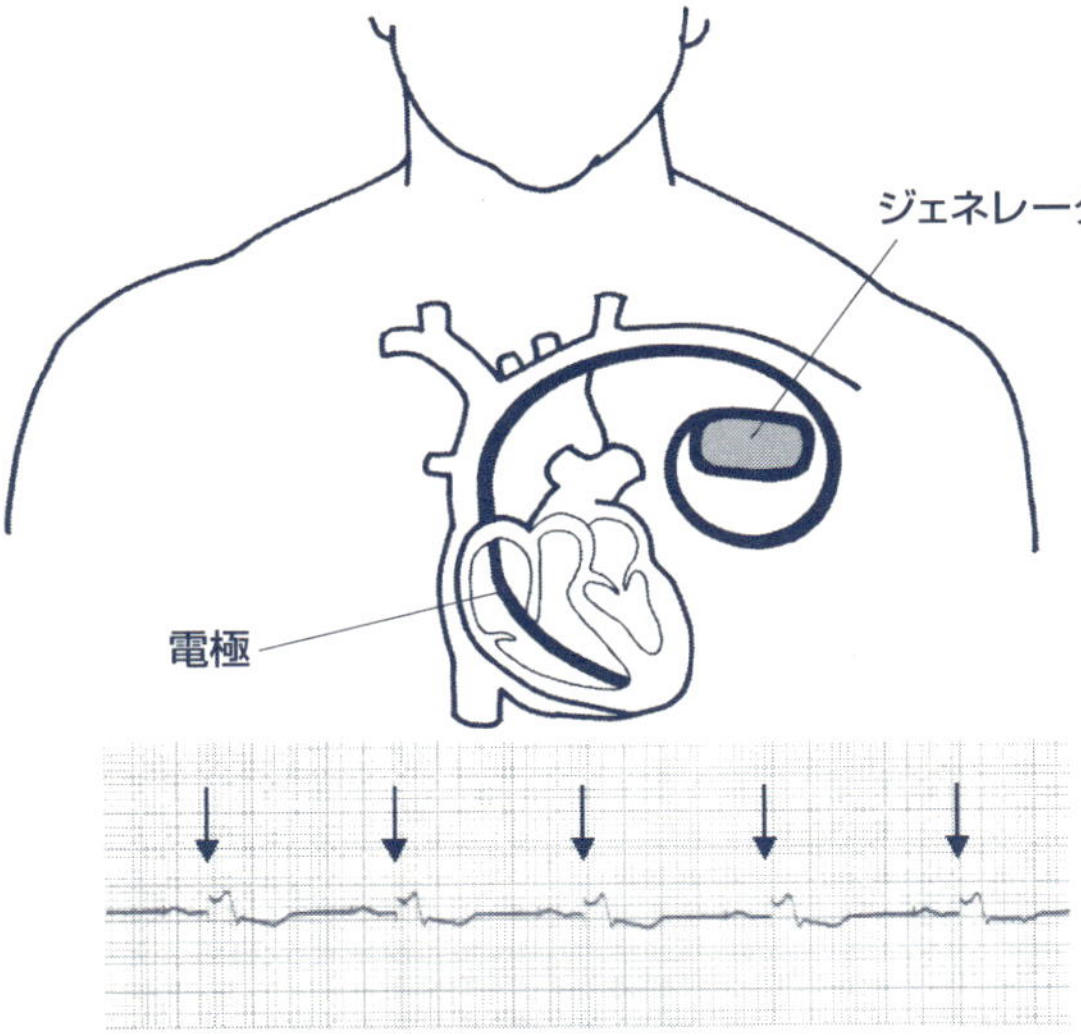

ジェネレーターからの電気刺激（↓）によって、心臓の収縮が生じます。

■カテーテルアブレーション

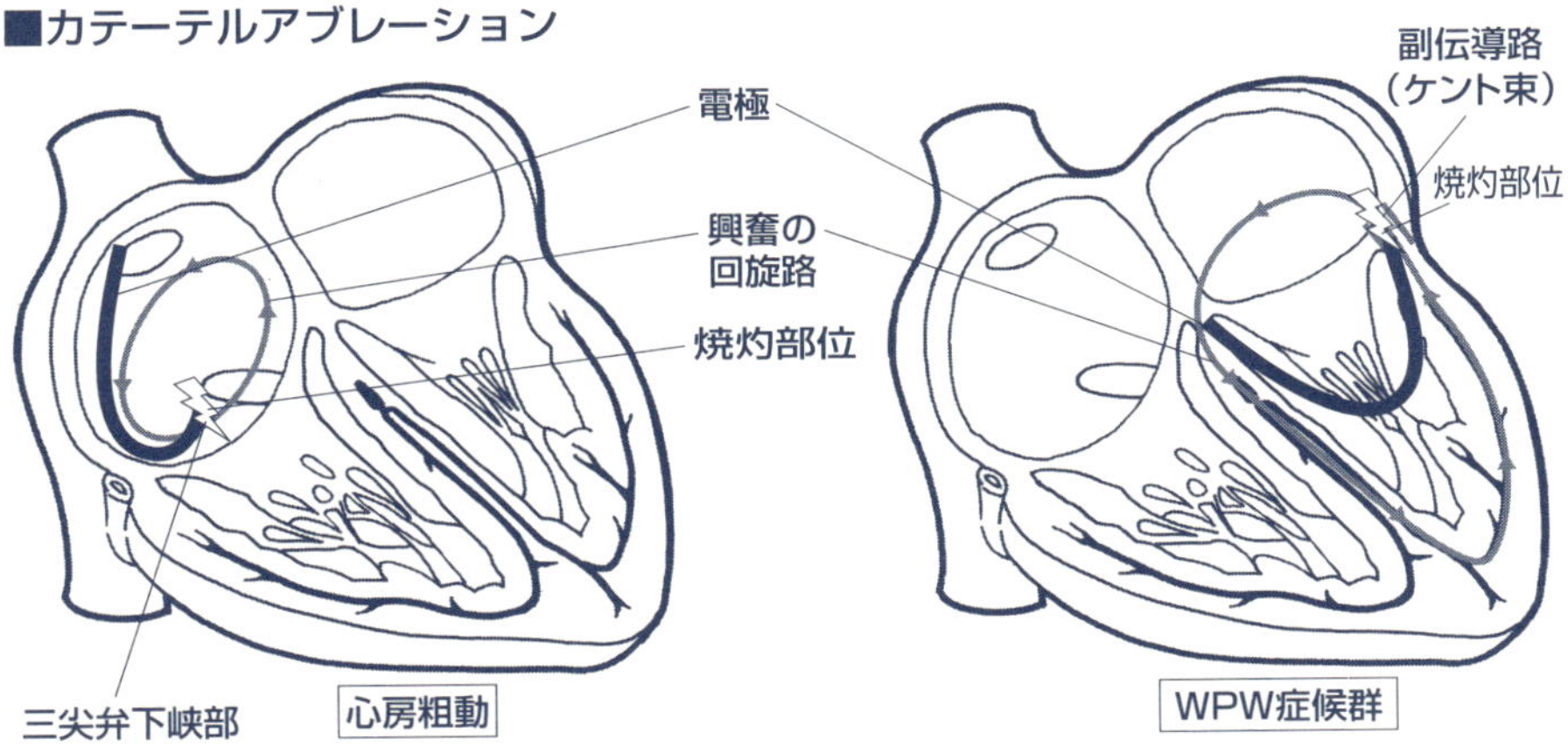

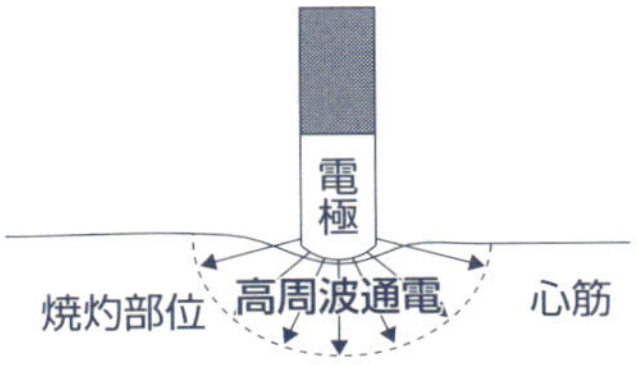

手足の血管から挿入した電極の先端から高周波を通電し、心筋局所を焼灼することにより興奮の回旋路を絶つ。

COLUMN

日本人が発見した心臓拍動のしくみ

心臓拍動のしくみは、紀元前のヒポクラテス以来の疑問であり、いくつかの学説がありましたが、いずれも前近代的なものでした。その科学的な追求は、やはりハーヴェイによる血液循環の発見（1628年）以降に始まりました。これに続く17世紀以降の研究は、心臓拍動の神経原説と筋原説の論争をめぐって展開されました。

心臓拍動の神経原説はウイリス（1664年）に始まり、彼は心臓に至る神経線維を発見し、骨格筋と同様、心筋の収縮もそれを支配する神経の刺激によるものと考えました。一方、ハーラー（1754年）は、心臓に還流する血液の伸展効果が心室収縮の原因と考え、いわゆる筋原説を提唱しました。これらの論争に決着がついたのは、田原淳による房室結節の発見と刺激伝導系の提唱（1906年）でした。

ドイツのマールブルグ大学へ留学中であった田原は、高名な病理学者であるアッショフ教授のもと、「肥大した心臓はなぜ麻痺を起こしやすいか」というテーマを与えられ、病理解剖が行なわれた多数の心臓標本を観察していました。彼は、心室に心筋細胞とは異なる細胞線維束があることを発見し、その行方を連続切片で丹念に追跡していきました。細胞線維束は心房と心室の接合部に存在する結節から始まり、左右の心室に広がることを報告し、刺激伝導系の概念を提唱しました。そのため、房室結節のことを田原結節とも呼びます。その後、キースとフラック（1907年）による洞房結節の発見や、刺激伝導系の電気生理学的な特徴の解明などが続きました。

刺激伝導系の考え方は、特殊な心筋細胞が興奮を生成し、それを伝導するとしたものです。神経原説と筋原説の折衷案ともいえるこの刺激伝導系説は、いずれの学派にもスムーズに受け入れられ、広く支持される結果となりました。

8章

心臓弁、心膜のしくみとその疾患

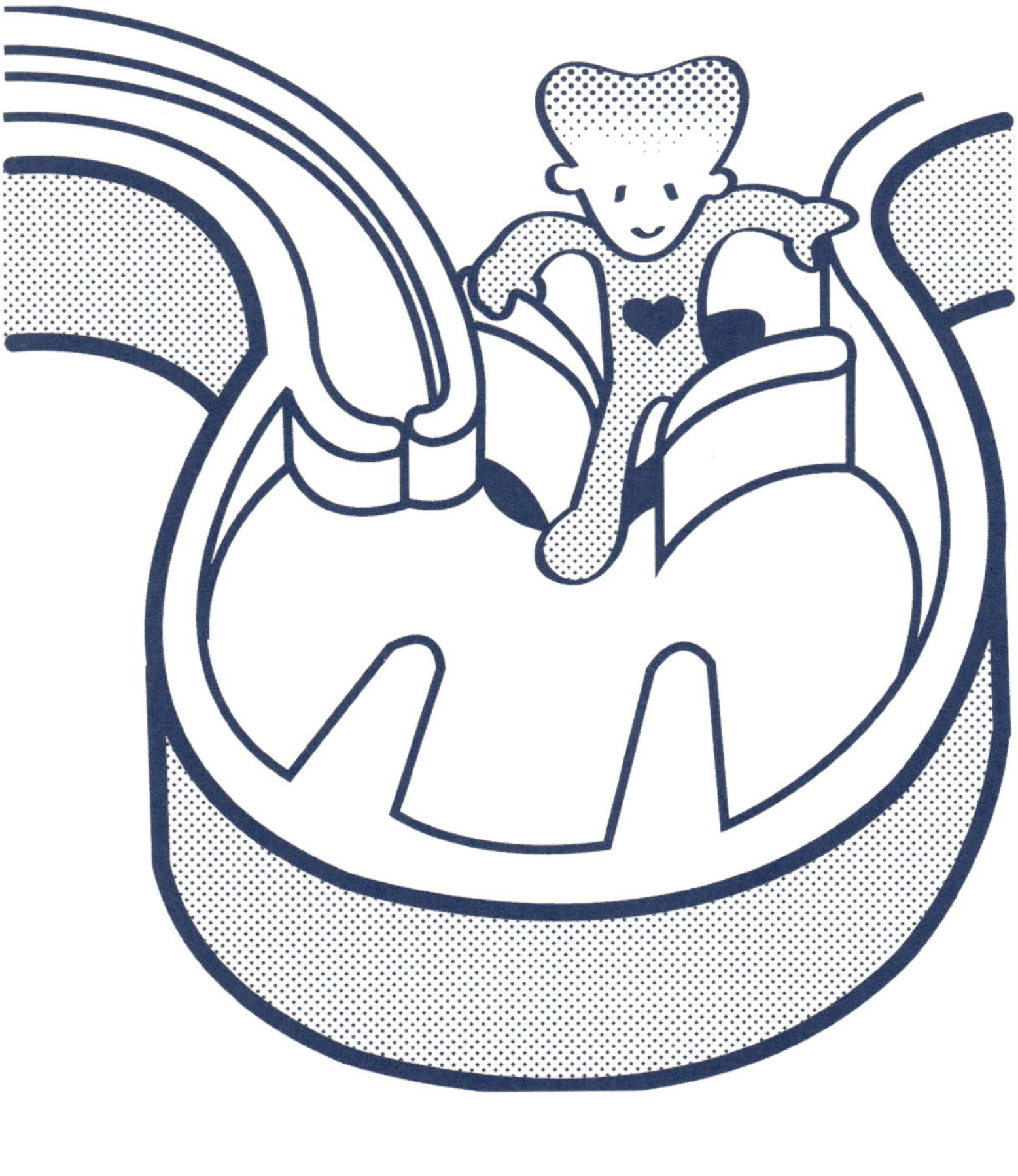

心臓弁、心膜の構造とその働き

心臓弁によって逆流を防いでいる

左右の心房・心室の出口には、血液が逆流しないように防止する弁がありま す。この構造には、心筋の収縮によって血液にかかる圧力を、方向性のある血流に変換する働きがあります。

心臓弁は心臓の内腔を覆う心内膜がひだ状になったもので、心房と心室を隔てる房室弁と、心室の出口にある大血管弁があります。左心房と左心室の間には二枚の弁帆（弁を構成するひだ）からなる僧帽弁が、右心房と右心室の間には三枚の弁帆からなる三尖弁があります。

これら房室弁の心室側には、心室筋が円錐状に隆起した乳頭筋に連なる腱索が多数付着し、心室の収縮期に弁帆が翻転することを防止しています。大血管弁には左心室の出口にある大動脈弁と、右心室の出口にある肺動脈弁があり、それぞれ三枚の弁帆からなります。

大血管弁の閉鎖によって心室からの拍出が終わると、心室圧が急速に低下します。心室圧が心房圧を下回ることで僧帽弁が開放され、心房に貯えられた血液が、弛緩した心室に向けて急速に流入します。

その後生じる心房の収縮によって、心房内に残されていた一部の血液が心室内に送り込まれます。心房の興奮は房室結節を通って心室に伝わり、心室の収縮が始まります。同時に生じる房室弁の閉鎖によって、I音と呼ばれる心音が生じます。

心室の収縮によって心室圧は急速に上昇、それが動脈圧を超えたところで大血管弁が開放され、心室は拍出を始めます。

収縮期の後半では、心室の内圧が動脈圧をわずかに超える状態となりますが、血液の慣性によって、血液は依然として心室から動脈に向かって流れ続けます。そして、瞬間的に動脈から心室への逆流が生じ、それが開放している大血管弁をとらえて閉鎖が生じます。大血管弁の閉鎖による振動が、体表から聴取されるII音と考えられています。

また、心臓を包む結合組織性の膜を心膜と呼びます。心臓の表面を覆う心膜は、心臓から出る大血管の基部を一部包み込んだ後、翻転して、心臓全体をゆるく包む心膜に連続します。内外の心膜の間には、心嚢腔と呼ばれる隙間があり、少量の体液によって満たされています。心膜は、盛んに動く心臓の位置を固定するとともに、周辺臓器に直接接触することを防ぐ役割を果たしています。

ひとくちメモ

〈僧帽弁の語源〉二尖弁とも呼ばれる僧帽弁は、開放時にちょうど魚が大きく口を開いたような形をしています。キリスト教の修道僧の僧衣についている帽子、僧帽に形が似ていることから名付けられました。

■心臓の四つの弁

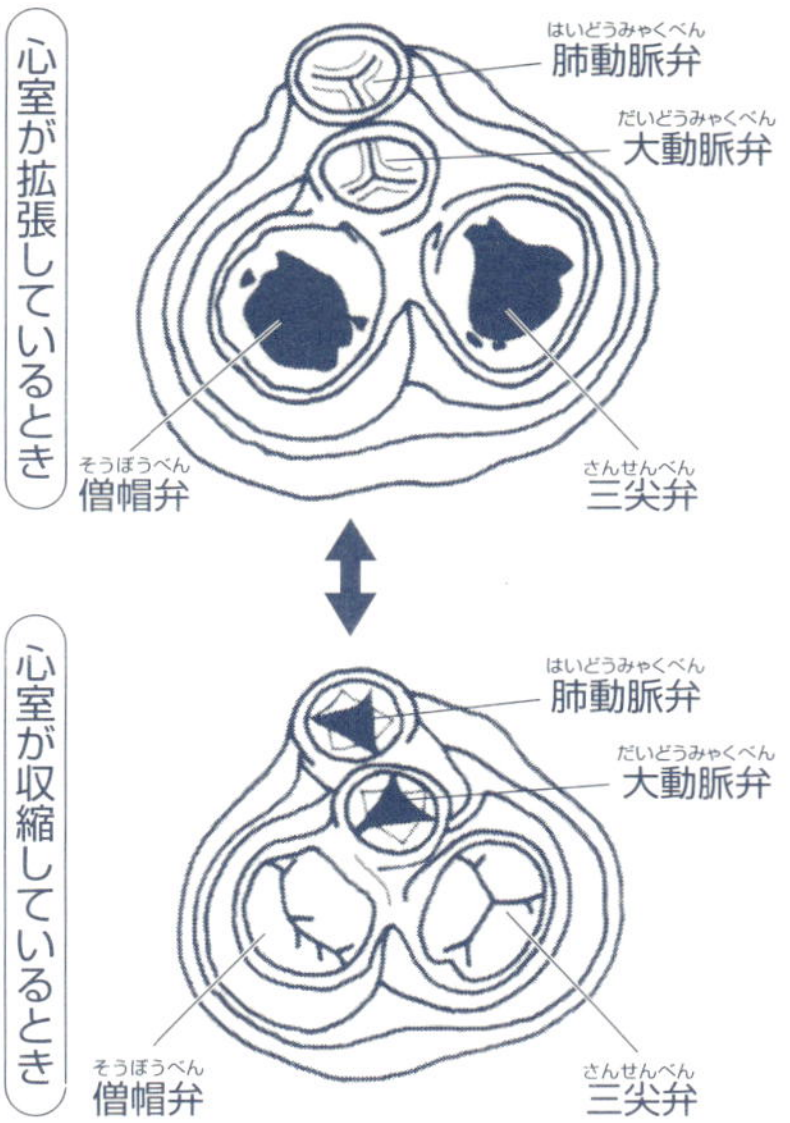

■心周期と心臓弁

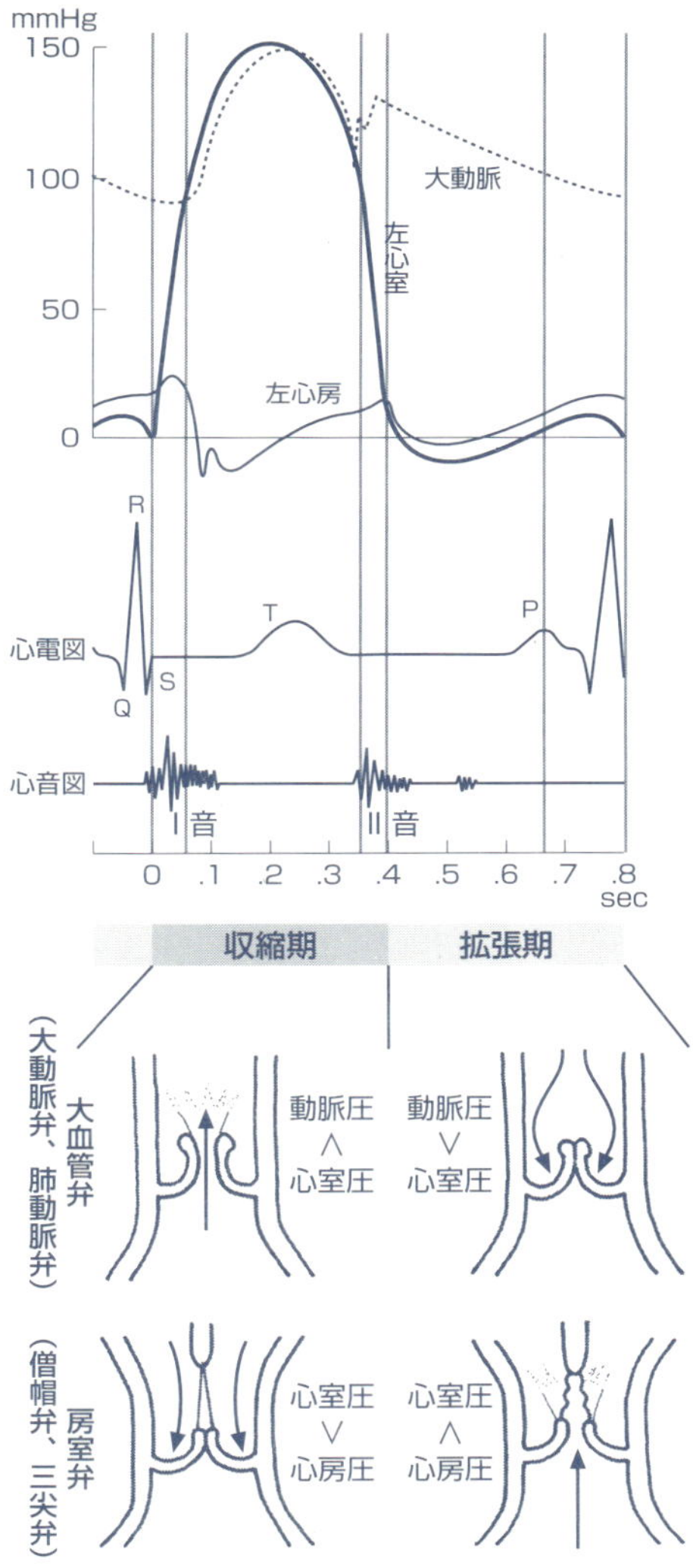

心周期によって生じる弁前後の圧較差により、心臓弁は開閉する。

■心臓弁と心膜の構造

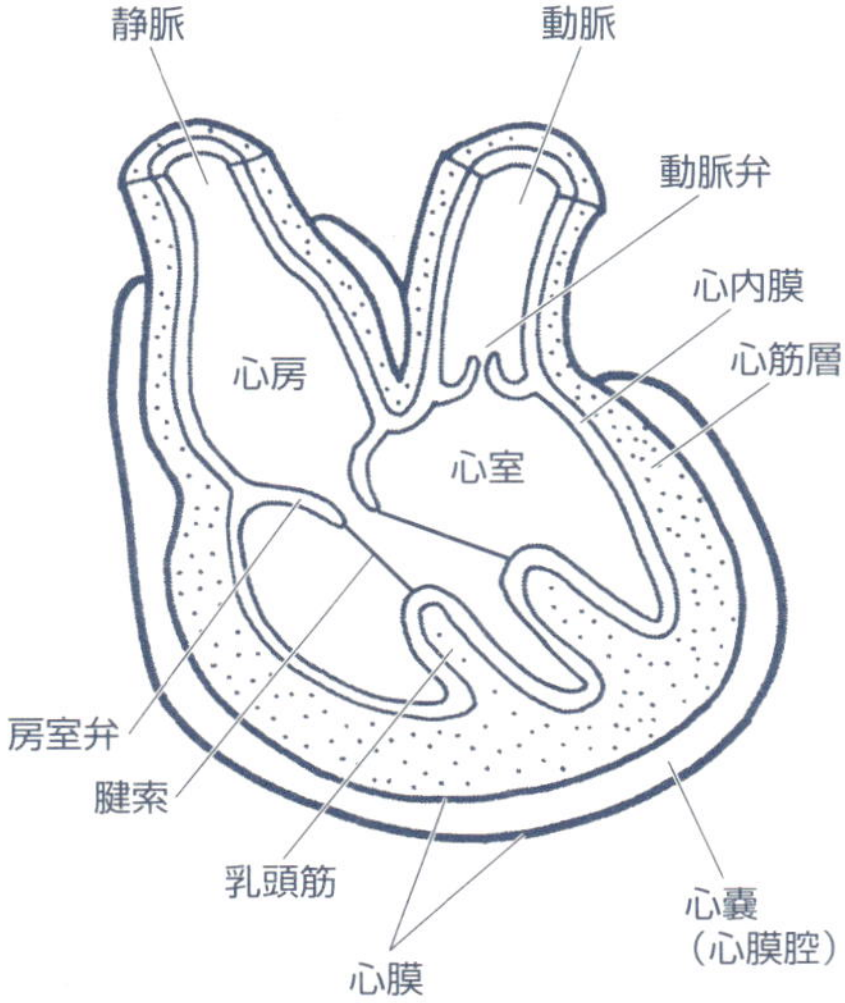

心臓弁膜症とはどういう病気か

弁の開放や閉鎖がうまくできない状態

さまざまな原因によって心臓弁の開放や閉鎖が正常に行なわれない状態を、心臓弁膜症と呼びます。

心臓弁膜症には、うまく開放ができずに血液がうっ滞する狭窄症と、閉鎖が不完全で血液の逆流が生じる閉鎖不全症があります。その原因にもよりますが、同じ心臓弁に狭窄症と閉鎖不全症が合併したり、二つ以上の心臓弁に弁膜症が生じたりすることも多くみられます。

一般に、左側の僧帽弁や大動脈弁などの弁膜症は、その症状や合併症が重症であることが多く、治療の対象となることも多い疾患です。

心臓弁膜症の代表的な原因として、溶連菌感染症によるリウマチ熱があります。このリウマチ性心臓弁膜症は、従来、わが国における代表的な心臓疾患として知られていました。しかし、抗生物質治療の普及によって、リウマチ熱の後遺症として生じるリウマチ性弁膜症の頻度は著しく減少しています。

その一方で、リウマチ熱以外の心内膜炎、動脈硬化症、先天性異常、変性などによる心臓弁膜症は、現在でも多くみられます。

房室弁の狭窄症では、心房から心室への血液がうまく流れず、心房に流入する静脈のうっ滞や心房の拡大が生じます。

僧帽弁狭窄症では左心房圧の上昇がみられ、その上流にある肺循環系のうっ滞による肺水腫が生じることもあります。

また、脳梗塞や四肢の塞栓症をきたすことも多く、これは、左心房内の血流うっ滞により形成された血栓の剥離によるものです。

一方、閉鎖不全症では、心室から心房への血液逆流によって心房の拡大が生じ、さらに逆流する血液量が多ければ、心室が十分な血液を大血管に拍出することができなくなって心不全をきたします。

房室弁の弁膜症では、心房への負担が増し、心房細動などの不整脈が多くみられます。

大血管弁の狭窄症では、心室が大血管に血液を拍出するために大きな圧が必要となります。その結果、心室には内腔容積の変化を伴わない求心性肥大が生じます。閉鎖不全症では、大血管から心室への血液逆流によって心室の内腔容積は増加し、さらに慢性的な仕事量の増加による心室肥大が生じます。多くの場合、容積の増加に壁厚の増加が均衡しない遠心性肥大を示し、過度の張力が心筋に加わって、心筋虚血や心機能不全をきたしやすい状態になります。

ひとくちメモ

〈見る聴診器〉心臓超音波検査では、心臓の形や動きのみならず、心臓内の血流速度やその方向がわかります。心雑音の原因を見ることができるこの検査法は、弁膜症の診療に欠かせないものとなりました。

■心臓弁膜症の病態生理

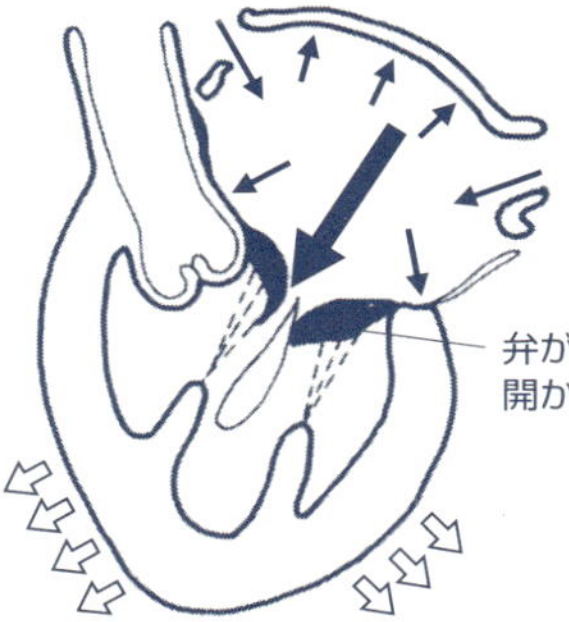

心室への流入障害による
心房圧上昇と拡大

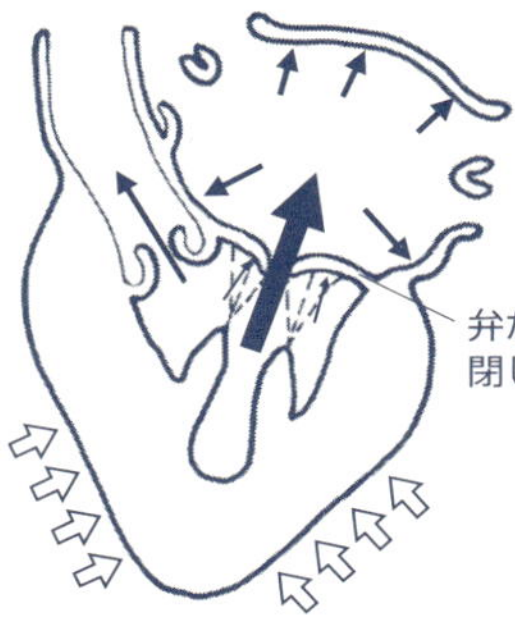

心房への逆流による心房拡大

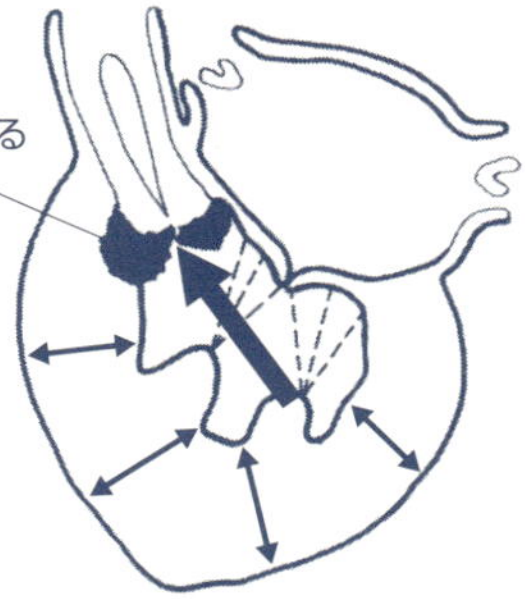

心室の拍出上昇（圧負荷）
による求心性肥大

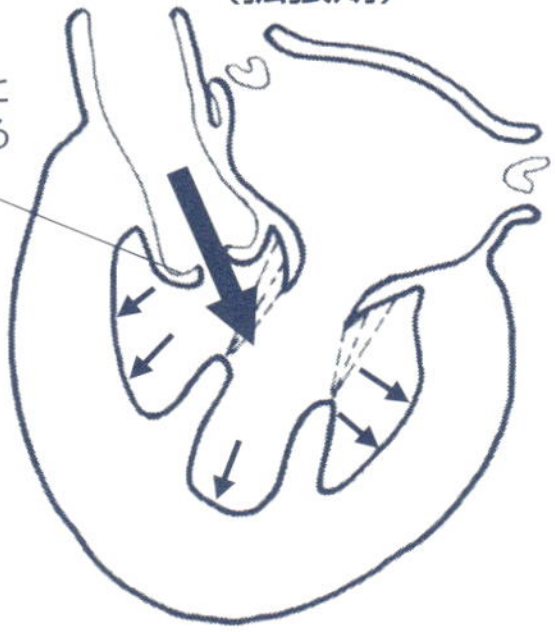

心室への逆流（容量負荷）による
心室の拡大と肥大（遠心性肥大）

■心臓超音波画像（リウマチ性弁膜症）

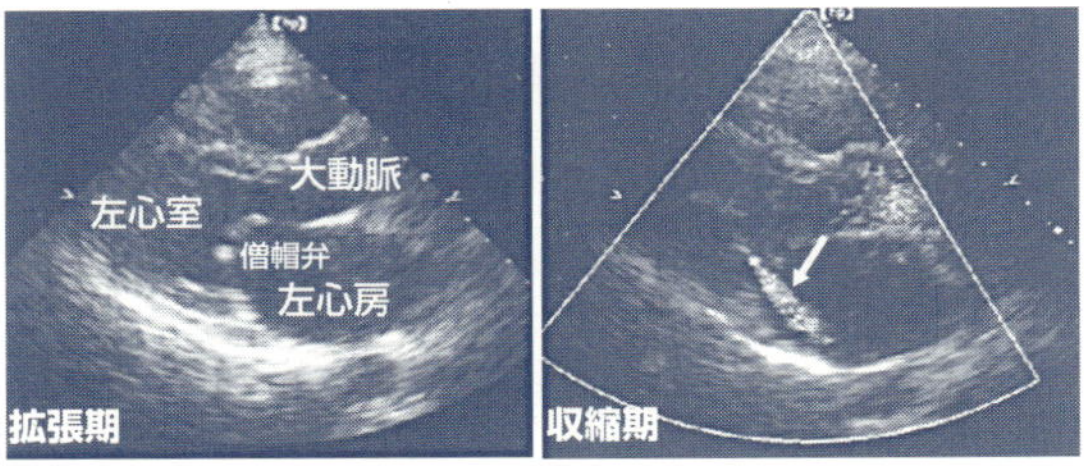

拡張期の僧帽弁開放は制限され、カラードップラー法では収縮期の逆流（↓）を認める。リウマチ性弁膜症では、狭窄と閉鎖不全がさまざまな程度で合併することが多い。

リウマチ性弁膜症はどういう病気か

リウマチ熱の後遺症で生じる弁の機能障害

リウマチ性弁膜症は、リウマチ熱の後遺症として生じる心臓弁の機能障害を指します。

リウマチ熱の原因である溶連菌の慢性的な感染は、心臓弁や心筋組織に変化をもたらし、弁破壊の部位や程度によって狭窄や閉鎖不全がさまざまな程度で出現します。主に僧帽弁が侵され、大動脈弁の変化を伴うことが多くみられます。

リウマチ熱は、抗生物質投与などの適切な治療を行なえば、後遺症なく治癒します。

しかし、治療が行なわれずに慢性化したリウマチ熱では、弁構造が次第に破壊され、弁帆の癒着や肥厚が生じます。また僧帽弁などの房室弁では腱索の短縮や断裂がみられます。変化が高度な例では、弁口部が漏斗状となり、いわゆる魚口型となります。

リウマチ熱による弁構造の変化は徐々に進行することが知られています。たとえば、高度な僧帽弁狭窄症の場合、その弁膜病変の完成には、リウマチ熱の急性期から少なくとも二年以上の年月を要するとされています。さらに、高度な僧帽弁狭窄症であっても、多くの場合、一〇年以上は無症状のまま経過します。このため、リウマチ熱の既往に気づかれないまま、心臓弁膜症として発見されることがほとんどです。

僧帽弁の狭窄や閉鎖不全では、心房への慢性的な負担のため、高率に心房細動を合併します。また、僧帽弁狭窄症の代表的な合併症として塞栓症が知られています。これは左心房内に生じた血栓の一部が剥離し、脳血管や手足などの動脈に詰まることを指し、閉塞部位によって脳卒中や手足の壊死などが生じます。特に、心房細動を合併した例ではその危険が高く、ワーファリンと呼ばれる薬剤を用いた抗凝固療法（血栓予防）が必要となります。

心臓弁の病変が高度な場合、心臓弁を切り取り、機能を代替する人工心臓弁で置換する手術が行なわれます。人工心臓弁には特殊なカーボンなどでできた機械弁とブタやウシの組織を化学処理した生体弁があります。

機械弁を移植した場合には、抗凝固療法を一生行なう必要がありますが、生体弁に比べて耐久性が高い特徴があります。また最近では、僧帽弁狭窄症に対して、カテーテルの先端に付いた風船を僧帽弁口部で膨らませて弁狭窄を解除する経皮的僧帽弁交連形成術（ＰＴＭＣ）が行なわれることもあります。

ひとくちメモ

〈**リウマチ熱**〉溶連菌とよばれる細菌による感染症で、６～１５歳の小児に多くみられます。発熱、関節炎、紅斑、皮下結節などの症状とともに、心筋炎、心臓弁膜症、中枢神経の障害による小舞踏病などの内臓病変をみます。

■人工弁のしくみ

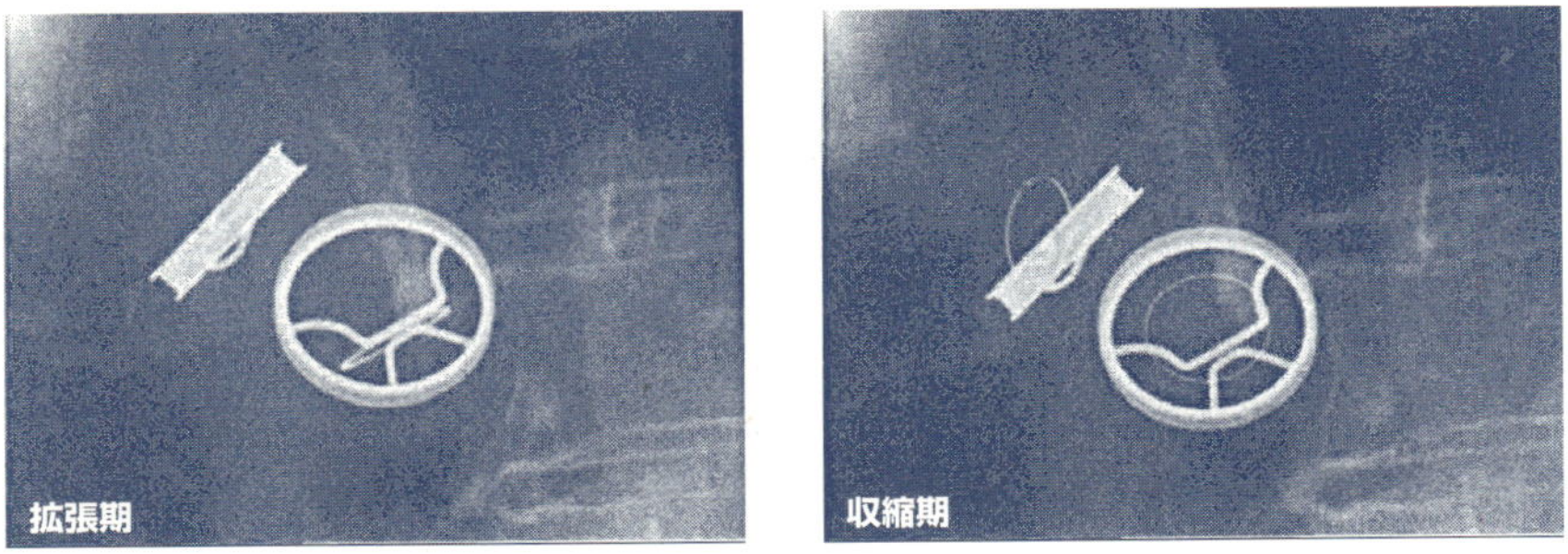

大動脈弁（左上）、僧帽弁（右下）置換術後のレントゲン透視像。２つの人工弁が、開放と閉鎖を交互に繰り返しているのがわかる。

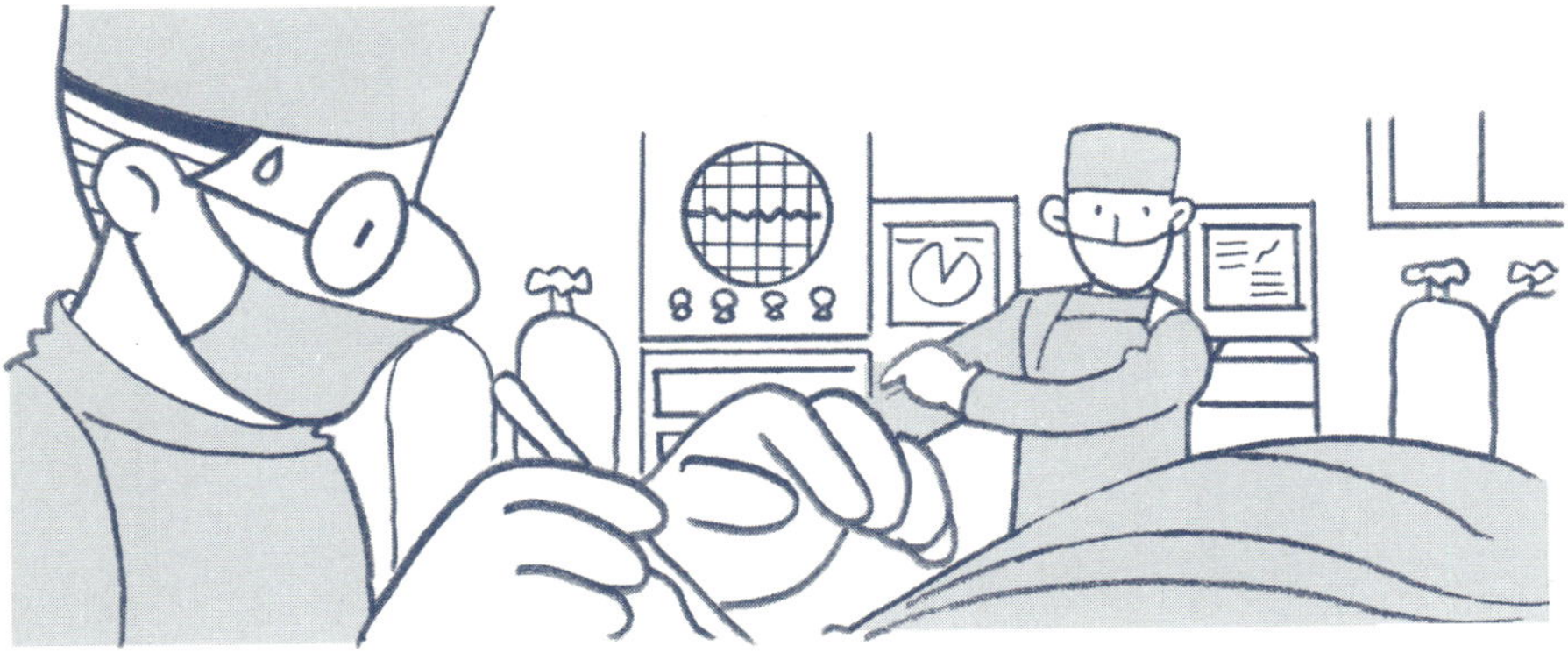

■僧帽弁狭窄症に対する経皮的僧帽弁交連形成術

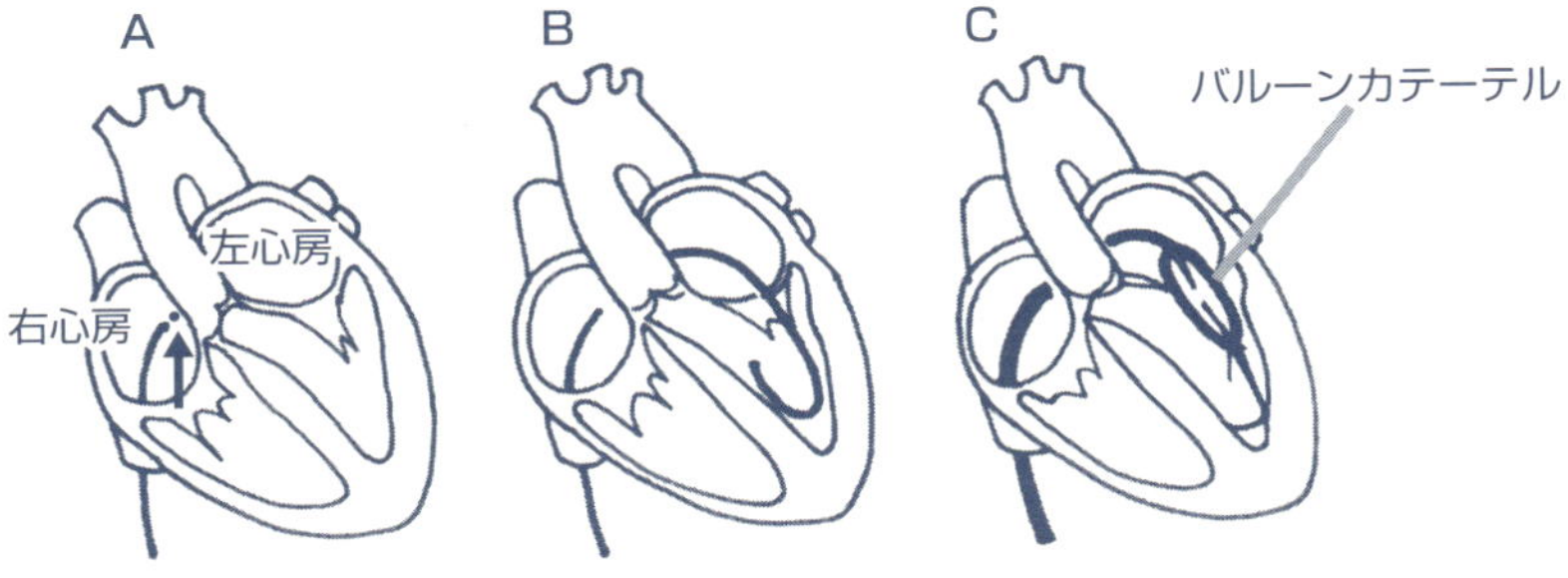

足の静脈から細い管を挿入し、左右の心房を隔てる心房中隔に小さな穴（↑）をあけて細いガイドワイヤーを左心房に通す（A）。ガイドワイヤーの先端を左心室まで挿入（B）、バルーン（風船）カテーテルを僧帽弁の位置で拡張し、僧帽弁の狭窄を解除する（C）。

非リウマチ性弁膜症はどういう病気か

大動脈弁硬化症、大動脈二尖弁などが代表的

従来、わが国にみられる心臓弁膜症は、リウマチ性によるものが多くを占めていました。しかし最近では、リウマチ熱の減少によって、非リウマチ性弁膜症の割合が増加しています。

代表的な疾患として、大動脈弁硬化症、大動脈二尖弁、僧帽弁逸脱症候群などがあります。

大動脈弁硬化症は、加齢による大動脈弁の変性によるもので、弁の開放や閉鎖がさまざまな程度で障害されます。弁狭窄となることが多く、変性型（老人性）大動脈弁狭窄症と呼ばれることもあります。

強い石灰化による各弁帆の硬化が特徴的ですが、リウマチ性とは異なり弁帆間の癒合はほとんど認められません。また、糖尿病や高コレステロール血症など動脈硬化危険因子との関連が知られ、動脈硬化の一形態とする見方もあります。

大動脈二尖弁は、最も多い先天性心奇形であり、一〇〇人に一人程度の頻度でみられます。

若年例では、多くの場合、明らかな狭窄や閉鎖不全はみられませんが、加齢によってそれらが顕在化します。二尖弁では正常な三尖弁に比べ慢性的に弁帆にかかる物理的な刺激が大きいため、加齢による弁変性が生じやすく、さらにその二次的変化によって大動脈弁狭窄が生じると考えられています。

また、大動脈二尖弁では、歯科処置後などに生じる感染性心内膜炎の発症リスクが高いことが知られ、感染性心内膜炎を契機に狭窄や閉鎖不全が増強することも知られています。

僧帽弁逸脱症候群は、僧帽弁が左心房側にずれ込み、さらに翻転することによって僧帽弁逆流が生じる病態です。弁膜構造を保つ膠原線維の減少がみられ、何らかの代謝異常がその原因と考えられています。

近年、心臓超音波検査法の普及によって、多くの健常例においても僧帽弁逸脱が認められることが明らかとなりました。

しかし一方で、軽度な僧帽弁尖のずれ込みでは僧帽弁逆流を伴わず、また、その進行もほとんどみられないことから、どの程度の変化を病的ととらえるかについては、現在も議論が続いています。

高度な狭窄や閉鎖不全による逆流を合併した非リウマチ性弁膜症では、リウマチ性と同様、弁置換術や弁形成術などの外科治療が行なわれます。

ひとくちメモ　**〈動脈硬化と弁膜症〉**大動脈弁硬化症では、弁組織の線維性肥厚や石灰化が特徴ですが、動脈硬化でみられる粥腫様の所見がみられることもあります。弁硬化が動脈硬化の一部であることを強く示唆する所見です。

■大動脈弁の形態

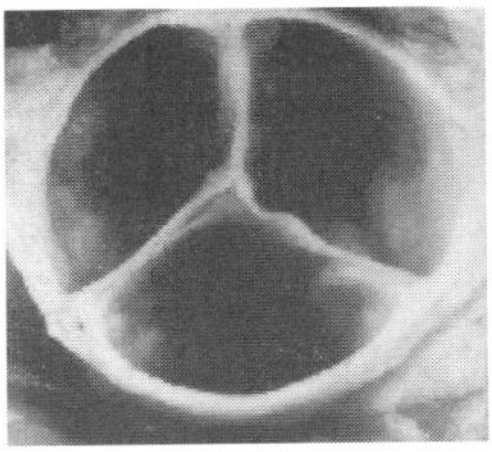

正常

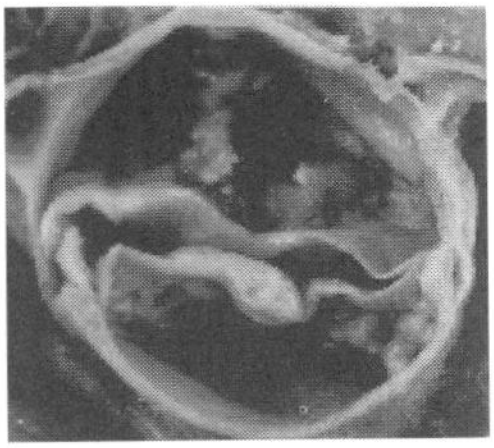

二尖弁

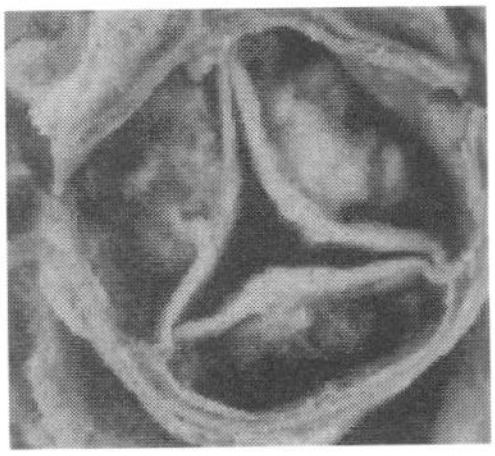

変性（老人）型

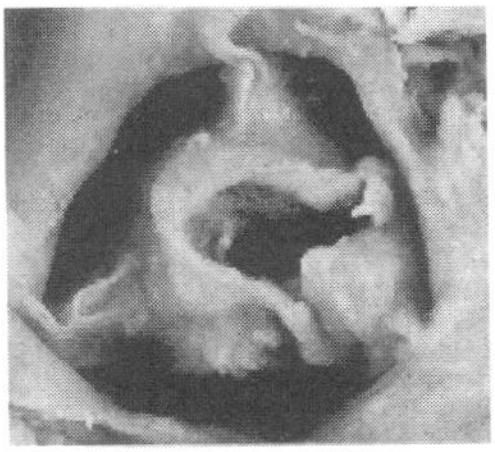

リウマチ性

(Braunwald, Heart Disease, 5thEd.)

■大動脈弁狭窄症手術例の内訳

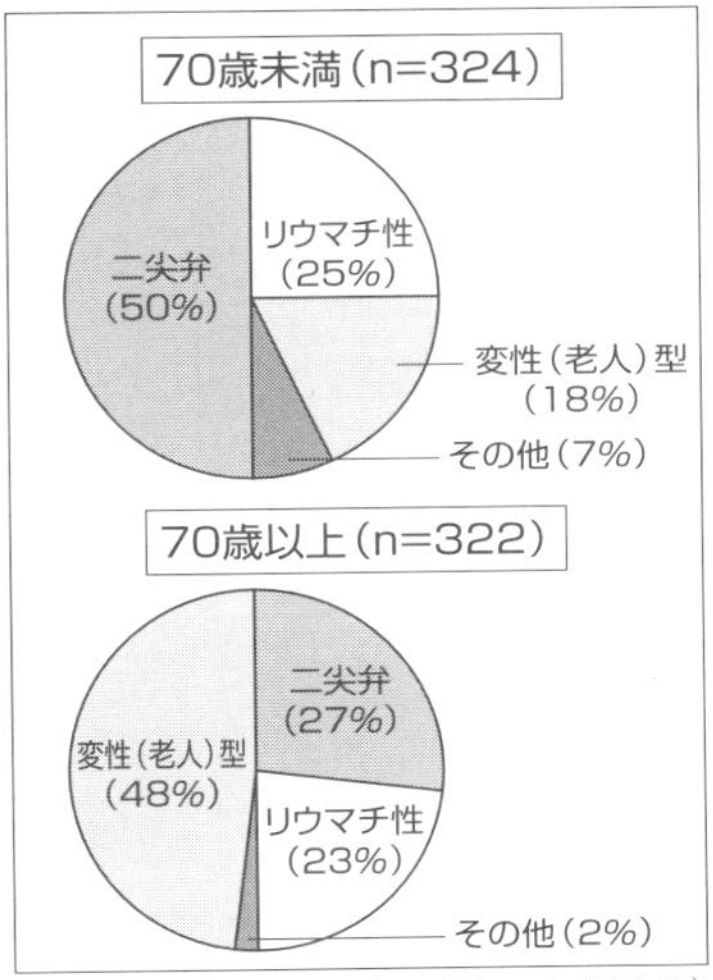

（アメリカ、メイヨークリニック、1981-85）

■僧帽弁逸脱症候群

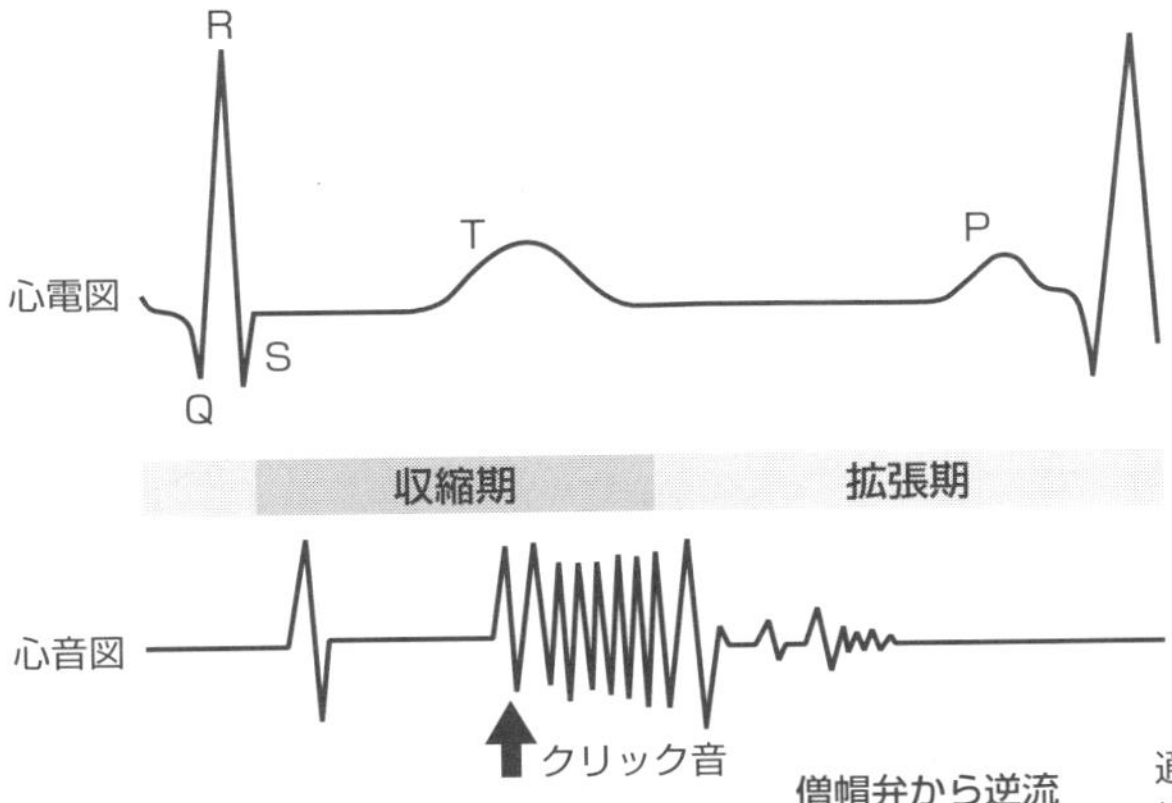

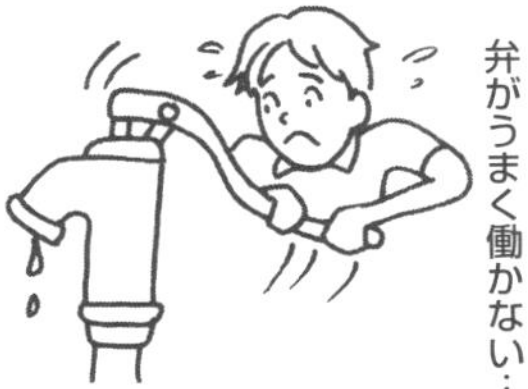

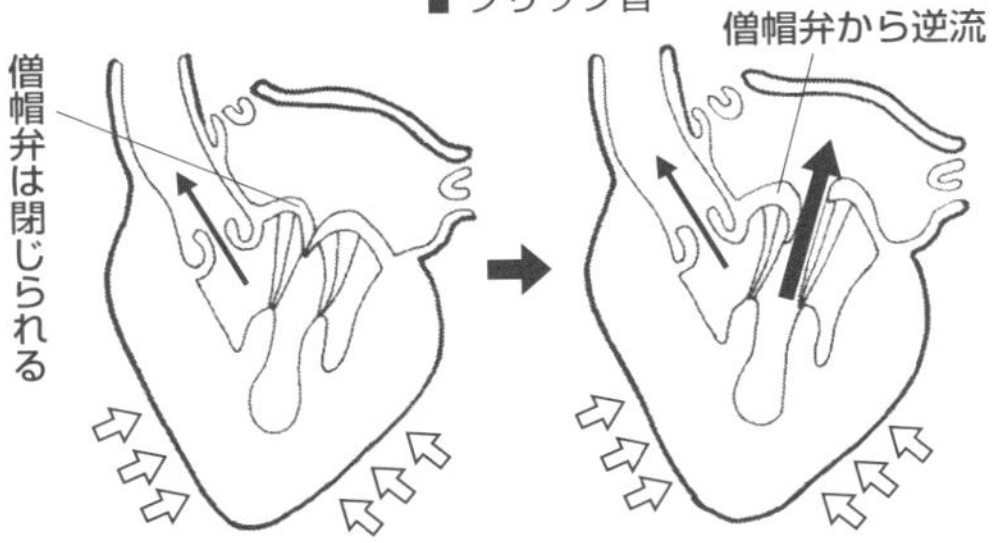

通常の僧帽弁閉鎖不全症では、全収縮期雑音がみられるが、僧帽弁逸脱症候群では、弁がずれるクリック音から始まりⅡ音で終わる収縮期雑音を特徴とする。

感染性心内膜炎とはどういう病気か

病原体が弁膜などを破壊する

感染性心内膜炎は、何らかの病原体が弁膜などの心内膜に付着して感染巣を作り弁膜などを破壊する疾患です。急性の大動脈弁閉鎖不全症による急性心不全や、細菌塊による脳塞栓などを高率に合併します。

さまざまな病原体が原因となりますが、緑色レンサ球菌やブドウ球菌によるものが多くみられます。また、グラム陰性桿菌、嫌気性菌、さらに真菌、クラミジア、リケッチアなどが原因となることもあります。

心内膜での病原菌の繁殖には、心臓内に何らかの異常血流が存在することが必要で、リウマチ性および非リウマチ性弁膜症、先天性心疾患、人工弁置換術後などの心疾患を基礎にもつ例が多数を占めます。

誘因としては、抜歯などの歯科処置、放置された虫歯によるものが多くみられ、産婦人科、泌尿器科的処置によって生じることがあります。

歯科処置や虫歯によって口腔内の常在菌が血液中に侵入すると、菌血症が生じます。

一過性の菌血症は、まれなものではなく、通常、血液に侵入した病原体は自然に死滅します。しかし、何らかの異常血流が心臓内に存在する場合、それによって生じた血流のよどみの部分で病原体が増加します。病原体の感染により、徐々に進行する心臓弁膜の破壊や、疣贅《ゆうぜい》（いぼ）と呼ばれる細菌と血栓を含む腫瘤形成が生じます。

弁膜の破壊は、急性心不全の原因となり、疣贅の一部が剥離することで脳や四肢の塞栓症、さらに脳膿瘍、細菌性脳動脈瘤、脾臓破裂などを生じることもあります。循環器系以外の症状として、皮膚結節、皮膚紅斑、眼底変化などが古くから知られていましたが、最近では抗生物質の普及とともにそれらの出現頻度は減少しています。

確定診断には、血液培養による病原体の証明が重要で、適切な抗生物質を選択する上でも必須の検査です。また、心臓超音波検査では、弁逆流の出現や増強、弁膜周囲や心内膜の異常構造物（疣贅）などがみられます。

治療としては、抗生物質の長期大量投与が行なわれます。さらに、抗生物質の効果を慎重に判定し、種類の変更や追加、場合によっては中断して血液培養を繰り返し行なうこともあります。心不全や塞栓症の合併がみられた場合、緊急の開胸手術が必要となることもあります。

ひとくちメモ

〈細菌性動脈瘤〉細菌が血液内で増殖すると、末梢動脈の一部が瘤状に変化することがあります。その破裂により、くも膜下出血や、脾臓破裂による腹腔内出血が生じます。これらは、感染性心内膜炎とならび、敗血症（血液中の細菌増殖）の重大な合併症です。

■感染性心内膜炎の病態生理

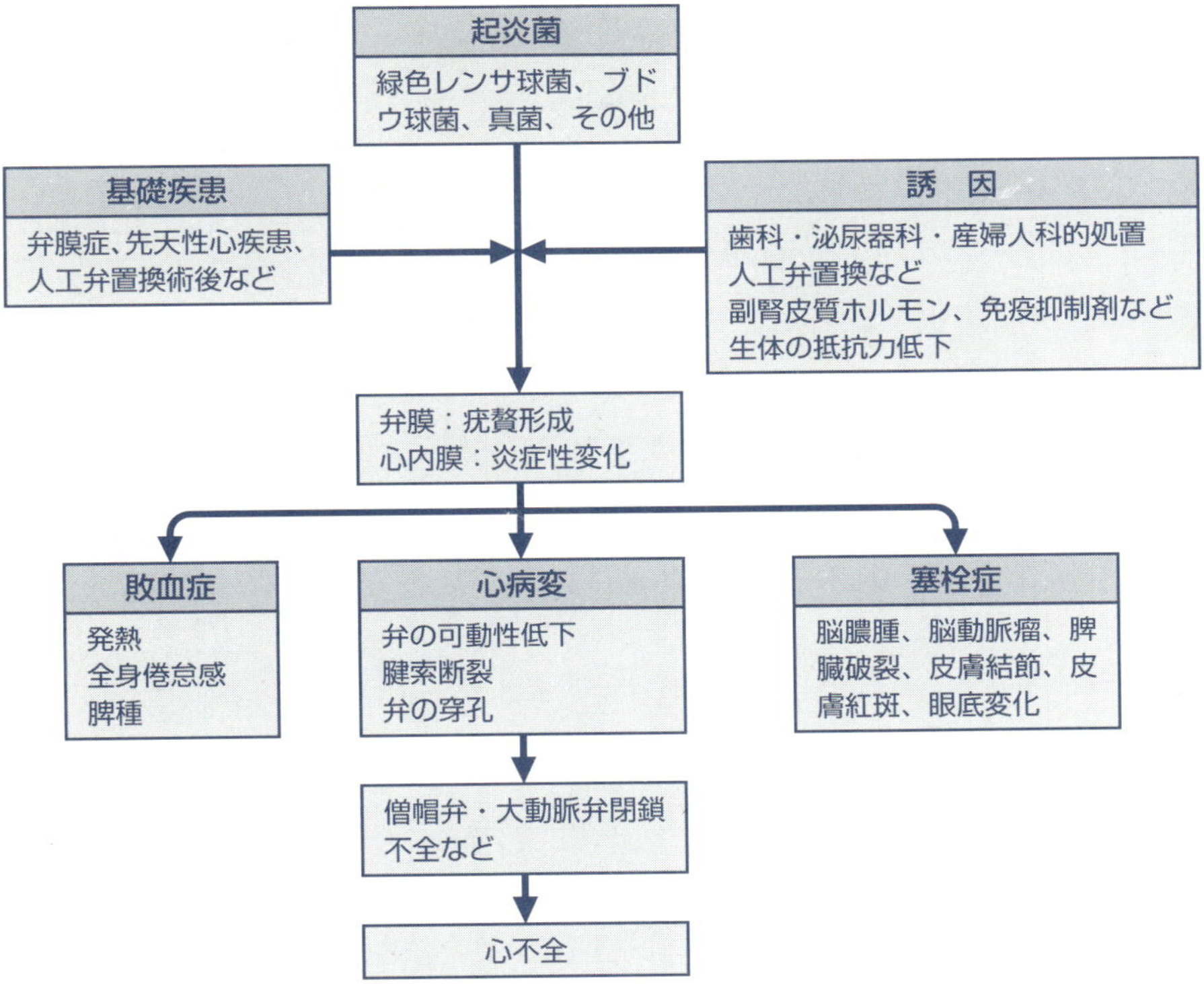

■疣贅《ゆうぜい》がよくできる部位

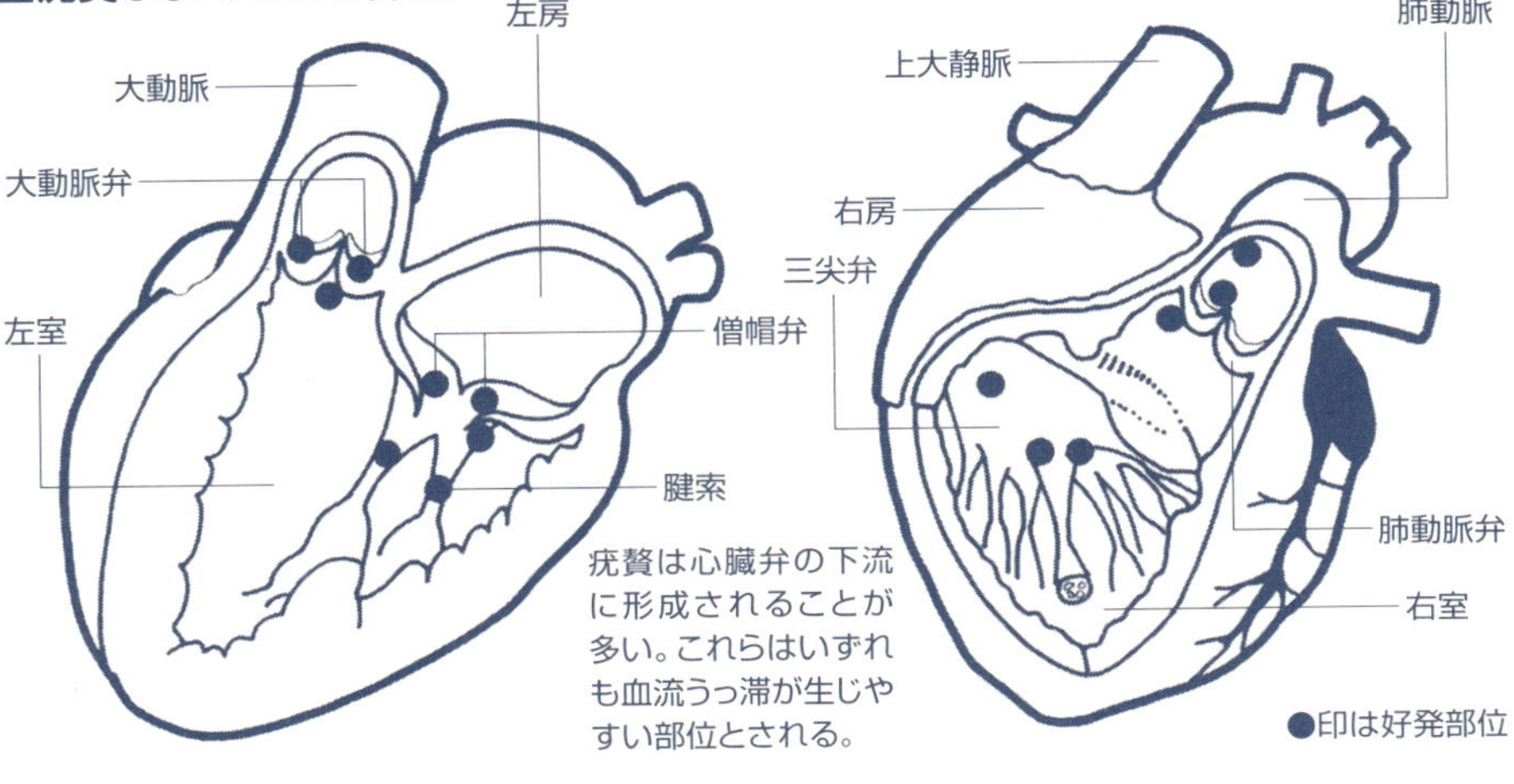

疣贅は心臓弁の下流に形成されることが多い。これらはいずれも血流うっ滞が生じやすい部位とされる。

心膜疾患にはどんなものがあるか

さまざまな原因で生じる心膜の炎症

心臓を包む心膜には、心臓表面を包む臓側心膜と、その外側からゆるく心臓全体を包む壁側心膜があり、その間の心嚢腔は通常一五～二〇ミリリットルの心嚢液で満たされています。さまざまな原因で心膜の炎症が生じることがあります。

急性心膜炎の原因として、細菌やウイルスなどによる感染、腎不全による尿毒症、リウマチ熱、膠原病、転移性悪性腫瘍、放射線照射などがありますが、原因の特定できない特発性も多くみられます。原因によってその病像は異なりますが、通常、発熱、胸痛、呼吸困難などで発症し、発症早期と回復期に聴取される心膜摩擦音を特徴とします。心膜摩擦音は、心膜の炎症にともなう線維素の付着によって生じ、病状の進行とともに心嚢液が増加すると心音の減弱とともに消失します。心嚢液が増加すると、心陰影の拡大や、心臓への圧迫が生じ、心タンポナーデと呼ばれる病態を合併します。

心タンポナーデでは、心臓への静脈環流量が低下し、心拍出量低下による血圧低下をきたします。その治療には、体表から心嚢腔に注射針を刺し、心嚢液を抜き取る心膜穿刺が必要となります。心嚢液が急速に増加した場合、二〇〇ミリリットル程度の貯留でも心タンポナーデが生じますが、一方、徐々に貯留する場合には一〇〇〇ミリリットルでも無症状のこともあります。治療は、基礎疾患に対するものが中心となります。

急性心膜炎の後、経過とともに心膜の線維性肥厚や石灰沈着が生じ、それらが高度になると慢性の心臓圧迫症状をきたすことがあります。この状態を慢性収縮性心膜炎と呼びます。静脈環流障害によって、慢性の右心不全が生じ、下肢のむくみ、肝うっ血による肝硬変、胸腹水貯留などがみられます。

代表的な基礎疾患として結核菌感染が知られていますが、結核菌が局所から検出されることは少なく、多くの場合、原因は不明です。

また最近では、心臓手術などの開心術後、悪性腫瘍などに対する放射線照射治療後に同様の病態が生じることが知られています。

慢性収縮性心膜炎でみられる心不全は、心臓への還流障害が原因であり、その改善には心膜切除が必要となります。しかし、外科的に壁側心膜による圧迫を解除しても、その内側の臓側心膜病変による圧迫は解除できず、薬物抵抗性の心不全を繰り返して死に至ることが多い疾患です。

ひとくちメモ **〈心膜欠損症〉** 心外膜の一部が欠損する、まれな先天性疾患です。多くは無症状で、心陰影の異常などで気づかれますが、胸痛や失神がみられることもあります。

■心膜炎の病態

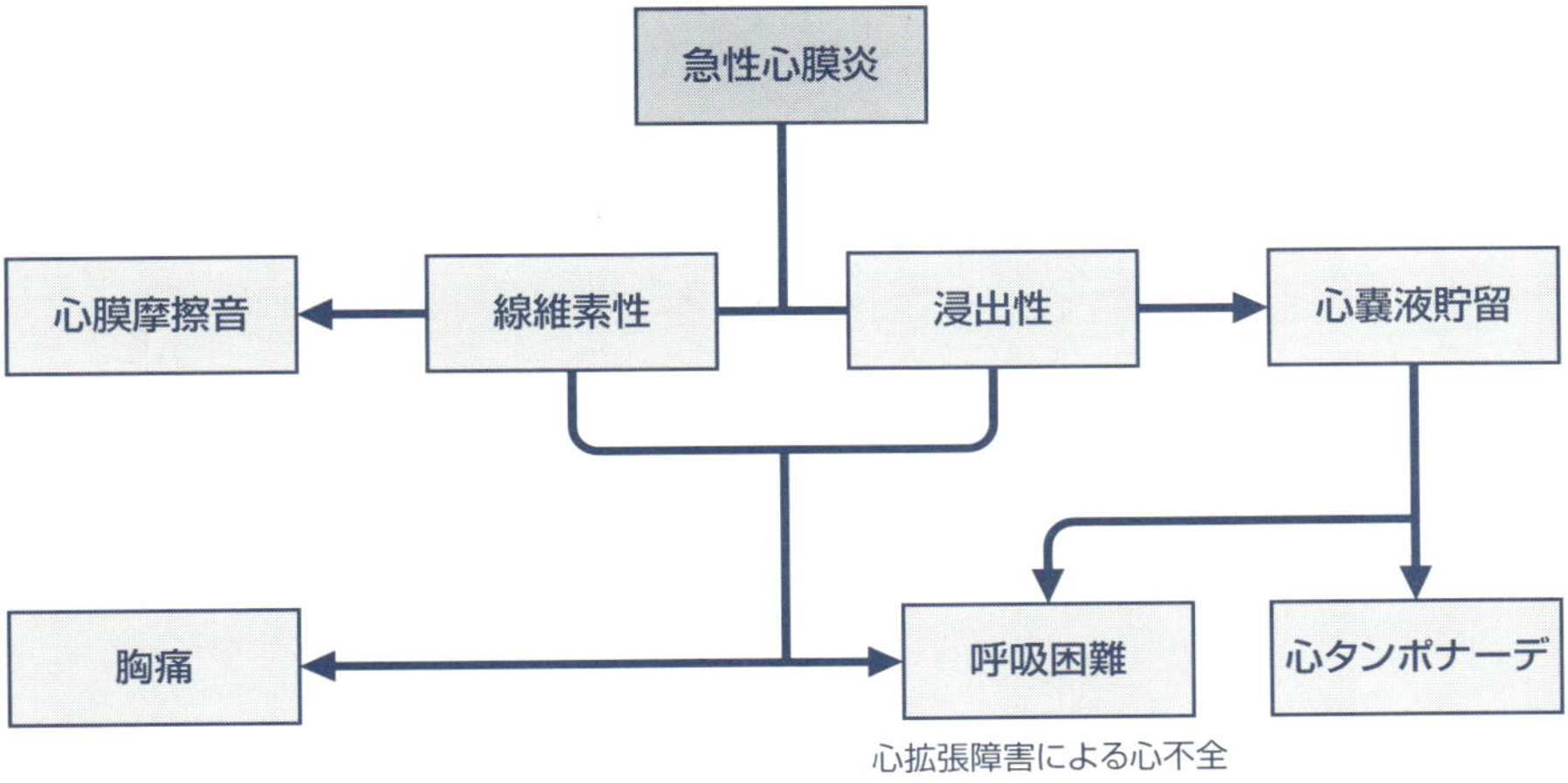

■心嚢液貯留による血行動態の変化

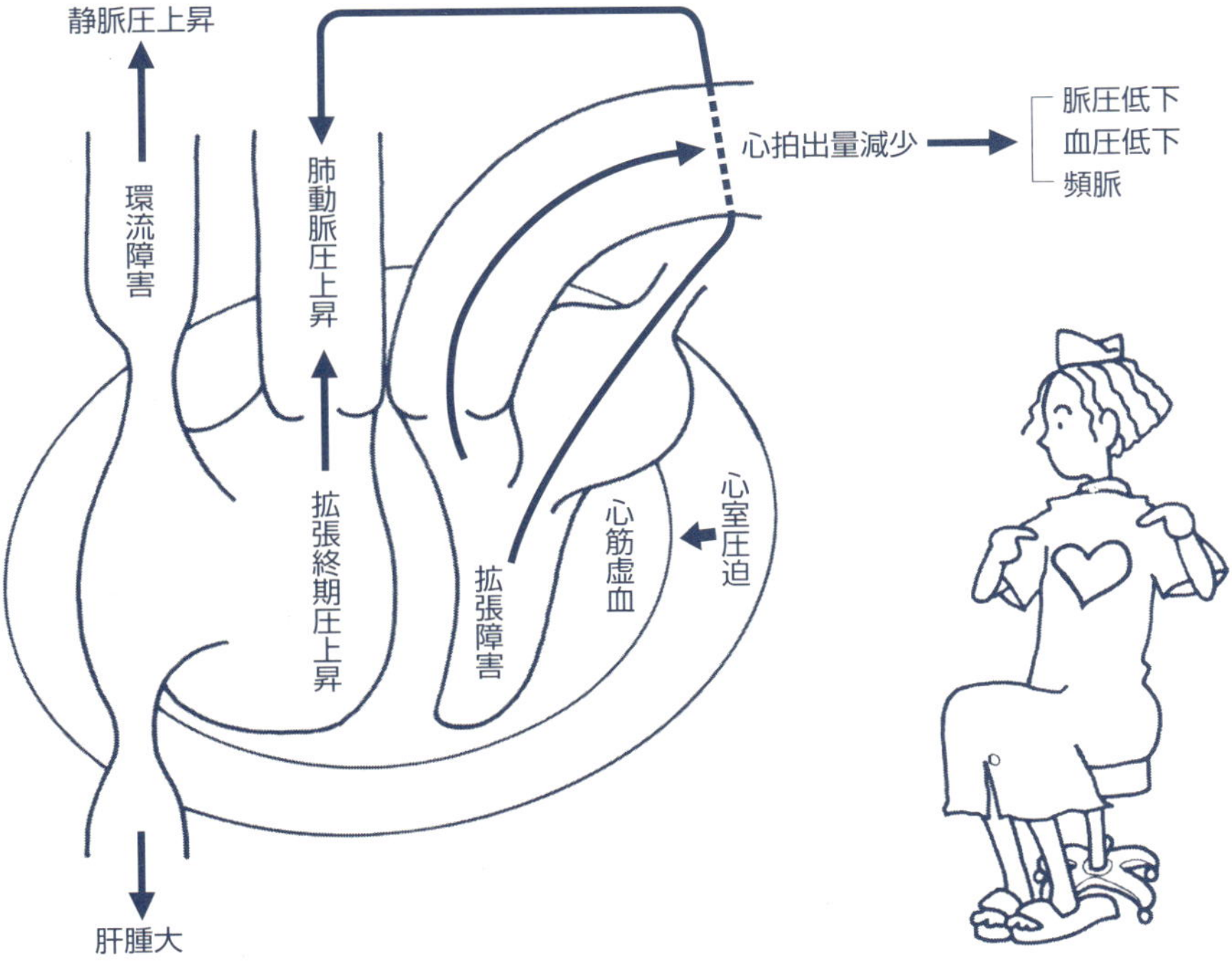

COLUMN

X線の発見

19世紀末、ヨーロッパの物理学者の間では、陰極線と呼ばれる光の研究に興味が集まっていました。ドイツの物理学者レントゲンもその一人で、特に彼は、陰極線が物質に蛍光を発生させる性質があることに関心を抱いていました。彼の実験は、容易に蛍光を発することが知られている化学物質を黒い紙で覆った陰極線管の中に入れ、部屋を暗くした状態で陰極線管を作動させて、物質が発する蛍光を観察するというものでした。

1895年11月5日、いつものようにレントゲンが実験を行なっていたところ、実験に使用しようと思って、陰極線管のそばに置いてあった蛍光スクリーンが蛍光を発しているのに気づきました。陰極線管は黒い紙で覆われているので、光がもれているはずはありません。しかし陰極線管のスイッチを切ると、蛍光の発生は止まり、再びスイッチを入れると同じように蛍光を発しました。さらに詳しく調べてみたところ、陰極線管と蛍光スクリーンの間に分厚い本を置いても、また蛍光スクリーンを隣の部屋に置いても同様の発光現象が確認されました。これらのことから、レントゲンは非常に強い透過能力をもった何らかの放射が陰極線管から発生しており、それが蛍光スクリーンを発光させていると考えました。彼はその放射の正体がわからなかったため、とりあえず数学で未知数に対して使われる「X」を用いて、その放射をX線と名付けました。

「X線の発見」によってレントゲンは、1901年、創設されたばかりのノーベル物理学賞の第1回受賞者となります。

X線の発見によって医師は、史上初めて体内を覗く手段を手にしたわけで、その診断的価値は計り知れないほどです。事実、その後登場する造影剤、カテーテル法、コンピュータなどとの連動で、循環器疾患の形態診断や機能診断に新たな側面を拓き続けることになります。

9章

大動脈、末梢動静脈系のしくみと血管疾患

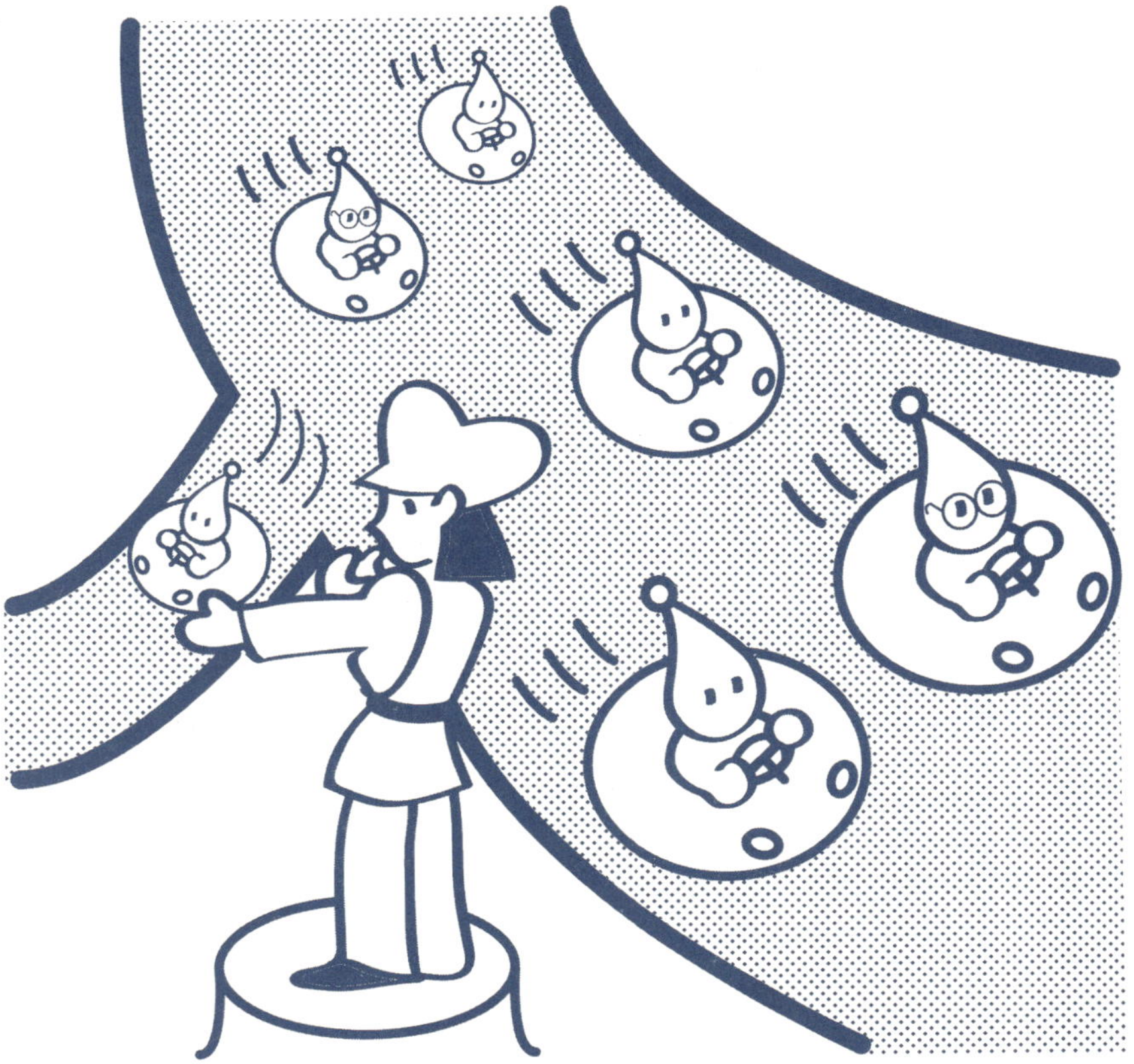

大動脈、末梢動静脈系のしくみ

大動脈は心臓を出るとすぐにUターン

心臓から頭側に向かって伸びた上行大動脈は、弓部で一八〇度向きを変えるとともに右前から左後に走行、胸腔内は椎体骨の左側、横隔膜をこえるあたりで正中を走行する下行大動脈となります。

大動脈の起始部には冠状動脈洞と呼ばれる三つの膨らみがあり、そのうち二つから、それぞれ左右の冠状動脈が分岐し

■大動脈・大静脈とその主な枝 胸腹壁への枝と門脈は省略してある

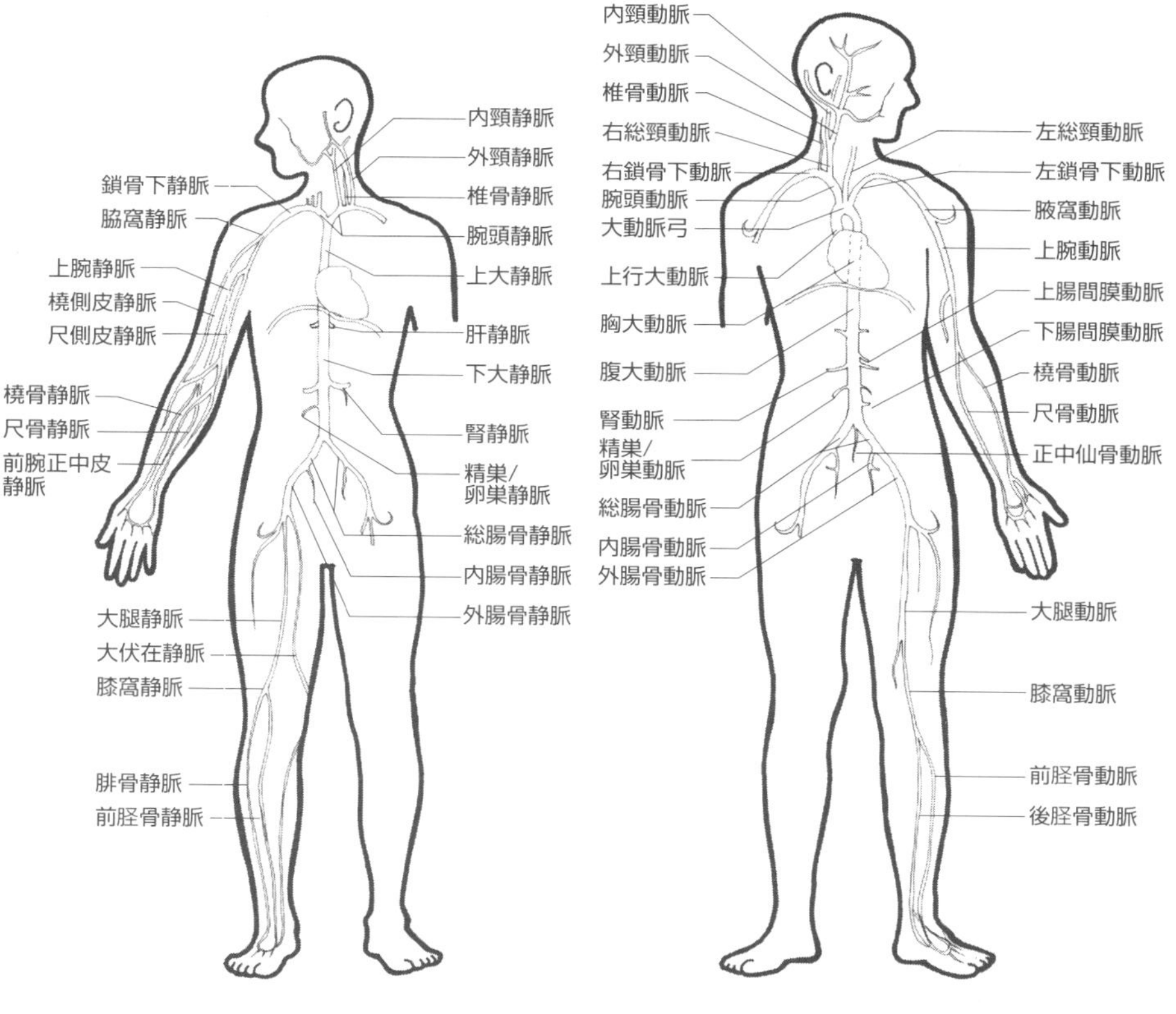

ひとくちメモ **〈アメリカ人が机に足を投げ出すのはなぜ？〉** 欧米では、下肢の血栓性静脈炎や肺塞栓症が多くみられます。アメリカの映画やドラマなどで、仕事中、机に足を投げ出すシーンが多くみられますが、これは、下肢の静脈血栓を防ぐには非常に良い方法です。

ます。上行大動脈には分枝はなく、その後、弓部大動脈から腕頭動脈、左総頸動脈、左鎖骨下動脈が分岐します。

下行大動脈は、二対の肋間動脈を肋間ごとに分岐しながら胸腔内を下行、腹腔内では腹腔動脈、上腸間膜動脈、左右の腎動脈、上腸間膜動脈を分岐し、骨盤内で左右の総腸骨動脈に分かれます。

一方、頭部からの静脈血は左右の内頸、外頸静脈に流入、上腕の静脈は左右の鎖骨下静脈となり、上大静脈を経て右心房に流入します。

下肢の静脈は総腸骨静脈となり、左右が合流し下大静脈となります。下大静脈は腎臓や肝臓からの静脈血を受け取りながら上行して右心房に入ります。

腸管からの静脈血は、門脈系と呼ばれる特殊な静脈系に流入し、肝臓を通過してから肝静脈を経て大循環系にもどります。

■門脈系の走行

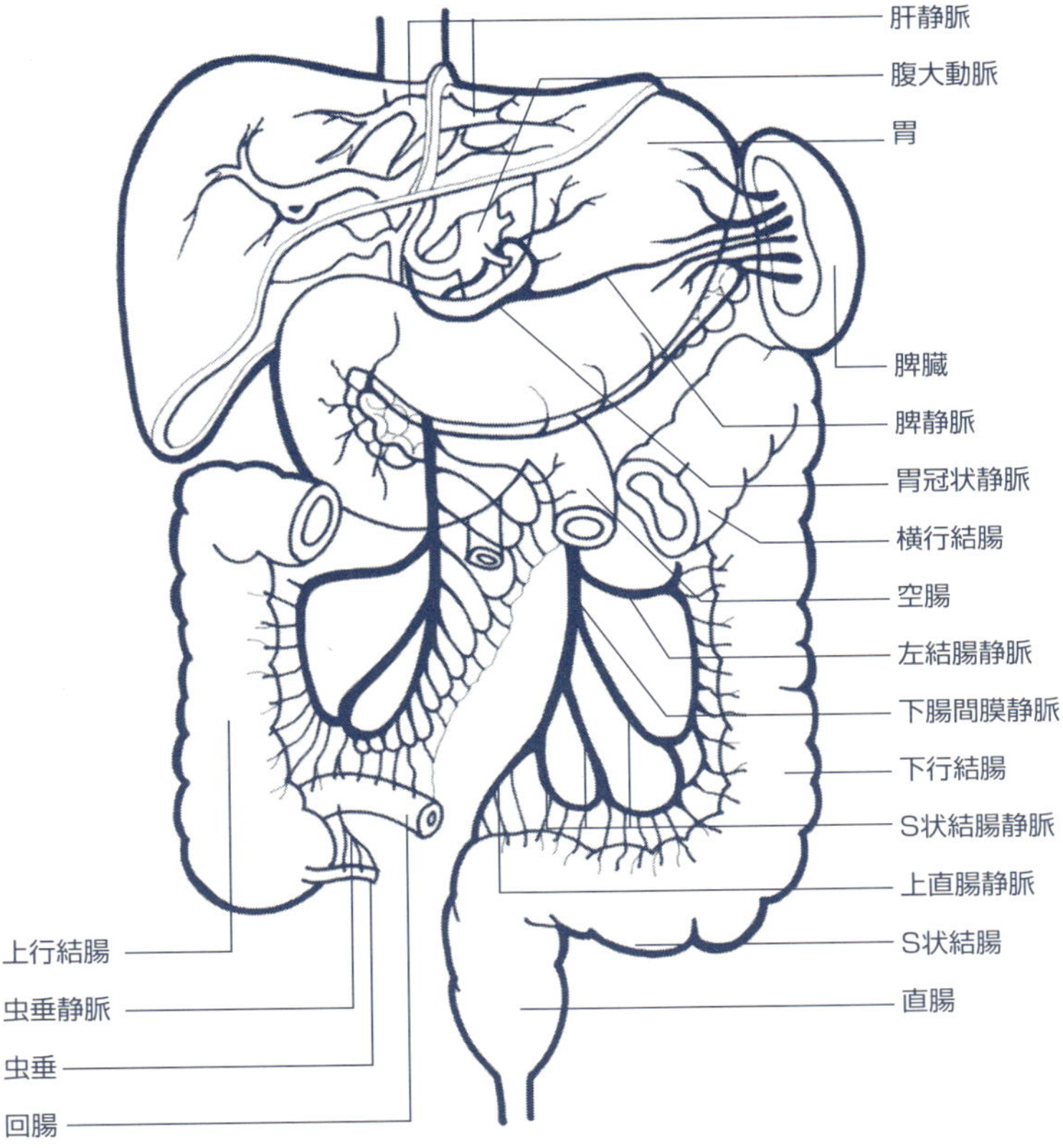

大動脈瘤とはどういう病気か

大動脈の一部が瘤状に拡大する

大動脈瘤は、大動脈の一部あるいは全部が瘤状に拡大し、適切な治療が行なわれないと破裂して出血死に至る疾患です。人口の高齢化とともに急速に増加している疾患の一つで、最近の統計では毎年七〇〇〇〜八〇〇〇例が大動脈瘤によって死亡しています。

大動脈瘤の多くは動脈硬化が原因で生じますが、外傷、先天性疾患、感染症、血管炎などでもみられます。

大動脈瘤には、真性大動脈瘤と解離性大動脈瘤があります。

血管壁の構造が保たれたまま拡大するものを真性大動脈瘤と呼びます。多くは腎動脈分岐から下の腹部大動脈に生じ、胸部大動脈では弓部の前後に多く発生します。多くは無症状で経過し、腹部腫瘤、X線写真の異常影などで偶然発見されます。声のかすれ、咳、呼吸困難、嚥下困難など、拡大した大動脈の周囲臓器への圧迫症状や、さらに瘤破裂で発見されることもあります。

大動脈の拡大とともに血管壁の単位面積あたりにかかる圧力は増大し、拡大の速度や破裂の危険性が増えます。特に直径六センチ以上の大動脈瘤では、一年以内に約半数が破裂するため、外科治療が必要となります。

解離性大動脈瘤では血管壁が裂けることによって生じる偽腔と呼ばれる血管腔がみられます。その拡大によって大動脈が瘤状に拡大し、破裂の危険性が高まります。

急性の経過をたどり、急激な体動、排便、精神的な興奮などを契機として激しい背部痛で発症します。

特に上行大動脈に解離病変が及ぶ例では、機械的な動脈閉塞による急激な心筋、脳虚血、弁輪部拡大による急性大動脈弁閉鎖不全、心膜腔内への瘤破裂による心タンポナーデなどの致死的合併症が突然出現することも多く、緊急手術の適応とされています。

若年者ではマルファン症候群による大動脈瘤がみられます。

マルファン症候群は、常染色体優性の遺伝形式を示す遺伝病で、人口一万人あたり一〜二人程度に発生します。

結合組織の代謝異常によって生じる長身で手足の長い特徴的な体型、水晶体脱臼による視力障害、心臓弁閉鎖不全や大動脈瘤などがみられます。

その特異な身体的特徴や病態から、診断は容易ですが、大動脈病変などの心血管病変は進行が速く、また突然死をきたすことも多くみられます。

ひとくち・メモ

〈梅毒と動脈瘤〉 性病の梅毒を未治療のまま放置すると、血管や神経に合併症を起こすことがあります。梅毒による血管病変としては、真性大動脈瘤が知られています。最近では、梅毒のほとんどが早期に治療されるため、ほとんどみられなくなりました。

■真性大動脈瘤ができるしくみ

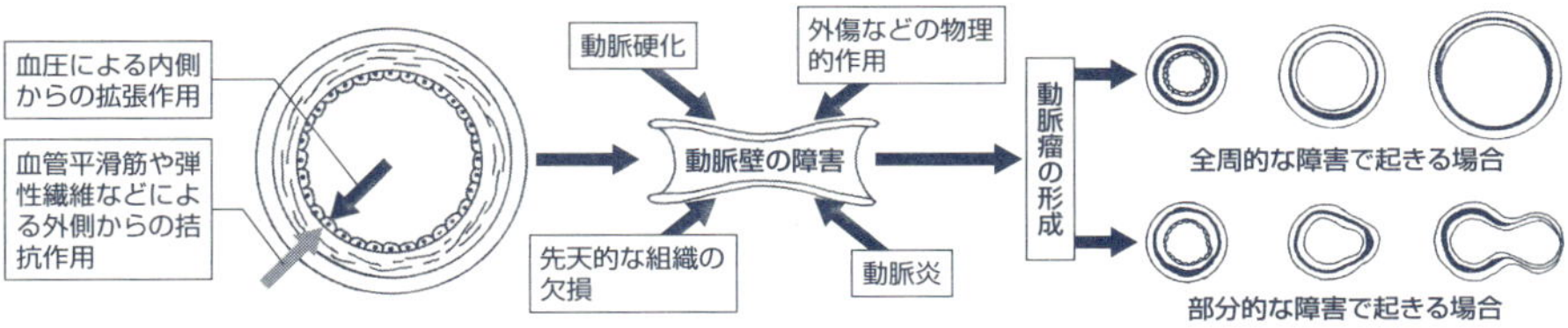

動脈の形状は、血圧によって拡張しようとする内側からの力と、それに対する血管平滑筋や弾性線維などの外側からの拮抗力によって保たれている。動脈瘤は、内側からの力が相対的に強まっておきる。

■解離性大動脈瘤のしくみ

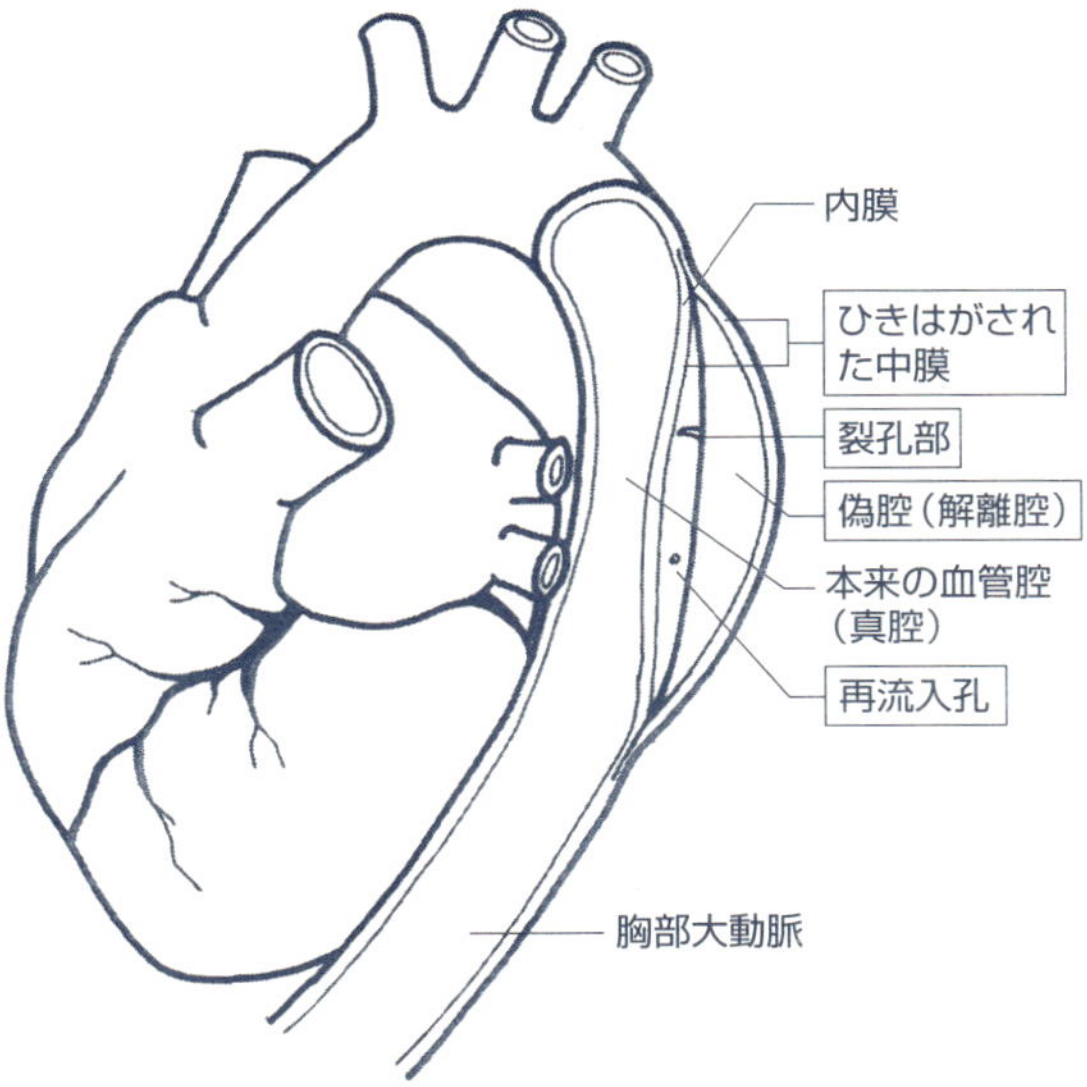

内膜の裂孔部（裂け目）から流入した血液が、中膜をひきはがしながらすすむことが特徴、内膜に再流入孔ができれば、血流は再び真腔に流れ込む。

■真性大動脈瘤のしくみ

嚢状大動脈瘤

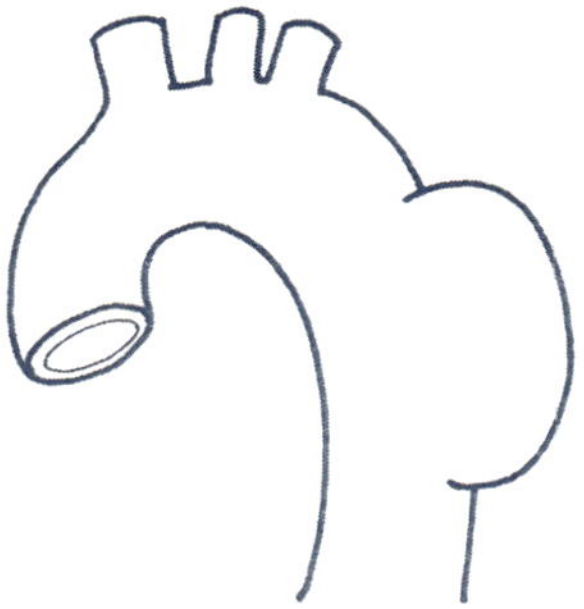

紡錘状大動脈瘤

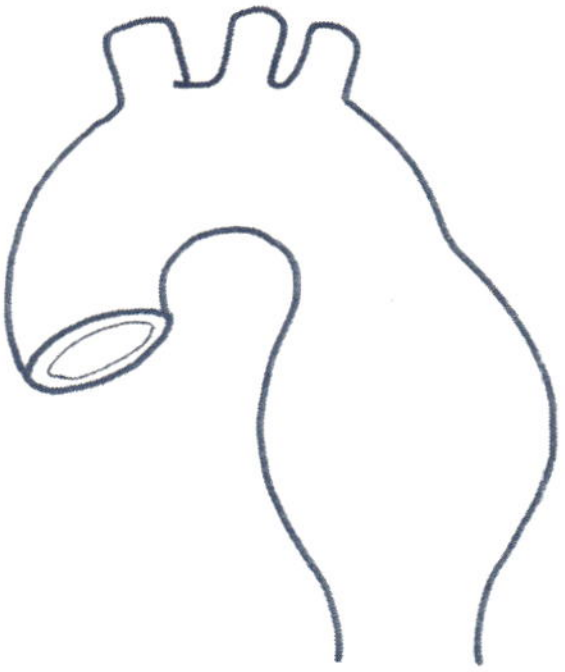

真性大動脈瘤は、その形から嚢状と紡錘状に分類される。解離性動脈瘤が、内膜、中膜、外膜という血管の層構造に破綻をきたしているのに対し、真性大動脈瘤では、層構造が保たれたまま。

末梢動脈疾患とはどういう病気か

さまざまな末梢動脈が狭くなる

動脈硬化を始めとしたさまざまな原因によって、末梢動脈の内腔が狭くなり、血行障害によるさまざまな臓器障害を生じることがあります。末梢の血行障害を生じる病態として、閉塞性動脈硬化症、バージャー病、大動脈炎症候群などが知られています。

閉塞性動脈硬化症では、歩行後のふくらはぎの痛みや、手足の冷感などがみられます。中年以降の男性に多くみられ、虚血性心疾患、脳血管障害、腎機能障害などの疾患を高率に合併します。

粥状硬化が最も重要な原因ですが、血管中膜に破壊と石灰沈着が生じるメッケンベルグ型中膜硬化なども多くみられます。病変は大腿動脈、膝窩動脈領域に最も多くみられます。下肢の末梢に病変がみられることもありますが、上肢の動脈にこの変化が起こることはほとんどありません。

軽症例においては運動療法が効果的で、側副血行路の発達が促され、次第に長い距離の歩行が可能となります。狭い範囲の狭窄病変に対しては、経皮的動脈形成術（ＰＴＡ）、人工血管によるバイパス手術などが行なわれます。

バージャー病は、四肢の小動脈に多発性の閉塞病変がみられる疾患で、血管の炎症が原因と考えられています。二〇～四〇歳の男性に多くみられ、多量の喫煙との関連が知られています。四肢末梢の血流障害によって手足の難治性潰瘍がみられます。冠状動脈、脳血管、腎動脈などに病変がみられることは少なく、動脈硬化症と異なり生命予後は良好です。外科的な血行再建術は困難で、かつては四肢切断が多く行なわれていました。しかし、最近では抗血小板薬、プロスタグランディン製剤などの血行改善薬により、切断を免れることが多くなりました。

大動脈炎症候群は、脈なし病とも呼ばれ、大動脈弓部から分岐する動脈が閉塞することで上腕脈拍の欠如、網膜中心血管の動静脈吻合、頸動脈洞反射の亢進をきたします。若い女性に好発し、めまい、息切れ、手足の脱力感や冷感を訴えて医療機関を受診し、血管雑音の存在や、血圧や脈拍が測定不能であることから気付かれます。腎動脈の狭窄病変による腎血管性高血圧を合併することが多く、高血圧による心肥大などの有無と程度によって予後が大きく左右されます。

治療として、血管炎の活動期におけるステロイドホルモンの効果が認められていますが、すでに狭窄病変をきたした状態ではその効果は期待できません。

ひとくちメモ

〈バージャー病と喫煙〉バージャー病の原因ははっきりしていませんが、ほとんどすべてがヘビースモーカーに発生していることから、喫煙との強い因果関係が考えられています。さらに、無煙タバコや噛みタバコなど、タバコの代用品を使用している例でもみられます。

■末梢動脈疾患の種類

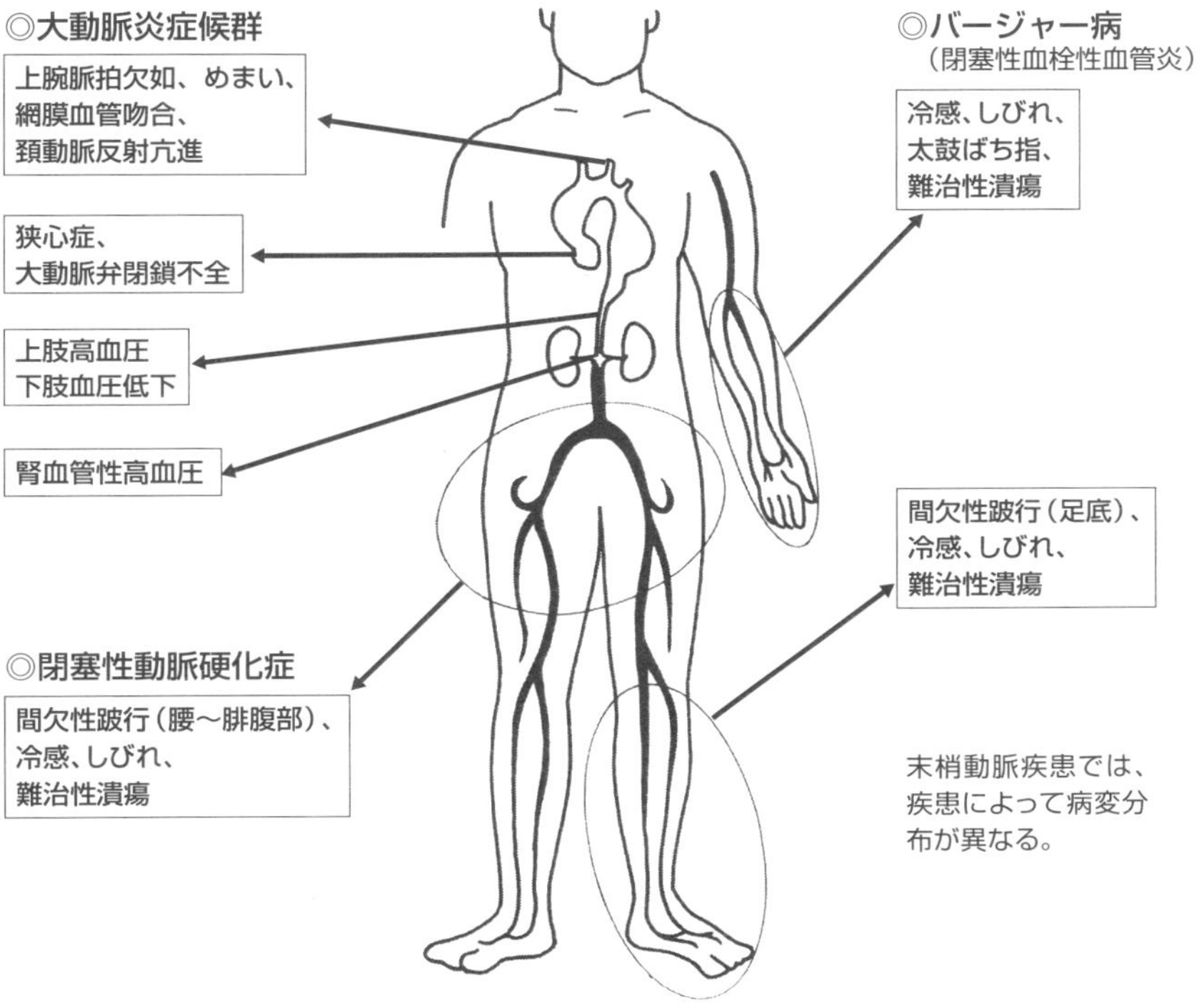

末梢動脈疾患では、
疾患によって病変分
布が異なる。

■閉塞性動脈硬化症とバージャー病の鑑別

	閉塞性動脈硬化症	バージャー病
初発年齢	50歳以上	40歳以下
性	男性のほうが多い	ほとんど男性
好発部位	大中動脈、分節閉塞	末梢小動脈、多発分節閉塞
喫煙	一般人よりやや多い	100%がヘビースモーカー
高血圧	多い	なし
高コレステロール血症	多い	なし
冠動脈疾患	多い	なし
間欠性跛行	腓腹部以上	足底または腓腹部
遊走性静脈炎	なし	あり
虚血性潮紅	まれ	あり
脱毛	まれ	あり
筋萎縮	まれ	あり
潰瘍	まれ	あり
壊死	乾性	湿性
血管造影所見		
閉塞状態	不規則	先細りまたは途絶
非罹患動脈	壁不整あり	平滑
側副血行路	症例による	cork-screwまたはtree-root状
石灰化	多い	なし

下肢静脈瘤、血栓性静脈炎とは？

下肢静脈瘤は中年女性の60％に見られる

足の表在静脈がふくれあがり、曲がりくねって瘤のように皮膚から盛り上がった状態を下肢静脈瘤と呼びます。下肢静脈瘤は、最も多い血管疾患で、特に中年以降の女性では六〇％以上に何らかの静脈瘤がみられます。多くは静脈弁の機能異常によって生じますが、下肢の中心を走行する太い深部静脈が閉塞することによっても生じます。拡張、蛇行した表在静脈では血液のうっ滞による内膜変性や血栓性静脈炎が生じやすく、これらによって静脈瘤は難治性となります。血栓性静脈炎が繰り返されると、皮下の線維化や色素沈着がおこり、ときに難治性潰瘍を形成します。

下肢静脈瘤例では、日常生活で立ち仕事をときどき休み、足を高くしてマッサージを行なうほか、弾性ストッキングを着用して静脈のうっ滞を予防します。さらに、静脈瘤の外科的な除去や、静脈瘤内に硬化剤を注入する硬化療法が行なわれることもあります。

何らかの誘因によって静脈に血栓が生じ、腫脹、チアノーゼ、疼痛などをきたす病態を静脈血栓症と呼びます。一方、血管炎などの炎症を契機として静脈内に血栓形成が生じることもあり血栓性静脈炎と呼ばれますが、血栓が生じた場合、局所に何らかの炎症反応がみられることが多く、両者の区別は困難です。このため、静脈血栓症と血栓性静脈炎は同一の疾患として扱われます。

血栓性静脈炎の誘因として、骨盤内操作を伴う開腹手術、下肢外傷、長距離歩行、長期臥床、脱水などが知られ、特に肥満者に多くみられます。

また、長時間、座位を保つ飛行機旅行によってしばしば深部静脈血栓症が誘発されることが知られ、特に狭い座席で同じ姿勢を強いられるエコノミークラスで起こりやすいことから「エコノミークラス症候群」とも呼ばれています。

血栓性静脈炎の最も重要な合併症として、血栓が剥離して肺動脈の閉塞をきたす肺塞栓症があります。肺塞栓症は、場合によっては、急死をきたす重篤な疾患です。特に欧米での発症頻度は高く、その誘因となる開腹手術の前後には予防的な抗凝固療法を行なうことが一般的です。わが国においても、生活習慣の欧米化や肥満者の増加にともない、肺塞栓症も増加しています。血栓性静脈炎例では、肺塞栓症予防を目的として、抗凝固療法や、下大静脈に傘状のフィルターを留置して肺動脈への血栓流入を防ぐ治療が行なわれます。

ひとくちメモ

〈女性に多い静脈瘤〉 女性の骨盤内には、子宮や卵巣などの生殖器があります。これら骨盤内臓器による静脈の物理的圧迫が、女性に静脈瘤が生じやすい原因と考えられています。

■静脈瘤ができるしくみ

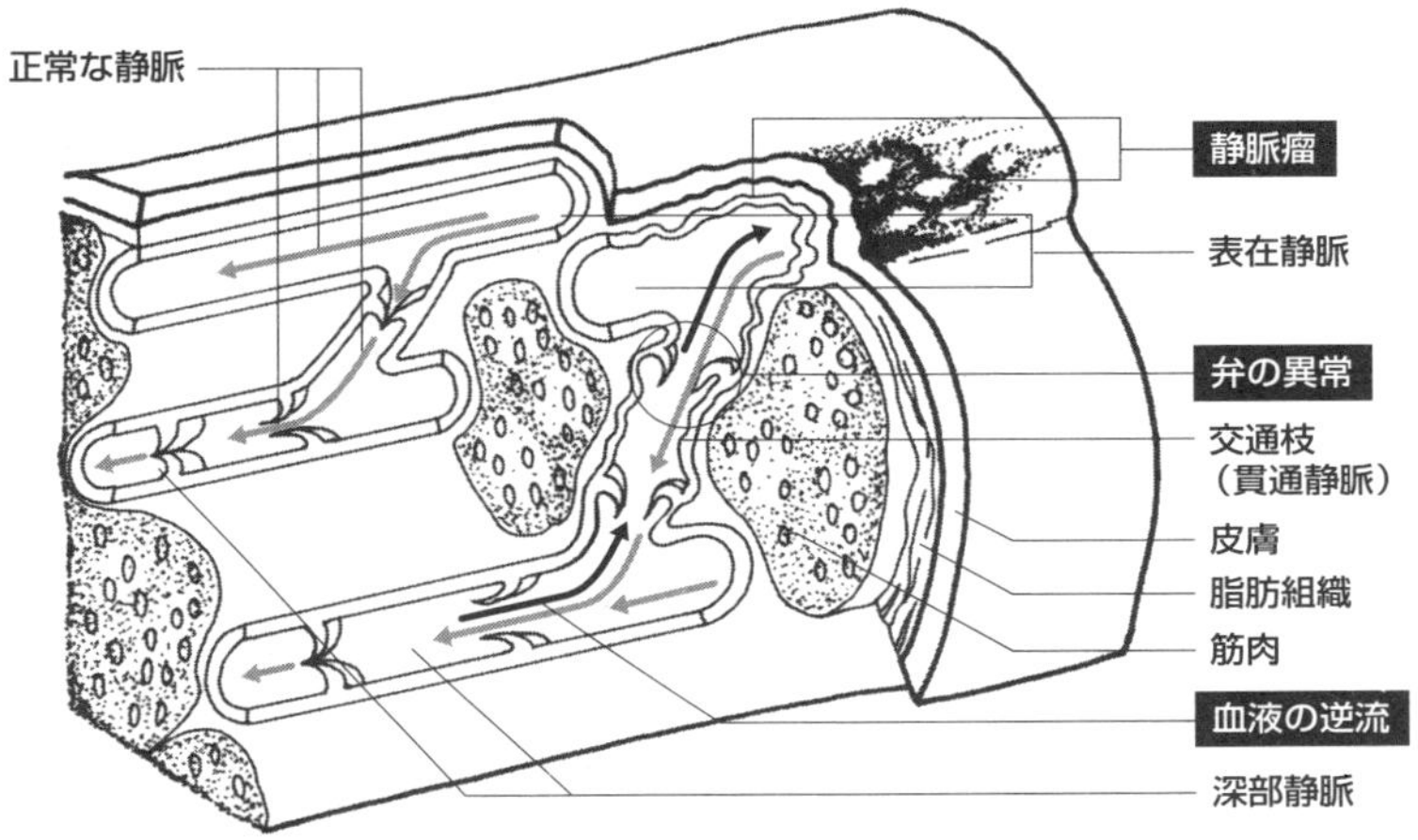

末梢から心臓に戻る静脈の血流は、静脈に隣接する筋肉の収縮などによって促進され、手足のように、重力に逆らうところでは、弁によって逆流しないようになっている。しかし、静脈の場合は、血流が緩慢で停滞を起こしやすく、血流量の増加による静脈内圧の上昇、弁の障害、静脈壁の損傷や血栓などにより逆流や乱流を生じ、静脈瘤が形成される。

■下肢静脈瘤

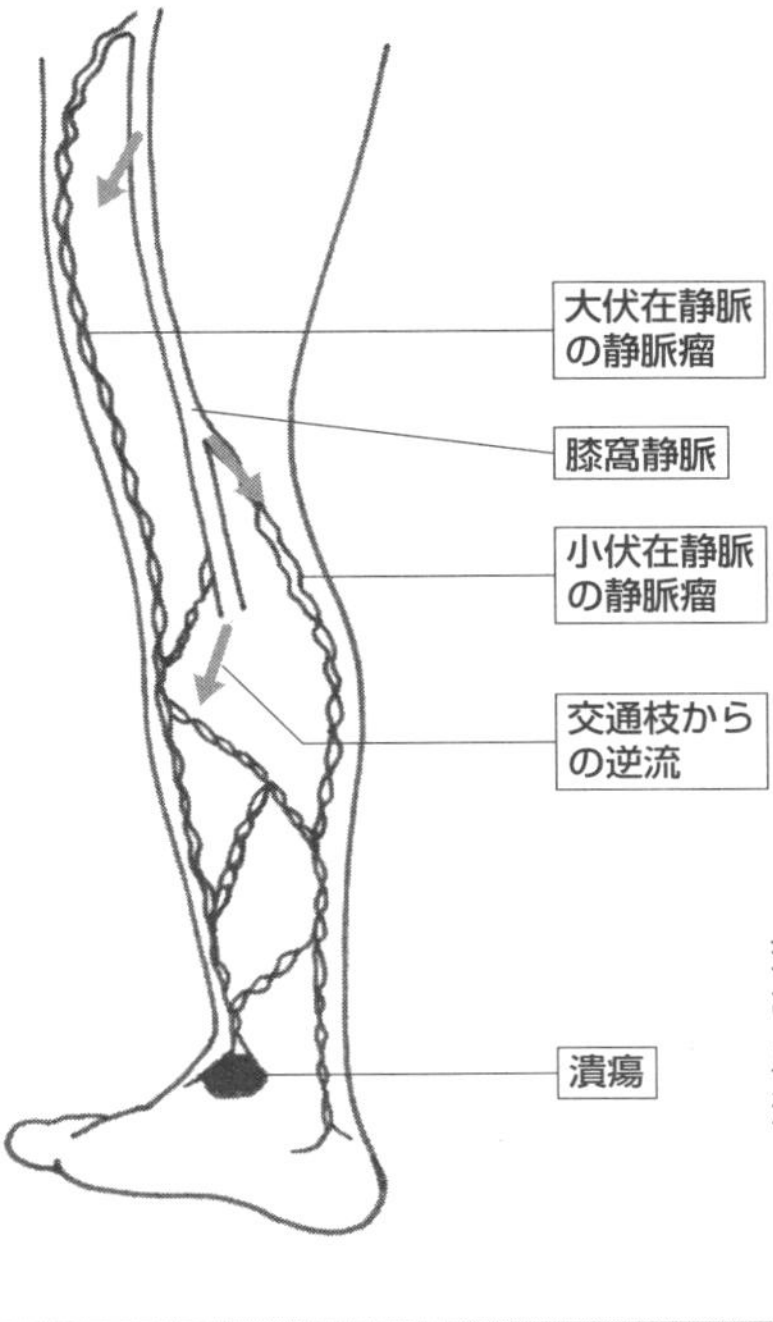

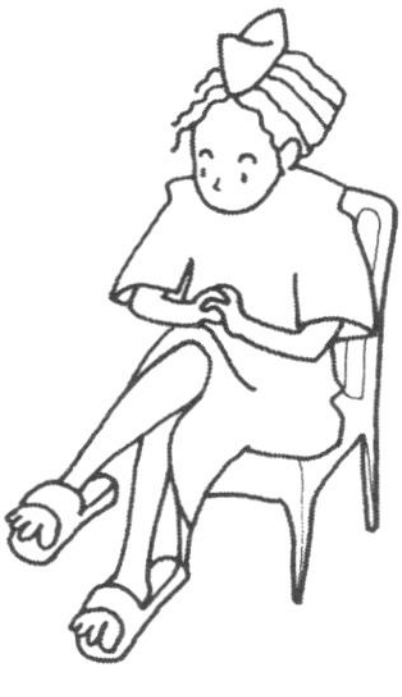

交通枝（貫通静脈）や大伏在静脈および小伏在静脈の弁に障害が起き、静脈血が逆流して静脈瘤ができる。潰瘍を形成することもある。

COLUMN

エコノミークラス症候群

長時間、下肢を動かさずにいると、下肢の深部を走行する静脈の血流がうっ滞し、血栓を生じることがあります。多くの場合、明らかな血流障害をきたすことはありませんが、何らかの悪条件が重なると、血栓性静脈炎や、下肢深部静脈から剥離した血栓による肺動脈の閉塞（肺塞栓症）をきたすことがあります。これらは、骨折後や腹部手術後の重大な合併症として知られていますが、最近、飛行機旅行などに関連した肺塞栓が報告され、大きな注目を集めています。

1988年、イギリス人医師クルイックシャンクらは、長時間の飛行機旅行後、数日以内に発生した6例の肺塞栓症患者を調査し、患者の多くがエコノミークラスの旅客であったことから、エコノミークラス症候群として報告しました。狭い座席で長時間の着座、乾燥した空気やアルコール摂取による脱水、軽度の低酸素血症などがその原因と考えられています。しかし、座席のクラスに関係なく、また航空機以外の交通機関や劇場でも一定の姿勢のまま長時間動かなければ、同様の危険性があるとされています。

肺塞栓症の臨床症状は、肺動脈閉塞の程度により大きく異なります。ほとんど無症状で経過する例から、突然の呼吸困難やショック状態をきたす例までさまざまです。重篤な肺塞栓症の多くでは、下肢深部静脈の閉塞による腫脹、チアノーゼ、疼痛などが先行します。しかし、これらの先行症状を伴わずに突然発症する肺塞栓例も少なからずみられ、血栓の予防が最も重要です。また、下肢静脈瘤、下肢のけがや手術、悪性腫瘍、深部静脈血栓症の既往、血液凝固能異常、肥満、経口避妊薬の使用、妊娠中、出産後などが、エコノミークラス症候群の危険因子として知られています。

血栓の予防には、長時間の着席を避ける、着席中にも足の運動やマッサージを行なう、時々深呼吸をする、水分を十分に補給する、過度のアルコールを避ける、ゆったりとした服装で搭乗する、などが必要です。

10章

循環器疾患の予防法

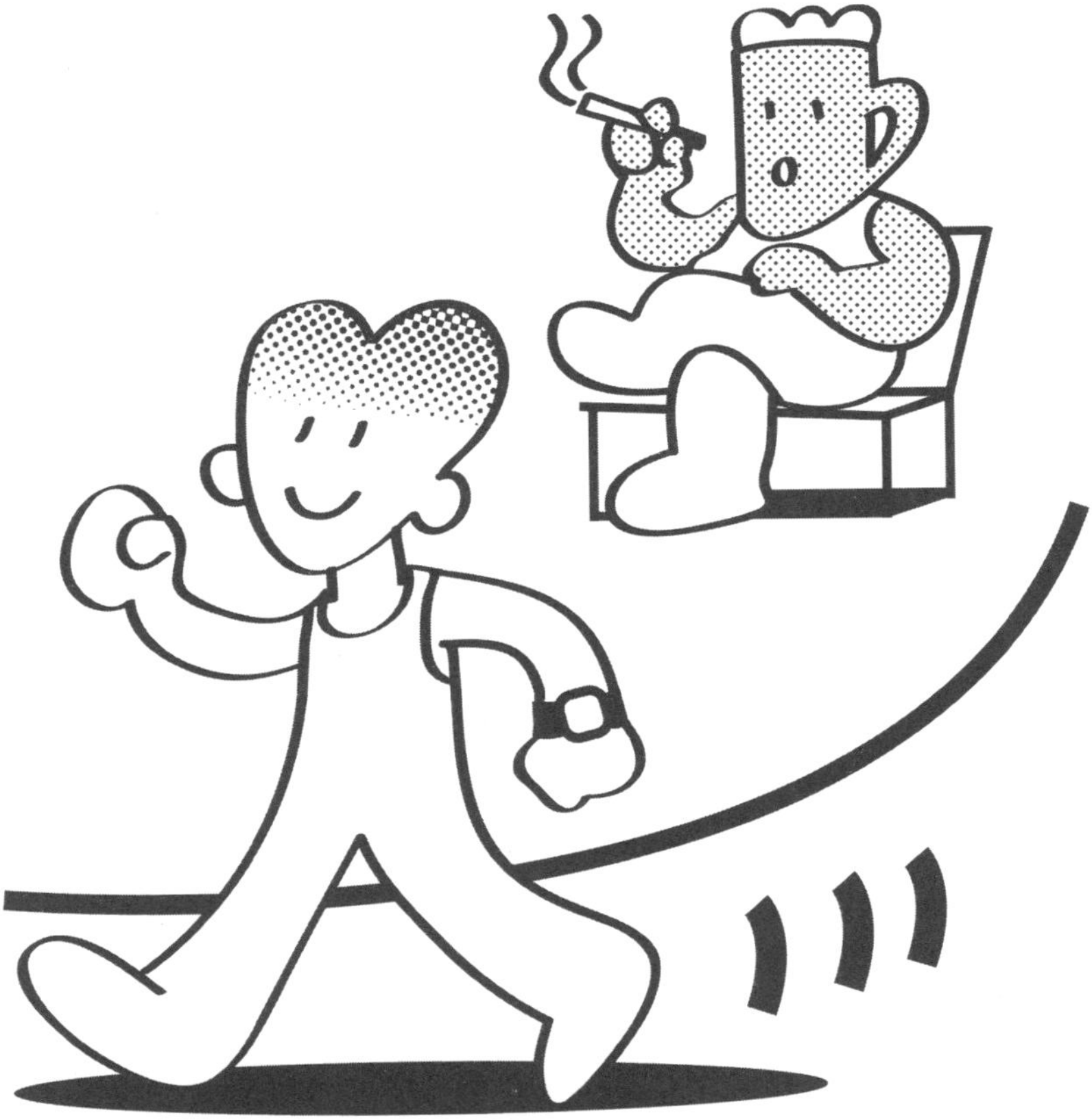

循環器疾患と生活習慣

欧米型の生活で虚血性心疾患が急増

最近、わが国でも、虚血性心疾患を中心とした動脈硬化性疾患が急増しています。また、動脈硬化の進展にはさまざまな生活習慣要因が深く関わっていることが知られています。

それでは、どのような生活習慣が動脈硬化症などの生活習慣病を引き起こすのでしょうか。

一九七二年、アメリカのブレスローは次の七項目のうち実践している項目が多い人ほど、疾患になりにくく、寿命が長いことを見出しました。その項目とは、①適正な睡眠時間、②喫煙をしない、③適正体重の維持、④過度の飲酒を避ける、⑤定期的にかなり激しい運動をする、⑥朝食を毎日食べる、⑦間食をしない、の七つです。

疾患の発症には、生活習慣以外に病原体やストレスなどの外部要因、遺伝子異常や加齢などの遺伝要因がさまざまな割合で関与します。しかし、生活パターンの変化に伴う疾患の急増は、生活習慣要因が大きな役割を演じていることを示すものです。

虚血性心疾患など動脈硬化性疾患の多くは、無症状のまま進展し、ある程度進行するまで症状が出現しません。症状が出現した時点で、重症の動脈硬化の存在に気付かれることも多く、さらに不幸な場合、初めて経験した発作で命を落としてしまうこともあります。このため、疾患の予防が重要な意味をもちます。

一般に、疾患の予防には、発症を防ぐ「一次予防」と、発症後、その進行や再発による寿命の短縮を予防する「二次予防」があります。動脈硬化性疾患を中心とした生活習慣病など、多くの人が発症する可能性のある疾患においては、一次予防が大きな効果をもたらすことが知られています。

虚血性心疾患が大きな社会問題となっていた一九六〇年代のアメリカでは、その一次予防を目的として、喫煙、高コレステロール血症、高血圧に対する国家規模でのキャンペーンが行なわれました。その結果、一九九〇年代までに心筋梗塞による死亡は半減したことが知られています。

虚血性心疾患が急増を続けているわが国においては、集団全体のリスクを低下させる一次予防政策が必要です。

現在、厚生労働省を中心として「健康日本21」と呼ばれるキャンペーンが行なわれていますが、その成功が期待されています。

ひとくちメモ

〈動脈硬化と食事療法〉 和食が動脈硬化予防において理想的な内容であることはよく知られています。質素で薄味の和食を腹八分目、多くの場合、これで大きな間違いはありません。

■生活習慣病の発生要因

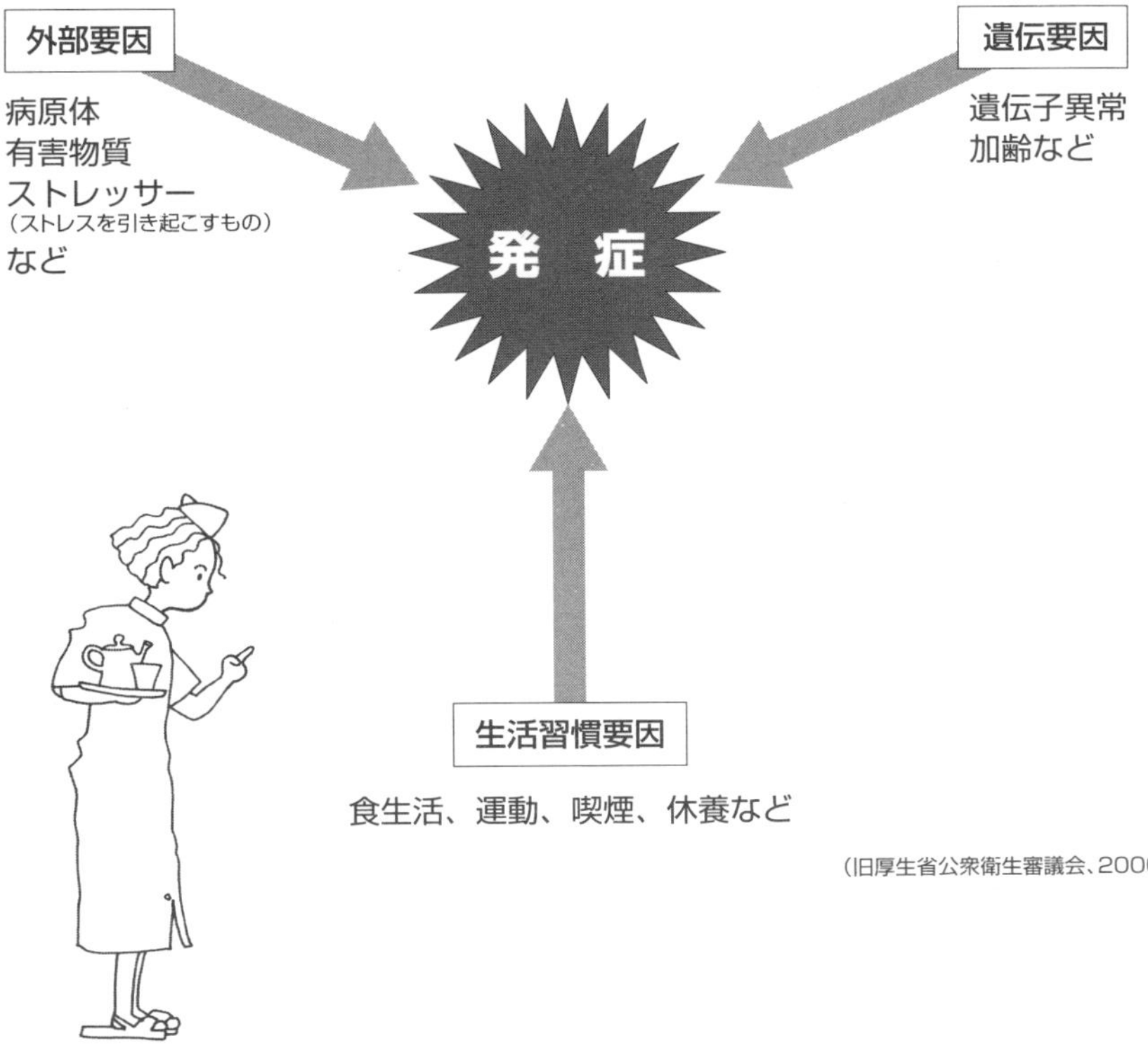

(旧厚生省公衆衛生審議会、2000年)

■生活習慣病の一次予防

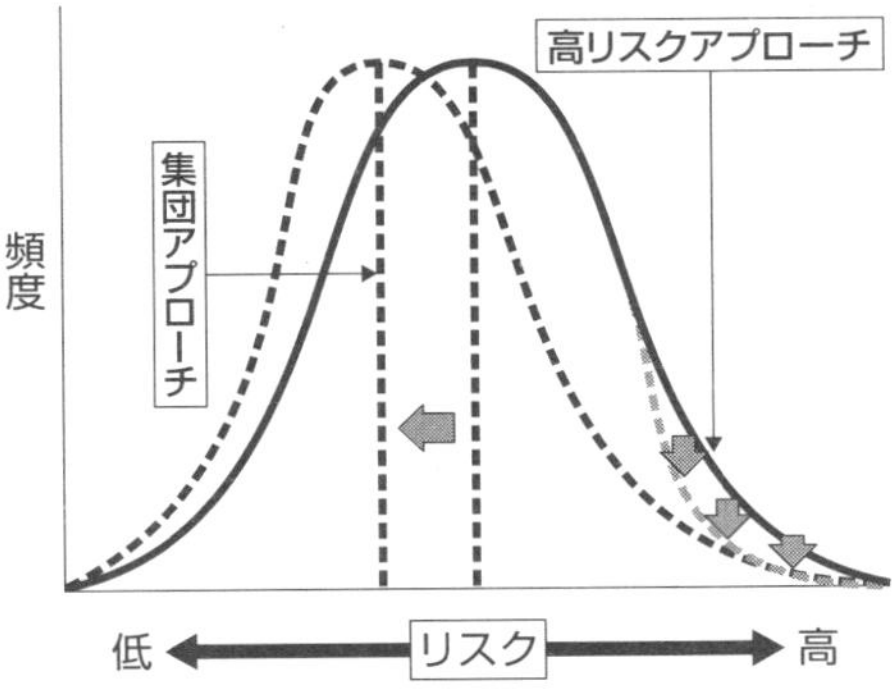

(健康日本21、旧厚生省保健医療局、2000年)

■生活習慣病を避ける7項目

①	適正な睡眠時間
②	喫煙をしない
③	適正体重の維持
④	過度の飲酒をさける
⑤	定期的にかなり激しい運動をする
⑥	朝食を毎日食べる
⑦	間食をしない

⬅生活習慣病の予防においては、高リスク者に限った高リスクアプローチのみならず、集団のリスクを低下させせることが必要とされる。

喫煙、飲酒は循環器疾患に影響する?

お酒はほどほどに飲めば予防になる

喫煙による健康障害はさまざまで、虚血性心疾患、高血圧などの循環器疾患のみならず、肺ガン、咽頭癌、慢性気管支炎、歯周病などさまざまな疾患の原因となります。心血管疾患による死亡率は、喫煙によって二~三割上昇する一方、禁煙によって、そのリスクは数年で非喫煙者と同等になることが知られています。

わが国の喫煙率は先進諸国のなかで最も高く、一九九九年に行なわれた厚生省による調査では、男性五三%、女性一三%と報告されています。

高い喫煙率は、社会や行政の喫煙の害に対する認識の違いがその一因です。特にアメリカでは、喫煙の害は子供も含めてすべての人たちが認識しており、喫煙している人は「いつやめるか」が問題であって、わが国のように「やめなければならないのかどうか」という問題ではありません。

喫煙習慣の本質はニコチン依存症です。タバコを吸うことで気分が落ち着いたり、ストレスが解消されるのは、喫煙者の脳がニコチンによってはじめて正常な活動ができるためと考えられています。

禁煙を自らの意志のみで行なうことは難しく、何らかの補助手段を活用することが禁煙を長続きさせるためのコツでもあります。禁煙直後には、ニコチンの禁断症状が出現することがあります。ニコチンのガムやパッチ製剤をうまく併用することによって禁断症状を和らげることができます。また、インターネット上などで行なわれている禁煙プログラムに参加することも効果的です。

最近、アルコール、特に赤ワインの動脈硬化予防作用がよく話題になります。これは、フランスではコレステロール値が高いにも関わらず、虚血性心疾患の発生が他の先進諸国に比べて少ない、いわゆる「フレンチ・パラドックス」に端を発した話題です。フランスでは、赤ワインを多く摂取するためとされています。その後の研究でも、赤ワインの血栓予防作用、抗酸化作用などが示されています。

一方、大量のアルコール摂取による不整脈の発生、心臓機能障害、血圧上昇、さらには心筋梗塞、脳血管障害の発生なども知られており、アルコールによる予防効果は、あくまでも適量の摂取に限られることを知っておく必要があります。特に心不全例や心機能低下例では、少量のアルコール摂取が、不整脈や突然死の誘因になることもあり、注意が必要です。

ひとくちメモ **〈タバコの功罪〉**オランダにおけるある試算では、「禁煙により、向こう15年間、医療費は抑制されるが、それ以降は逆に増大する」と結論されています。「早死にするはずの喫煙者が、長生きすることで高齢者医療費が増大する」ことが、その理由とされます。

■禁煙の健康への影響

1分禁煙すると	タバコのダメージから回復しようとする機能が働き始める。
20分で	血圧は正常値近くまで下降する。 脈拍も正常付近に復帰する。 手の体温が正常にまで上昇する。
8時間で	血中の一酸化炭素レベルが正常域に戻り、血中酸素分圧が正常になって運動能力が改善する。
24時間で	心臓発作の確率が下がる。
48時間で	においと味の感覚が復活し始める。
48～72時間で	ニコチンが体から完全に抜ける。
72時間で	気管支の収縮が取れ、呼吸が楽になる。 肺活量が増加し始める。
2～3週間で	体循環が改善する。歩行が楽になる。 肺活量は30%回復する。
1～9か月で	咳、静脈うっ血、全身倦怠、呼吸促迫が改善する。
5年で	肺ガンになる確率が半分に減る。
10年で	前癌状態の細胞が修復される。口腔ガン、咽頭ガン、食道ガン、膀胱ガン、腎ガン、膵臓ガンになる確率が減少する。

(American Lung Association)

■アルコール摂取と虚血性心疾患

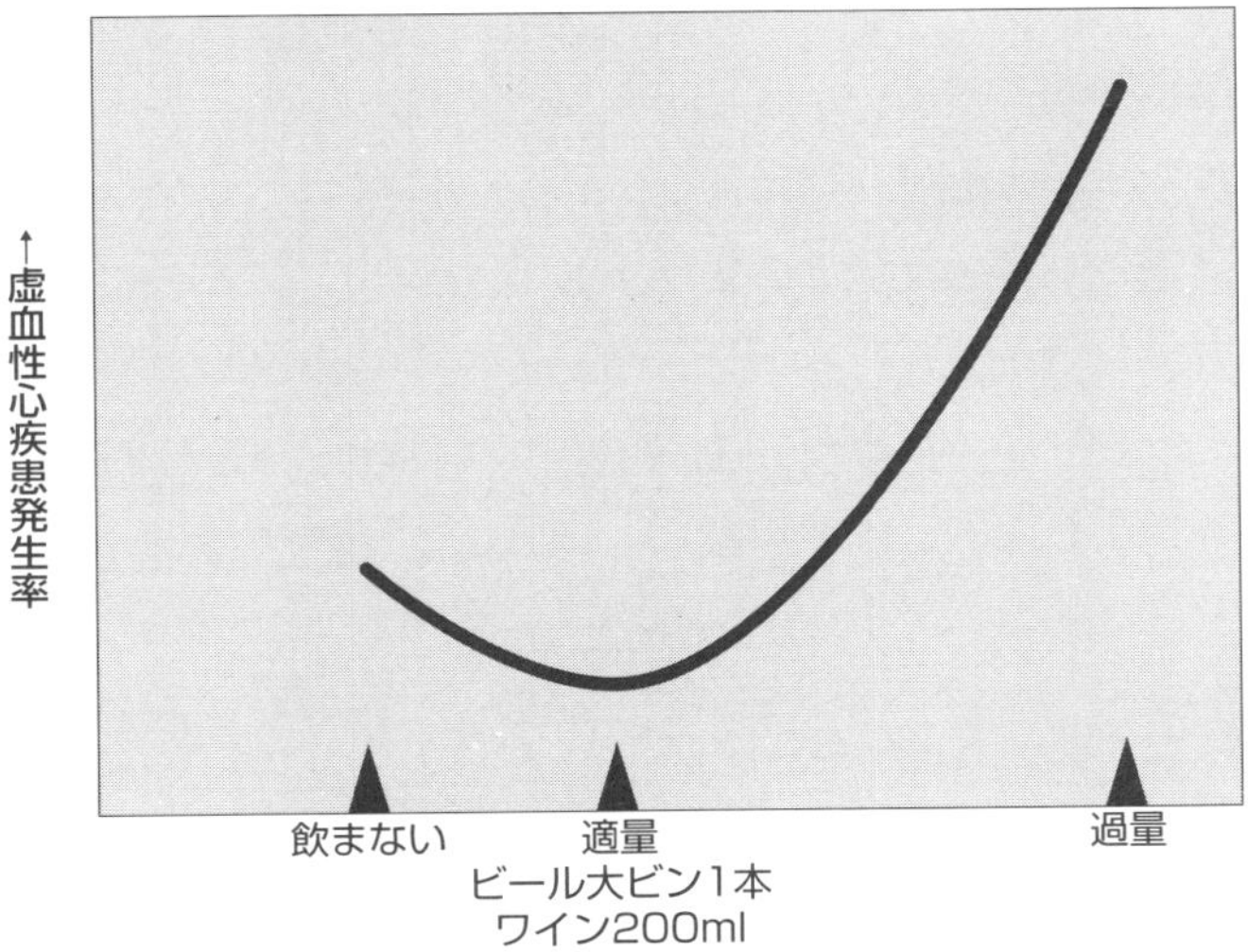

適量のアルコールは虚血性心疾患のリスクを減少させるが、それ以上では摂取量の増加にともないリスクの上昇がみられる。

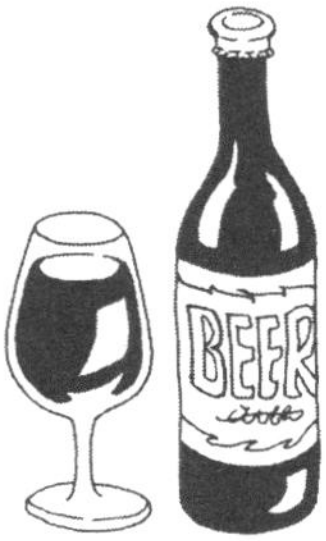

食習慣と循環器疾患の関係は？

脂質の摂りすぎにご用心

昭和二〇年代から行なわれている国民栄養調査では、日本人の平均摂取カロリーは、ここ四〇年、ほとんど変化していません。

しかし、一〇％前後であった総カロリーに占める脂質の割合は、最近では上限とされる二五％を超えています。つまり、わが国における生活習慣病増加の背景には、脂質の過剰摂取があります。

しかし一方で、個々の例におけるそれぞれの危険因子の関与、食習慣の問題点はさまざまで、個々にあわせた食事療法を行なう必要があります。

虚血性心疾患との関連がよく知られている高脂血症として、高コレステロール血症があります。

高コレステロール血症といわれた場合、まず、コレステロールを摂りすぎていないか確認する必要があります。ちなみに、コレステロール摂取量の目標は一日あたり三〇〇㎎以下とされます。

また、体内のコレステロールの約九〇％は、他の栄養素から肝臓などで合成されたものです。このため、単にコレステロールを控えるだけではなく、食生活全体を見直し、血液中にコレステロールが貯まりにくい食事内容に変える必要があります。

適切な摂取カロリー、低脂肪・高タンパク、不飽和脂肪酸（魚油、植物性脂肪）の摂取、食物繊維・ビタミンの摂取、適量のアルコールなどが基本となります。

高血圧では、まず減塩を心がけることが重要です。高血圧の原因はさまざまですが、減塩のみで血圧の正常化がみられる一群があり、塩分感受性高血圧と呼ばれます。

また、カリウムの摂取はナトリウムの排泄を促し、血圧を低下させることが知られています。

糖尿病、特に肥満を伴う場合には、摂取カロリーの制限が必要です。三大栄養素のうち、脂質は体脂肪として蓄積されやすく、満腹感が得られにくいことが知られています。このため、摂取カロリーの制限は、脂質を減らすことによって行なうことが効果的です。

カロリー制限の際、タンパク質の摂取量が少なくなると、筋肉などの減少をきたす可能性があり、良質なタンパク質を十分に確保する必要があります。

また、肥満者では、不規則な食生活、間食、アルコール過剰摂取など、食習慣の乱れを認めることが多く、これらを修正するだけでも効果がみられることがあります。

ひとくちメモ
〈日本人とコレステロール〉日本人の虚血性心疾患例では、極端な高コレステロール血症は少なく、内臓脂肪型肥満やインスリン抵抗性が多くみられます。わが国における動脈硬化では、これらの関与が、より大きい可能性があります。

■コレステロールを多く含む食品

	1日に食べる量	1日に食べる量当たりのコレステロール含有量(mg)
鶏卵	中サイズ1個	
卵黄	中サイズ1個分	
鶏レバー	60g	
すじこ	30g	
わかさぎ	5〜6尾	
いか	50g	
豚レバー	60g	
牛レバー	60g	
うなぎ	1串(60g)	
うずら卵	2〜3個	
たらこ	1/2腹	
ししゃも	2尾	
カステラ	1切れ(60g)	
鶏手羽肉	100g	
鶏もも皮つき	100g	
しゃこ(茹で)	3尾	
うに	2〜3個分	
たこ(茹で)	足1本分	
くるまえび	中2本	
ほたるいか	3〜4個	

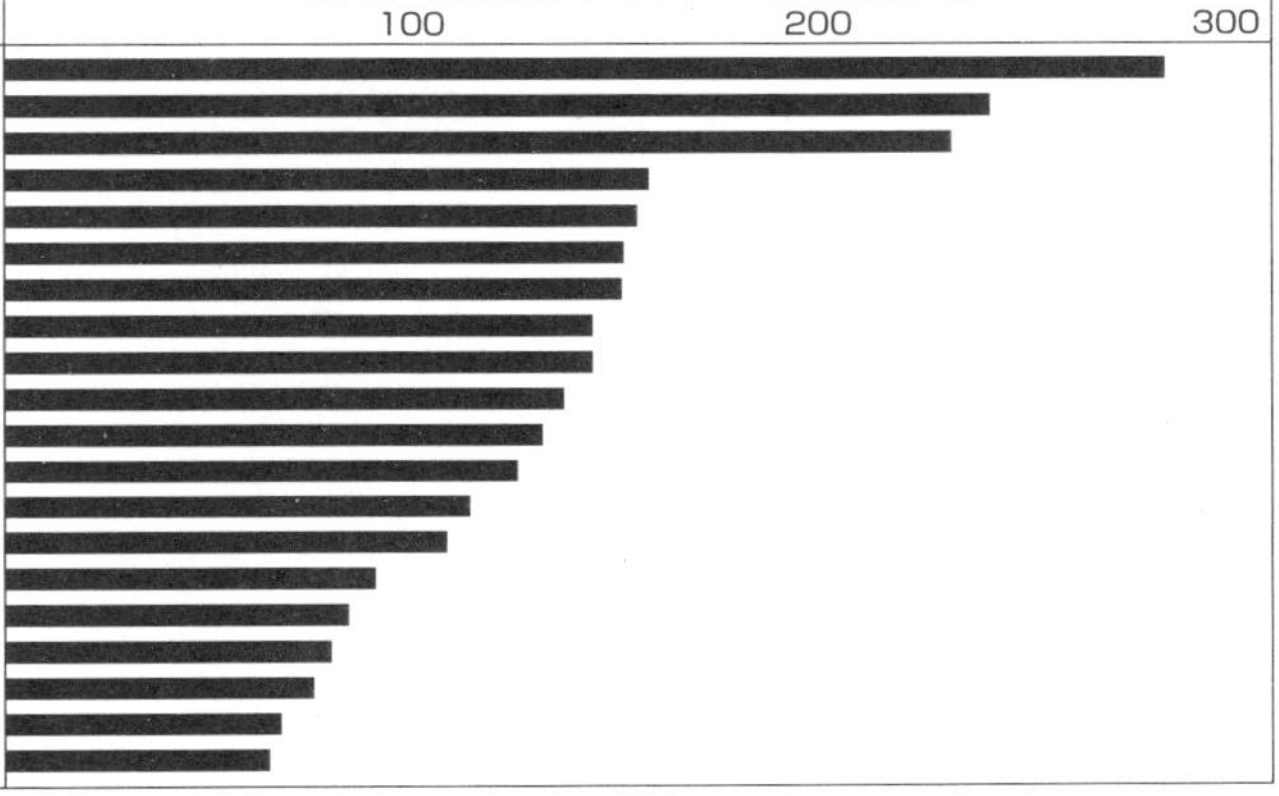

★食品に含まれるコレステロールすべてが吸収されるわけではなく、これはあくまでも目安。

■高コレステロール血症の食事療法

●摂取カロリー:標準体重×25〜30kcal/日
(標準体重60kgの場合、1500〜1800kcal/日)
●低　脂　肪:摂取脂肪量50g以下/日
(摂取カロリーの25%以下)
－コレステロール摂取量:300mg以下/日
－不飽和脂肪酸(植物性脂肪や魚油に多く含まれる)を中心とし、飽和脂肪酸(動物性脂肪に多く含まれる)を避ける
●高タンパク:植物性タンパク(大豆など)を積極的に摂る
●食物繊維の摂取:野菜、海藻、キノコ類など
●ビタミン補給:緑黄色野菜・淡色野菜を多めに
●適量のアルコール:ビール大ビン1本、日本酒1合

■高血圧症の食事療法

●塩分制限:7〜10g以下/日(日本人平均13.5g/日)
●カリウム摂取:3.5g以上/日(日本人平均2.5g/日)
バナナ1本・0.4g、オレンジ1個・0.2g、キウイ1個・0.4g、キュウリ1本・0.2g、キャベツ100g・0.2g、マグロ刺身5切れ・0.4g、牛乳1本・0.3g
●摂取カロリー制限(肥満、高脂血症を伴う場合)
●食物繊維の摂取

■糖尿病(肥満合併)の食事療法

●摂取カロリー:標準体重×20〜25kcal/日
(標準体重60kgの場合、1200〜1500kcal/日)
●栄養素配分
－タンパク質:標準体重×1.0〜1.2g/日
－脂　　質:20g/日
●規則正しい食生活(1日3食)
●間食の禁止
●アルコールの制限

ストレスと循環器疾患の関係は？

自分なりのストレス解消法を

現代はストレス社会といわれ、さまざまなストレッサーが日常生活にあふれています。さらに最近では、情報化社会の到来や長引く経済不況が、それに拍車をかけています。

ストレスによる健康障害には、さまざまなものが知られていますが、「心（こころ）の臓器」とも呼ばれる心臓は、ストレスにもっとも過敏に反応する臓器でもあります。

日常生活のストレスが多い人では心疾患など循環器疾患を発症することが多く、さらに、強いストレスが心臓発作の引き金になることも多くみられます。

ストレスが循環器疾患を引き起こすメカニズムとして、自律神経系の関与が考えられています。

ストレス刺激が加わると、大脳を介して視床下部に伝わり、交感神経が優位になります。その結果、心拍数や血圧の上昇や、血管のけいれんが生じ、場合によっては心筋梗塞や不整脈が発生します。

また、慢性的な交感神経の緊張は、血圧、コレステロール値、血糖値の上昇を招き、動脈硬化の進展をもたらします。

しかし、ストレスが加わったからといって、すべての人が循環器疾患を発症するわけではありません。ストレスに対する反応は個人差が大きく、強く受け止める人から、まったく気にとめない人までさまざまです。

ストレスに強く反応し、心臓発作を起こしやすい人には共通した性格傾向があることが知られています。

攻撃的、野心的、几帳面、負けずぎらいなどに多く当てはまる人は「タイプA性格」と呼ばれます。

一方、控えめで、おっとりした性格は「タイプB性格」と呼ばれます。

タイプAの人は、仕事を必要以上にがんばるため、社会的に成功する人が多いのですが、その反面、常に激しい競争のなかに身を置き、肉体的にも無理をすることが多いため、循環器疾患を発症しやすいと考えられています。

タイプA性格の特徴に当てはまる項目が多い人は、うまく自分をコントロールして、自分なりのストレス解消法を身につける必要があります。

ストレス解消法としてはさまざまな方法がありますが、休暇をしっかりとる、仕事とプライベートの区別をつける、日常の生活リズムを整える、習慣的に運動する、などが勧められています。

また、発想を大きく転換して、見えない肩の荷を下ろすことも大切です。

ひとくちメモ

〈ストレッサー〉ストレス（体のゆがみや変調）を引き起こす原因となる外部からの熱や光、異物などの刺激をストレッサーと呼びます。人間関係、不規則な生活、寝不足などから、暑さ、寒さ、騒音、振動など、あらゆるものがストレッサーとなります。

■タイプA傾向判定表

今回発病する前の／現在の 状態で該当するところに○印をつけてください。

	いつもそうである	しばしばそうである	そんなことはない
❶ 忙しい生活ですか？			
❷ 毎日の生活で時間に追われているような感じがしていますか？			
❸ 仕事、その他何かに熱中しやすいほうですか？			
❹ 仕事に熱中すると、他のことに気持ちの切りかえができにくいですか？			
❺ やる以上はかなり徹底的にやらないと気がすまないほうですか？			
❻ 自分の仕事や行動に自信を持てますか？			
❼ 緊張しやすいですか？			
❽ イライラしたり怒りやすい方ですか？			
❾ 几帳面ですか？			
❿ 勝気なほうですか？			
⓫ 気性がはげしいですか？			
⓬ 仕事、その他のことで、他人と競争するという気持ちを持ちやすいですか？			

いつも（2点）、しばしば（1点）、
そんなことはない（0点）。
❺と❻、❾については、それぞれの倍の点数。
満点は30点で、17点以上はタイプAと判定。

合計得点

Japanese Coronary-prone Behavior Scale, Hayano J,et al.,1997

■発想の転換法

- ●人間には失敗がつきものと考える
- ●正しいやり方と、まちがったやり方とを、いつもはっきり区別できないことがあると認める。
- ●建設的な批判は甘んじて耳を傾ける。
- ●いつも自分が他人に認められたがるのはやめる。
- ●努力しても思いどおりに事が運ぶとは限らない事を知る。
- ●職場ではいつも公平な処遇を受けるとは限らないことを知る。
- ●相手のまちがいを許し、怒らない。
- ●仕事だけで人間を評価できないと思う。

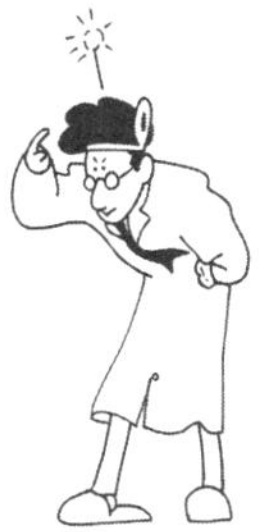

（飯田恭子、東京都立医療短期大学）

運動と循環器疾患の関係は？

有酸素運動を適度に行なうと効果的

慢性的な運動不足は、日々の運動消費カロリーの減少をもたらすばかりでなく、骨格筋の減少や機能低下から安静時の消費カロリー（基礎代謝）の低下を招き、体脂肪の蓄積、さらには高脂血症、糖尿病、高血圧、動脈硬化など生活習慣病の原因となります。

一方、運動自体の消費カロリーは予想外に少なく、たとえば一日かけて一万歩歩いたとしても、その消費カロリーは約三〇〇キロカロリーにすぎません。つまり、運動療法だけでは顕著な減量効果は、あまり期待できませんが、日常的に運動を続けることによって高脂血症、糖尿病、高血圧などは確実に改善します。

運動の種類には、ウォーキング、ジョギング、サイクリングなどの等張性運動（動的運動）と、筋力トレーニングなどの等尺性運動（静的運動）があります。実際には、両者の要素が混在するため、明確に分類することはできませんが、それぞれ身体の反応が異なります。

また、運動の種類や強度によって、有酸素運動と無酸素運動に分類されます。前者は酸素を取り入れながらの運動、後者は酸素の供給が需要に追いつかないため、運動後に酸素の不足分を取り入れる運動を指します。一般に、等尺性運動は無酸素運動、等張性運動では、一定の強度までは有酸素運動、それ以上で無酸素運動となります。また、有酸素運動において有酸素運動から無酸素運動になるポイントを嫌気性（無酸素性）代謝閾値（ＡＴ）と呼び、その際の脈拍数が指標として用いられます。肥満の解消、血圧の正常化、糖代謝の改善などには、最大限の有酸素運動を一定時間行なうことが効果的とされています。また、予測最大心拍数の約五〇％、ボルグ指数の一三（「ややきつい」）が簡易的なＡＴポイントとして代用されます。

従来、循環器疾患における運動療法は、発作の引き金になることを恐れ、積極的に勧められることはありませんでした。しかし、最近の報告では、心不全や虚血性心疾患においても、適切な処方に基づいて運動療法が行なわれ、さらに病状や生活の質の改善を期待できることが明らかにされています。このため、循環器疾患の一次予防のみならず、二次予防に際しても、運動療法が積極的に取り入れられるようになってきました。

ただし、病状の不安定な時期、不適切な運動種目・強度などは、病状の悪化をもたらすこともあり、専門医の運動処方に基づいて行なうことが大切です。

ひとくちメモ

〈運動と突然死〉健康によいとされる運動も、心疾患例などでは、まれに、突然死の原因になることがあります。その多くは、運動直後にみられ、運動によって生じた乳酸による不整脈とされます。激しい運動によって生じる乳酸は、適切な整理運動によって低下します。

■生活習慣病における運動療法

●適切な運動処方
－運動負荷心電図
（狭心症発作、危険な不整脈の有無）
－運動器障害
（特に腰痛、膝痛の有無）
－運動強度（最大運動強度の40～60%）
心拍数、ボルグ指数11～13
－運動種目（有酸素運動中心）
ウォーキング、ジョギング、サイクリング、水中歩行
－1日30分、週3回以上
●運動療法の禁忌
－心不全の急性増悪
－心筋梗塞急性期、不安定狭心症
－極端な高血圧（180/100mmHg以上）
－極端な高血糖（250mg/dL以上）

■自覚症状による判断法（ボルグ法）

6	
7	非常に楽である
8	
9	かなり楽である
10	
11	楽である
12	
13	ややきつい
14	
15	きつい
16	
17	かなりきつい
18	
19	非常にきつい
20	最高にきつい

↕ 適切な運動強度（11～13）

■心拍数による判断法

年　齢	50%強度運動時の心拍数（1分間）
20代	126～130
30代	121～125
40代	116～120
50代	111～115
60代	106～110

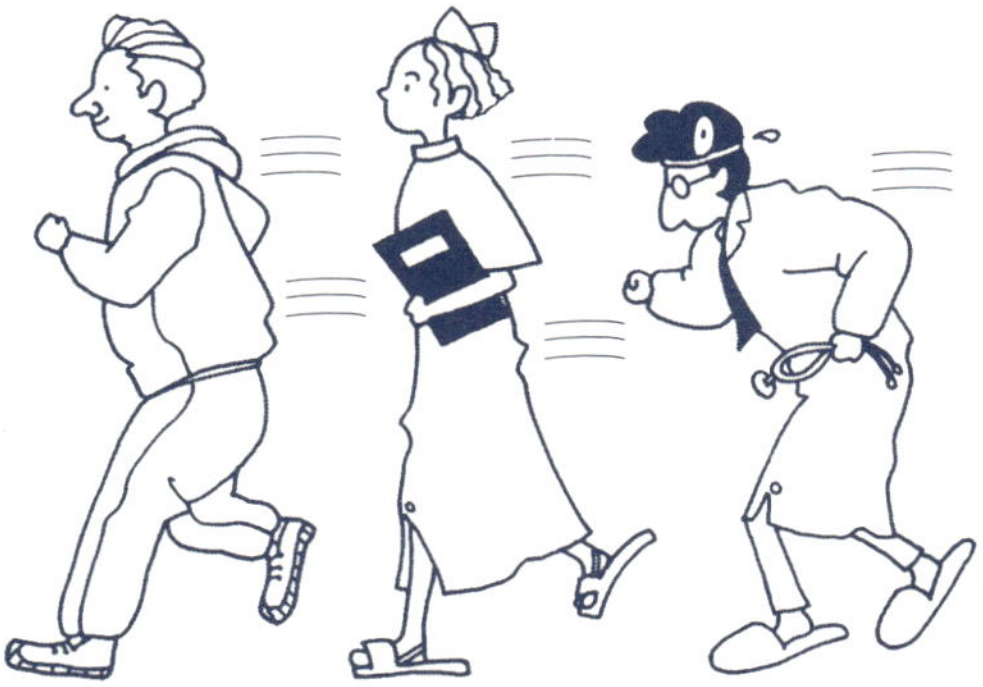

COLUMN

禁断のダイエット

歌姫マリアカラスは美食家としても知られ、美食の結果、彼女の体重はついに100kgを超えるまでになりました。当時、スポンサーだった大富豪オナシスは「やせなければスポンサーを降りる」と彼女に伝えました。その日から彼女はさまざななダイエットを試みましたが、何をやっても体重は変わりません。その苦労を聞きつけたあるイカサマ師が彼女に勧めたのが広節裂頭条虫（サナダムシ）の幼虫でした。

マリアカラスが買って飲んだサナダムシが親虫になるまでの1か月はあまり効果がなかったようですが、それでも105kgの体重が92kgまで落ちました。そして、サナダムシが成長してからのダイエット効果はすさまじく、2か月で40kg近い体重減少がみられました。最終的に彼女の体重は55kgになり、サナダムシを飲んでから50kg痩せたことになります。

広節裂頭条虫（通称サナダムシ）は人体に寄生する生き物の中でも最も大きく、人間の小腸に入ると1日に10cmも成長し、最終的には10m以上にもなります。サナダムシの外被は、驚くことに人間の腸管壁と同じ構造をしており、小腸から吸収される栄養素をせっせと横取りします。たらふく食べても減量できる理想的なダイエット法ですが、頑固な下痢、全身倦怠感、貧血などの健康障害がみられます。

サナダムシでダイエットに成功した例は、確かに欧米では多く知られています。有名人でも、マリアカラスは間違いないし、現在のスーパーモデルの中にもサナダムシを使ったという「ウワサ」があります。

かつて多くの人々が栄養失調で命を落としていた時代には、サナダムシなどの寄生虫は敵視されていました。しかし、時代は大きく変わり、現在では栄養過多による疾患の急増が大きな社会問題となっています。さらに最近では、寄生虫のもつある物質が、花粉症などアレルギー性疾患を予防することが明らかとなり、寄生虫保有率の減少と花粉症増加との関連が注目されています。ただし、ダイエット大作戦に活躍し、寿命を全うしたサナダムシの死骸は、必ずお尻から出てくることをお忘れなく。

マ 行

ヤ・ラ 行

タ 行

ナ 行

ハ 行

サ 行

さくいん

ア行

カ行

砂山　聡（すなやま　さとし）
1961年埼玉県生まれ。1986年順天堂大学医学部卒業。順天堂大学循環器内科助手を経て、現在、同健康スポーツクリニックに勤務（出向）。医学博士。日本循環器学会認定専門医、日本内科学会認定医。最近では、肥満者の減量治療、心臓リハビリテーションなどを中心に臨床研究を行なっている。
主な著書に『肥満症診療ハンドブック』（共著、医学出版社）がある。

入門《にゅうもん》メディカルサイエンス
循環器《じゅんかんき》と病気《びょうき》のしくみ
2001年7月20日　初版発行

著　者　砂山　聡
発行者　中村洋一郎
発行所　株式会社日本実業出版社　東京都文京区本郷3－2－12　〒113-0033
大阪市北区西天満6－8－1　〒530-0047
編集局　☎03-3814-5651
営業局　☎03-3814-5161　振　替　00170-1-25349
http://www.njg.co.jp/
印刷／厚徳社　製本／共栄社

この本の内容についてのお問合せは、書面かFAX（03-3818-2723）にてお願い致します。
落丁・乱丁本は、送料小社負担にて、お取り替え致します。

ISBN 4-534-03262-5　Printed in JAPAN